Novel Diagnosis of Lung Cancer in the Clinic;
Molecular Targeted Therapy and the New Age of Technology

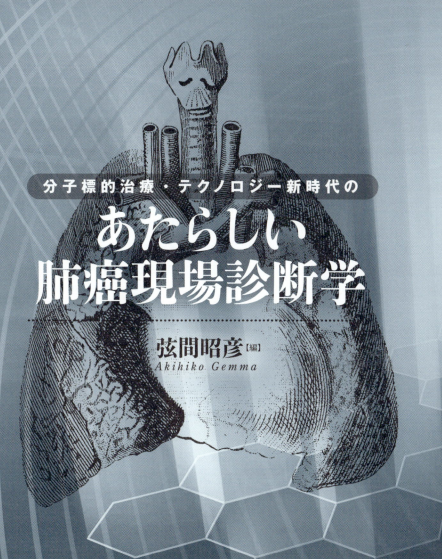

分子標的治療・テクノロジー新時代の

あたらしい肺癌現場診断学

弦間昭彦 [編]
Akihiko Gemma

南江堂

■ 編　集

| 弦間　昭彦 | げんま　あきひこ | 日本医科大学 |

■ 執　筆（Caseを除く，執筆順）

二宮　浩範	にのみや　ひろのり	がん研究会がん研究所病理部
石川　雄一	いしかわ　ゆういち	がん研究会がん研究所病理部
遠藤　正浩	えんどう　まさひろ	静岡県立静岡がんセンター画像診断科
森　清志	もり　きよし	坪井病院呼吸器内科
髙橋　亮	たかはし　りょう	神奈川県立がんセンター呼吸器内科/東京大学医科学研究所附属病院
山田　耕三	やまだ　こうぞう	神奈川県立がんセンター呼吸器内科
佐川　元保	さがわ　もとやす	東北医科薬科大学光学診療部
小栗　知世	おぐり　ともよ	がん研有明病院呼吸器内科/東京都済生会中央病院呼吸器内科
西尾　誠人	にしお　まこと	がん研有明病院呼吸器内科
南　優子	みなみ　ゆうこ	国立病院機構茨城東病院胸部疾患・療育医療センター病理診断科
野口　雅之	のぐち　まさゆき	筑波大学医学医療系診断病理学
浅野　文祐	あさの　ふみひろ	岐阜県総合医療センター呼吸器内科
松隈　治久	まつぐま　はるひさ	栃木県立がんセンター呼吸器外科
荒牧　直	あらまき　なお	東京医科大学呼吸器・甲状腺外科
池田　徳彦	いけだ　のりひこ	東京医科大学呼吸器・甲状腺外科
黒田　鮎美	くろだ　あゆみ	兵庫医科大学呼吸器外科
長谷川誠紀	はせがわ　せいき	兵庫医科大学呼吸器外科
濱中和嘉子	はなまか　わかこ	東京医科大学呼吸器・甲状腺外科
前田　純一	まえだ　じゅんいち	東京医科大学呼吸器・甲状腺外科
高濱　隆幸	たかはま　たかゆき	近畿大学医学部内科学教室腫瘍内科部門
西尾　和人	にしお　かずと	近畿大学医学部ゲノム生物学教室
萩原　弘一	はぎわら　こういち	自治医科大学呼吸器内科学講座
渡邉　香奈	わたなべ　かな	宮城県立がんセンター呼吸器内科
前門戸　任	まえもんど　まこと	岩手医科大学呼吸器・アレルギー・膠原病内科
藤田　和恵	ふじた　かずえ	日本医科大学呼吸器内科
齋藤　好信	さいとう　よしのぶ	日本医科大学呼吸器内科
清家　正博	せいけ　まさひろ	日本医科大学呼吸器内科
谷村　航太	たにむら　こうた	金沢大学呼吸器内科
笠原　寿郎	かさはら　かずお	金沢大学呼吸器内科
楠本　昌彦	くすもと　まさひこ	国立がん研究センター中央病院放射線診断科
関根　鉄朗	せきね　てつろう	日本医科大学放射線医学
汲田伸一郎	くみた　しんいちろう	日本医科大学放射線医学
松尾　有香	まつお　ゆか	東京女子医科大学画像診断学・核医学

阿部光一郎	あべ　こういちろう	東京女子医科大学画像診断学・核医学
赤松　弘朗	あかまつ　ひろあき	和歌山県立医科大学内科学第三講座
山本　信之	やまもと　のぶゆき	和歌山県立医科大学内科学第三講座
滝口　裕一	たきぐち　ゆういち	千葉大学医学部附属病院腫瘍内科
小林　祥久	こばやし　よしひさ	Dana-Farber Cancer Institute, Department of Medical Oncology/近畿大学医学部外科学教室呼吸器外科部門
光冨　徹哉	みつどみ　てつや	近畿大学医学部外科学教室呼吸器外科部門
上妻　由佳	こうずま　ゆか	国立病院機構九州がんセンター呼吸器腫瘍科
豊川　剛二	とよかわ　ごうじ	九州大学大学院消化器総合外科
瀬戸　貴司	せと　たかし	国立病院機構九州がんセンター呼吸器腫瘍科
各務　博	かがむ　ひろし	埼玉医科大学国際医療センター呼吸器内科
服部　剛弘	はっとり　よしひろ	兵庫県立がんセンター呼吸器内科
里内美弥子	さとうち　みやこ	兵庫県立がんセンター呼吸器内科
細見　幸生	ほそみ　ゆきお	都立駒込病院呼吸器内科
箱崎　泰貴	はこざき　たいき	都立駒込病院呼吸器内科
吉村　明修	よしむら　あきのぶ	東京医科大学臨床腫瘍科
北野　滋久	きたの　しげひさ	国立がん研究センター中央病院先端医療科

Case（執筆順）

高橋　明子	たかはし　あきこ	日本医科大学呼吸器内科
久保田　馨	くぼた　かおる	日本医科大学呼吸器内科
武内　進	たけうち　すすむ	日本医科大学呼吸器内科
峯岸　裕司	みねぎし　ゆうじ	日本医科大学呼吸器内科
竹ヶ原京志郎	たけがはら　きょうしろう	日本医科大学呼吸器外科
臼田　実男	うすだ　じつお	日本医科大学呼吸器外科
清家　正博	せいけ　まさひろ	日本医科大学呼吸器内科
小齊平聖治	こさいひら　せいじ	日本医科大学千葉北総病院呼吸器内科
栗林　英彦	くりばやし　ひでひこ	大船中央病院呼吸器病センター
野呂林太郎	のろ　りんたろう	日本医科大学呼吸器内科
間邊　早紀	まなべ　さき	横浜市立大学附属市民総合医療センター呼吸器病センター内科
加藤　晃史	かとう　てるふみ	神奈川県立がんセンター呼吸器内科
細見　幸生	ほそみ　ゆきお	都立駒込病院呼吸器内科
箱崎　泰貴	はこざき　たいき	都立駒込病院呼吸器内科
水谷　英明	みずたに　ひであき	埼玉県立がんセンター呼吸器内科
酒井　洋	さかい　ひろし	埼玉県立がんセンター呼吸器内科
功刀しのぶ	くぬぎ　しのぶ	日本医科大学解析人体病理学
廣瀬　敬	ひろせ　たかし	日本医科大学多摩永山病院呼吸器・腫瘍内科
栗本　太嗣	くりもと　ふとし	埼玉県立がんセンター呼吸器内科

序

分子標的治療とテクノロジー新時代

　近年，癌診療は，分子標的治療の進展により大きく変化してきました．個別化治療の標準化により，診断は，疾病の確定診断や形態的分類診断の域を越え，遺伝子診断を中心とする分子診断まで求められる時代となっています．

　また，この数年のあいだに，ビッグデータ活用，人工知能，仮想現実，拡張現実などの新しいテクノロジーが加速度的に進歩しており，診断技術は大きく変貌しようとしています．

■ 肺癌診断の新たな変化—進歩により精密な診断が可能に

　上記の進歩の過程を通じ，肺癌診断にも新たな変化が生まれてきました．まず，分子診断は，コンパニオン診断により分子診断レベルが担保され，網羅的診断への発展，効率化などの動きが進んでいます．診断機器も加速度的に進歩し，正確かつ詳細な情報が取得されるようになり，質的診断も多様化しているなど，一昔前と比較して格段に情報量が増加しつつあります．

　その結果，今まではたどり着けなかった詳細な診断・治療が可能になってきました．そこで肺癌診療に携わる医師はまず，これらの現状を把握し，対応できることが求められています．

■ 難解・複雑化する診断・治療への対応が求められている

　この診断・治療における進歩は，臨床現場に種々の新たな問題を生じさせています．早期かつ正確な診断による治療成績の向上が再認識され，たとえば以前より発見されるようになった微小陰影や細かな異常への対応力や，質的情報が得られるようになったことによる結果に対する解釈の力も必要になってきました．さらには合併症など詳細病態の正確な診断，遺伝子診断における希少症例の対応，詳細診断法による不一致例の対応，免疫修飾による変化とそれに伴う臨床判断など，求められるようになってきた事項は枚挙にいとまがありません．

　つまり，これまでの診断知識だけでなく，詳細な情報をどう解釈し，治療に活かすかという「職人芸を磨く」時代になったと考えられます．

　本書では，このような状況にフォーカスを当て，いままでにない新たな，そして現場で役立つ肺癌診断学を学べる一冊としてまとめました．

　特に「Ⅱ章 肺癌を見つける・見極めるための診断法」では，スクリーニングから進行度把握の考え方まで，「Ⅲ章 肺癌治療に活きる診断法・ストラテジー」では，治療方針決定への活用法を解説し，進歩の現状把握ができるようにしました．さらに執筆者の皆様には自身の隠し技も紹介していただきました．

また，Ⅱ章，Ⅲ章の後半には「ケースで鍛える！」を設け，前半で学んだ知識をどう実臨床に活かすか，ケーススタディでトレーニングができます．さらに本文中では知識を実際のケースにどう活用するかがわかるよう「Refer」でケースと本文をつなげる工夫もしました．「ここが落とし穴！」「解決のコツ」「鍛えよう！ 診断のポイント」という欄では専門家の職人芸やコツを整理しました．

　最後に，今回の出版に際しまして，最新の情報や豊富な経験を織り込んでご執筆いただきました執筆者の皆様には，この場を借りて，御礼申し上げます．
　その結果，肺癌診療の現場で大いに参考にしていただける内容の一冊になったと確信しております．幅広い読者の皆様にご活用いただいて，少しでも，「職人芸を磨く」お役に立てることを願います．

2018 年 4 月

弦間　昭彦

目　次

Ⅰ　肺癌診断概論　　　1

1. 肺癌の分類─複数の分類法を重層的に使う ───────── 二宮　浩範，石川　雄一　　2
2. 肺癌診断の全体像・フローチャート ──────────────── 遠藤　正浩　　6

Ⅱ　肺癌を見つける・見極めるための診断法　　13

A. スクリーニング：小さな陰影を見逃さない

1. 肺癌を疑う（発見動機）────────────────────── 遠藤　正浩　　14
2. 胸部単純Ｘ線写真で見逃さない─判読のコツ ──────────── 森　　清志　　17
3. CT の活用 ──────────────────────── 髙橋　　亮，山田　耕三　　24
4. 肺がん検診の位置付けと実際 ──────────────────── 佐川　元保　　35

B. 確定診断：肺癌の存在を確認し，性格を把握する

1. 病理診断─肺癌と確定する病変と方法のポイント ──────── 小栗　知世，西尾　誠人　　38
2. 喀痰細胞診による診断の割合と役割 ──────────────── 南　　優子，野口　雅之　　42
3. 生検による肺癌の確定─適応と「私の隠し技」
    - a. 気管支鏡検査・生検 ·································· 浅野　文祐　　45
    - b. 経皮針生検 ······································· 松隈　治久　　53
    - c. 外科的肺生検 ······························· 荒牧　　直，池田　徳彦　　58
    - d. 胸腔鏡検査・胸膜生検 ····················· 黒田　鮎美，長谷川誠紀　　61
    - e. 新技術開発 ··························· 濱中和嘉子，前田　純一，池田　徳彦　　68
4. 各種検査のための試料作製─効率的な検査実施のために
    - a. 遺伝子検査 ······························· 高濱　隆幸，西尾　和人　　71
    - b. 網羅的遺伝子検査の進歩と保存しておくべき試料 ·················· 萩原　弘一　　74
    - c. リキッドバイオプシー ····················· 渡邉　香奈，前門戸　任　　77
    - d. 感染症検査 ······································· 藤田　和恵　　82
    - e. 鑑別・有害事象診断のためのびまん性肺疾患検査 ················· 齋藤　好信　　86
    - Column 分子生物学進歩の想定 ··························· 清家　正博　　88

C. 病期診断：肺癌の進行度を把握する

1. 病期診断─治療方針決定のための第一歩 ───────── 谷村　航太，笠原　寿郎　　90
2. 肺癌の大きさ・拡がり・転移を見極める各種検査
    - a. CT ·· 楠本　昌彦　　93
    - b. 脳 MRI ································· 関根　鉄朗，汲田伸一郎　　98

c. 骨シンチグラフィー ··· 松尾　有香　101
d. FDG-PET の位置付け ··· 阿部光一郎　104

D. ケースで鍛える！　肺癌現場診断力

Case 1　この陰影をどう見逃さない？ ···························· 高橋　明子，久保田　馨　108

Case 2　症状はあるのに画像は一見正常…？ ······················· 武内　　進，久保田　馨　111

Case 3　間質性肺炎の治療中に注意していても… ························· 峯岸　裕司　114

Case 4　増大するすりガラス陰影 ······························ 竹ヶ原京志郎，臼田　実男　119

Case 5　増大かつ FDG-PET/CT で集積を認める結節性病変 ··· 竹ヶ原京志郎，臼田　実男　122

Case 6　インフルエンザ＋肺炎かと思ったら…？ ···························· 清家　正博　126

Case 7　すべての病変を肺癌としてよいか？ ··························· 峯岸　裕司　130

Case 8　経過観察中のリンパ節腫大 ························· 小齊平聖治，久保田　馨　134

Case 9　CT 所見は気管支壁肥厚のみだが…？ ················ 栗林　英彦，久保田　馨　138

Case 10　診断の難しい HIV 陽性の多発結節影は…？ ···················· 野呂林太郎　141

Ⅲ　肺癌治療に活きる診断法・ストラテジー　　　145

A. 肺癌の基本的治療戦略

1. 非小細胞肺癌に対する基本的治療戦略 ──────── 赤松　弘朗，山本　信之　146

B. 治療方針を決める診断

1. 初期治療方針決定のための診断 ───────────────── 滝口　裕一　151

2. コンパニオン診断薬とその問題点 ─────────── 小林　祥久，光冨　徹哉　158

3. *ALK* 融合遺伝子同定における
検査モダリティの不一致 ─────────── 上妻　由佳，豊川　剛二，瀬戸　貴司　164

4. 治療後，どの検査をいつ行うか？ ───────────────── 各務　　博　172

5. 再発・転移診断のポイント─次の一手はどうするか？ ─────── 服部　剛弘，里内美弥子　181

6. 新遺伝子診断法─治療に活かす考え方 ─────────────── 萩原　弘一　190

7. 血液検査（腫瘍マーカー）の役立つ場面 ─────────── 細見　幸生，箱崎　泰貴　197

8. 治療に影響する既存疾患診断 ─────────────────── 吉村　明修　200

9. 注意すべき治療関連有害事象の診断
a. 肺障害 ··· 齋藤　好信　207
b. 免疫チェックポイント阻害薬による特異的重篤有害事象 ·················· 北野　滋久　210

C. ケースで鍛える！　分子標的治療に活かす肺癌現場診断力

Case 11 EGFR 検索で希少変異が！ ……………………………… 間邊　早紀，加藤　晃史　216

Case 12 高齢の進行 NSCLC 患者，念頭に置くべきことは…… 細見　幸生，箱崎　泰貴　219

Case 13 TKI 耐性，さてどうする？ …………………………… 水谷　英明，酒井　　洋　222

Case 14 変異検査で血漿と組織の検査結果が一致しない!? …………………… 野呂林太郎　225

Case 15 PD-L1 陽性，さてどうする？ ………………………… 水谷　英明，酒井　　洋　229

Case 16 急速に進行する腫瘍 ……………………………………………… 功刀しのぶ　232

Case 17 薬剤性肺障害か再発か？ ………………………………………… 峯岸　裕司　236

Case 18 「腫瘍増大＝悪化」か？ ……………………………… 廣瀬　　敬，栗本　太嗣　240

索　引 ————————————————————————————————— 243

謹告　著者ならびに出版社は，本書に記載されている内容について最新かつ正確であるよう最善の努力をしております．しかし，薬の情報および治療法などは医学の進歩や新しい知見により変わる場合があります．薬の使用や治療に際しては，読者ご自身で十分に注意を払われることを要望いたします．**株式会社　南江堂**

I

肺癌診断概論

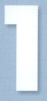

肺癌の分類―複数の分類法を重層的に使う

肺癌は，ほかの臓器の癌に比べ多様であることが特徴である．組織型でいうと，腺癌，扁平上皮癌，神経内分泌腫瘍，大細胞癌と主たるものでも4種類あり，4大組織型といわれる．主たる癌の組織型が4種もある臓器は，ほかにはない．

組織型以外に，肺癌を分類する方法として一般に，遺伝子変化による分類，気管支分岐（の深さ）による分類（中枢型，末梢型），進行度による分類（TNM分類など），癌原因子による分類などが考えられる．以下，肺癌に即して，癌の分類の持つ意味について考えてみよう．

Ⅰ 癌の性質を考慮して，組織型による分類の理解を深める

癌の原因は遺伝子の変化であることが判明した現代においても，分類としては組織型分類が最も広く用いられている．その理由は，①組織型により，腫瘍の性質を適切に把握できること，②長い伝統があるので信頼性が高いこと，③新しい分類が考案されても，それとの相関が見られること，などが挙げられる．

現行のWHO分類（2015）で，代表的なものを表1に示す．

本項では各組織型を理解するうえでのポイントを記す．今後は，腺癌，扁平上皮癌，大細胞癌の分類には，免疫染色が重要な役割を果たすことになった．

1. 腺癌

TTF-1 : thyroid transcription factor-1
TRU : terminal respiratory unit

組織構築によって亜分類されているが，細胞の性質も重要である．最も重要なのは，TTF-1陽性/陰性による分類である．TTF-1陽性肺癌は，TRU型ともいわれ，非喫煙者，女性，末梢発生，*EGFR*変異陽性/*ALK*融合遺伝子で特徴付けられる．一方，TTF-1陰性肺癌は，喫煙者，男性に多く，中枢発生もあり，*EGFR*変異は陰性，*ALK*融合遺伝子なし，が多い．TTF-1陰性肺癌を特徴付けるのに，HNF4α染色が有効なことがある．HNF4αは，消化器の腺癌でよく発現している転写因子で，肺では，浸潤性粘液性腺癌（旧・粘液型BAC）でしばしば発現している．

2. 扁平上皮癌

角化型，非角化型，類基底細胞型に分けられる．WHO分類（2015）から，角化や細胞間橋はなくても，免疫組織化学的に基底細胞マーカーであるCK5/6,

表1　肺癌取扱い規約分類

```
4大組織型
　腺癌および前駆病変
　　前浸潤性病変：異型腺腫様過形成，上皮内腺癌
　　微少浸潤腺癌：浸潤径が5mm以下の腺癌
　　浸潤癌：浸潤径が5mmを超える腺癌
　　　置換型腺癌
　　　腺房型腺癌
　　　乳頭型腺癌
　　　微小乳頭型腺癌
　　　充実型腺癌
　　　特殊型腺癌
　　　　浸潤性粘液性腺癌（旧・粘液型BAC）
　　　　コロイド腺癌
　　　　胎児型腺癌
　　　　腸型腺癌
　扁平上皮癌および前駆病変
　　前浸潤性病変：上皮内扁平上皮癌
　　浸潤癌：
　　　非角化型扁平上皮癌
　　　角化型扁平上皮癌
　　　類基底細胞型扁平上皮癌
　神経内分泌腫瘍
　　小細胞癌
　　大細胞神経内分泌癌
　　カルチノイド腫瘍
　　びまん性特発性肺神経内分泌細胞過形成
　大細胞癌

そのほかの腫瘍
　腺扁平上皮癌
　肉腫様癌
　唾液腺型腫瘍
```

適宜，説明的なフレーズを入れた．良性腫瘍，間葉系腫瘍は省略
［肺癌取扱い規約，第8版，日本肺癌学会（編），金原出版，東京，70頁，2017を参考に筆者作成］

p40が陽性となれば診断できることになった．その場合，両方の抗体がほぼびまん性に陽性となることが必要であり，部分的陽性では不十分である．

　扁平上皮癌は，喫煙に強く関連しており，非喫煙者に扁平上皮癌が生じたら，間接喫煙を考慮する．直接・間接の喫煙がないのに扁平上皮癌と診断されたら，喫煙歴に虚偽がないか，また診断が正しいか再考するべきである．

　肺の扁平上皮癌は，本来，扁平上皮のないところから発生することを常に念頭に置きたい．そのため，通常は腺上皮のマーカーと考えられているCEA，CK7，CK19が陽性となることがある．

3. 神経内分泌腫瘍

　WHO分類（2015）では，カルチノイドと神経内分泌癌とがまとめられ，4大組織型のひとつとなった．これは，消化器の神経内分泌腫瘍の分類と軌を一にしている．しかし，少なくとも肺では，カルチノイドと神経内分泌癌（小細胞癌と大細胞神経内分泌癌）とは，神経内分泌性を持つ，ということ以外は共通点のない，全く異なる腫瘍であることを忘れないようにしたい．

4. 大細胞癌

WHO 分類（2015）で定義が変わった．充実性の非扁平上皮癌のうち，TTF-1 が陽性のものを充実型腺癌に，CK5/6 と p40 が陽性のものを非角化型扁平上皮癌に，それぞれ分類することになったので，症例の割合はかなり減少した．

Ⅱ 遺伝子分類，PD-L1 発現分類

PD-L1：programmed cell death ligand-1

肺腺癌は，種々の臓器の癌のなかでも遺伝子分類が最も進んだ固形癌である．*EGFR* 変異肺癌，*KRAS* 変異肺癌，*ALK*（または *RET*，*ROS1*）融合遺伝子肺癌のように，ドライバー遺伝子変異で肺癌を分類することができる．これは，遺伝子の変化が相互排他的だからである．遺伝子分類はまた，治療薬を直接的に示すので，わかりやすいうえに有用である．

PD-L1 の発現の有無も，免疫チェックポイント阻害薬の奏効と相関している．今後はコンパニオン診断のみならず，一般的性質としても重要性を増していくであろう．

Ⅲ 中枢型，末梢型の分類

肺癌は，気管支分岐のどの generation で発生するかにより，性質と原因が異なる．重喫煙者に発生する扁平上皮癌は，肺門部（主気管支を含め分岐の 3 次まで―主・上葉枝・B¹ など）や中間帯（その次の 4〜6 次分岐まで）に発生することが多い．一方，非喫煙者に発生する *EGFR* 変異肺癌は，肺の末梢に発生する．

たとえ，気管支内腔に突出していても，*EGFR* 変異が見出され，TTF-1（＋）であったら，その細胞の起源は，Ⅱ型肺胞上皮と同じであると考えられる．

Ⅳ TNM 分類

TNM 分類は肺癌でも有用である．肺の腺癌で，「浸潤径」という概念が導入され，T は（置換性増殖の部分を含む）全体径ではなく，浸潤径で測ることになった．比較的早期の肺腺癌では，置換性成分と浸潤成分との区別が組織像でも難しいことが多いので，病理医間の一致率を高める努力が必要である．

➡ Refer「Ⅱ章-C-1」表 1，p.91

Ⅴ 癌原因子による分類

肺癌を引き起こすことが確立している発癌因子がある．その名称を肺癌の前に置いて，タバコ肺癌，アスベスト肺癌，放射線誘発肺癌，ラドン肺癌，6 価クロム肺癌，肺線維症に伴う肺癌のようによぶことがある．

肺癌は，基本的には吸入性因子が主因であると推定されてきた歴史もあって，このような「発癌因子＋肺癌」という名称も有用である．肺癌を減らしていく努

力を続ける過程で，積極的にこのような名称を用いたいものである．

Ⅵ　これからの肺癌分類─複数の分類を重ねた名称を

　　癌は多方面から分類できるが，今後は，組織型分類と合わせ，上記の分類を重層的に使うのが良いのではないだろうか．たとえば，「中枢型・*KRAS*変異陽性・PD-L1発現陽性の腺房型腺癌，T2N1M0，アスベスト曝露あり」のような，総合的診断が行われるようになるであろう．

2 肺癌診断の全体像・フローチャート

本項では，肺癌診断の全体像についてフローチャートを使って，「肺癌診療ガイドライン」[1]を基に概略を述べる（**図1**）．肺癌診断は，大きく①肺癌の発見（存在診断），②確定診断（質的診断）と③病期診断からなる．それぞれが独立して行われるのではなく，CT や FDG-PET/CT などの画像診断では，オーバーラップしている部分も多い．手術可能と考えられる孤立性肺結節の診断も重要であるが，胸水貯留例や上大静脈症候群，脊髄圧迫をきたしているような骨転移などのいわゆる oncologic emergency で発見されるような進行肺癌患者に対しては，確定診断と並行して緊急放射線治療などの局所治療も行っていくという臨機応変な対応が望まれる．

I 発見（存在診断），スクリーニング

肺癌の存在が疑われる発見動機としては，呼吸器症状などの自覚症状，胸部単純 X 線による異常影，あるいは骨や脳転移による症状などが考えられる．まれに小細胞肺癌（SCLC）に合併する抗利尿ホルモン分泌異常症候群などによる内分泌異常から肺癌が疑われる場合もある．

SCLC : small cell lung cancer

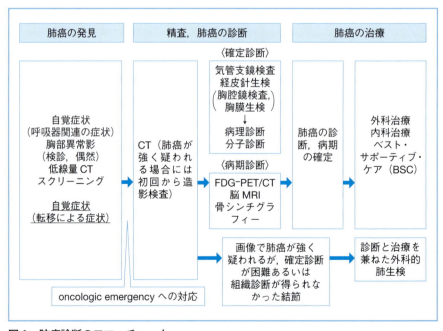

図1　肺癌診断のフローチャート

［文献1を参考に筆者作成］

1. 自覚症状

　肺癌に特徴的な自覚症状はない．咳嗽，血痰，発熱，呼吸困難，胸痛などいずれも非特異的な症状で，一般的な呼吸器疾患や他疾患も考慮しなくてはならない．「肺癌診療ガイドライン」では，これら有症状が見られる際には，肺癌検出のための検査を行うことが勧められるとしている（推奨グレードＡ：強い科学的根拠があり，行うよう強く勧められる）[1]．一般に自覚症状で発見される肺癌は，進行している場合が多い．

2. 胸部異常影（検診や偶然に撮影された場合）

　胸部単純Ｘ線による異常影の指摘で発見される肺癌は多い．他疾患の経過観察中に偶然に撮影された場合や，がん検診あるいは職場検診で発見される場合もあるが，多くは無症状である．また上記自覚症状が見られた際に，最初に行うべき検査は，胸部単純Ｘ線であり，読影に十分に精通しておく必要がある．昨今はCTの普及により胸部単純Ｘ線の存在意義が相対的に低くなってしまっているが，被曝の点からもCTを頻繁に行うことは得策でなく，まず行うのは胸部単純Ｘ線であり，その重要性は揺るぎないものである．最近は低線量CTによるスクリーニング検査で発見される場合もあるが，「画像診断ガイドライン」[2]における推奨グレードはC1（科学的根拠は十分ではないが，行うことを考慮してもよい）となっている．

3. 転移による症状

　これも自覚症状に含まれるが，骨転移や脳転移による症状で発見される頻度が高い．腰痛や背部痛といった整形外科領域の一般的な症状だけの場合も多くあり，呼吸器科への受診が遅れることもある．脳転移による見当識障害や脱力，麻痺などは，高齢者では脳血管障害や認知症と紛らわしい．転移性脳腫瘍の半分程度が肺癌からのものであり，頻度が高いことを知っておく必要がある．呼吸器関連の症状がないときであっても，肺癌を疑うことを忘れてはならない．

Ⅱ　確定診断（質的診断）：肺癌か否かを画像的・病理的に把握する

　確定診断には，肺病変が肺癌か否かの画像による診断（良悪の鑑別，あるいは質的画像診断）と，細胞診や病理診断による確定診断があるが，後者を行うためには，まず画像による肺病変の質的診断と局在診断などの評価を行ってから，順次施行されるべきである．胸部単純Ｘ線で異常影を指摘された場合，あるいは肺癌の存在を検索するために行うべき最初の画像検査は，CTである．びまん性肺疾患や肺炎の診断などで，肺実質の状態の評価が目的であれば単純CTでも十

8　Ⅰ　肺癌診断概論

分かもしれない．しかし肺癌などの腫瘍性病変の診断に際しては，質的診断では「肺癌診療ガイドライン」上の推奨グレートは C1 であるが，病期診断を兼ねている場合も多いことから（病期診断ではグレード A）造影 CT を是非行っていただきたい．

1. CT 検査

肺野の孤立性病変の診断やその局在，あるいはほぼすべての癌腫の診断においてなくてはならない検査である．孤立性肺結節の診断では，通常厚の画像のみならず 2 mm 厚以下の高周波強調処理された高分解能 CT が有用である（グレード A）．良悪の鑑別では，所見にオーバーラップが見られるが，肺癌，特に末梢型肺腺癌の病理像と比較検討され，その特徴的な所見をとらえることができる．小石灰化などの病変内評価には高周波処理されない縦隔条件の CT が有用である．昨今は連続した薄層スライス厚のデータから気管支樹枝図を作成して，気管支鏡検査のナビゲータとしても利用されている．造影 CT に関しては，悪性腫瘍の診断に際し感度は高いが，特異度は低く，造影効果に乏しい場合には良性腫瘍の可能性が高くなるという程度である（グレード C1）．

2. FDG-PET/CT 検査

現時点では，肺病変の良悪の鑑別のためだけを目的に，FDG-PET/CT を行うことは保険診療では認められていない．10 mm 程度以下の小型病変，すりガラス陰影主体の結節，あるいはカルチノイドでは FDG 集積が弱いことが知られており，補助診断程度に留めておく方がよい（グレード C1）．逆に肉芽腫などの活動性炎症性病変には集積する．fusion CT 画像と機能画像との融合画像が診断に有用とはいえ，FDG-PET/CT の画像は息止めのされていない厚いスライス厚の画像であり，やはりしっかりした質的診断には，深吸気での高分解能 CT を用いるべきである．

3. 病理診断

肺癌の確定診断のためには，細胞診あるいは組織診による病理診断が必須である．CT の普及のために小型肺癌が増加し，ビデオ下胸腔鏡手術（VATS）などの低侵襲手術の進歩もあり，診断と治療を兼ねた開胸肺生検が増加してきてはいるが，いまだ進行肺癌患者は多く，気管支鏡検査や経皮針生検による病理診断は，きわめて重要である．喀痰による細胞診でもとりあえずの診断は可能であるが，遺伝子検査の重要性が叫ばれる今日では，PS 不良などの特別な状況を除いては，診断に足る検体採取の努力を惜しんではならない．

VATS：video-assisted thoracic surgery

➡ Refer「Ⅱ章-B-1」p.38

4. 分子診断

　今日では進行肺癌の治療にとって欠かせない遺伝子検査，および免疫組織学的検索のための検体採取は，その重要性を一層増している．患者ごとにリスクベネフィットを考慮したうえで，気管支鏡検査や経皮針生検などで十分量の検体を採取することを工夫していく必要がある．

Ⅲ　病期診断：肺癌の進行度を把握する

　肺癌の病期診断は，治療方針の決定に欠かすことはできない（グレード A）が，冒頭で述べたように，大量胸水貯留例，上大静脈症候群や脊髄圧迫をきたしているような骨転移などのいわゆる oncologic emergency をきたしている症例においては，緊急事態を回避すべくあるいは麻痺などの防止，PS の改善，脳転移による症状の改善などのために，まずはその処置・治療を優先すべきである．TNM分類を熟知し，TNM 分類による病期診断を行うことで，それに従った治療方針が決定でき，予後予測も可能となる．

　病期診断を行うための画像診断として，CT，FDG-PET/CT，骨シンチグラフィー，MRI などがあるが，病変がすりガラス主体の Tis や T1mi のような症例においては必ずしも全身スクリーニングが必須ではないとされている．また，治癒するチャンスを逸しないためにも，画像のみによる過剰診断は慎まなければならない．特に N 因子診断における縦隔リンパ節転移の診断に際しては，超音波気管支ガイド下針生検（EBUS-TBNA）や縦隔鏡での組織診断が必要な場合もあるし，肺内転移の診断においては，肺内リンパ節などの肉芽腫性結節を安易に転移と診断してはならない．

EBUS-TBNA：endobronchial ultrasound-guided transbronchial needle aspiration

1. CT 検査

　病期診断の基本は造影 CT であり（グレード A），肺病変の質的診断と同時に行われることも多い．造影 CT を行うことによって，病変の部位，大きさ，周囲の正常構造との関係，無気肺や閉塞性肺炎との区別，隣接臓器への浸潤の有無などの診断がより明瞭となる．

➡ Refer「Ⅱ章-C-2-a」p.93

2. FDG-PET/CT 検査

　日常臨床に導入後 10 年以上経過し，FDG のデリバリーによる供給もあり，どの地域・施設でも，ほぼ治療前にルーチンに行える環境にあると思われ，ガイドラインでも「グレード A」となっている．原発巣の診断に関しては，前述したすりガラス陰影主体の症例に関しては有用性に乏しいものの，多くの症例で CT に付加した情報が得られる．血糖コントロール不良な糖尿病患者では，病変部への集積が低下し感度が低下する．

➡ Refer「Ⅱ章-C-2-d」p.104

3. 全身 MRI

　肺癌の局所診断の有用性は現時点では乏しいが，高速撮影技術などにより，リンパ節転移や遠隔転移の診断に，FDG-PET/CT と比較して遜色ない成績が報告されるようになった．被曝を考慮して，若年者や術後の経過観察で検査を繰り返すような症例では，今後考慮されるべきかもしれない．

4. 骨シンチグラフィー

　FDG-PET/CT を行えない場合に，骨転移の診断には必要な検査である（グレード B）．偽陽性の多い検査であるので，RI の集積が認められた場合には，CT や MRI，あるいは骨折などの既往歴などと併せて診断することが重要である．

5. 脳 MRI

　基本的に造影検査を施行する．造影 MRI 検査は，脳転移の診断において，小病変の検出に優れ，感度・特異度ともに高い検査である．癌性髄膜症の診断にも有用である．

6. EBUS-TBNA・EUS-FNA/縦隔鏡による N 因子診断

　「肺癌診療ガイドライン」では，縦隔・肺門リンパ節転移の有無により治療法を選択する際に，リンパ節の腫大があるかあるいは FDG 集積が認められる場合に，これら手技によって病理学的診断を得ることが勧められている（グレード B）．特に EBUS-TBNA は，合併症も少なく低侵襲の手技であり，確実に検体を得ることができるので，到達可能な病変に対しては縦隔鏡に先行して施行すべき検査である．

　そのほか，経気管支鏡的検査や経皮針生検では診断困難で，進行癌の場合，やむを得ず胸膜生検や外科的肺生検を行う場合もあるが，侵襲性の高い検査となる．また，病変が小さい，すりガラス陰影主体の病変，あるいは経気管支鏡的検査や経皮針生検を行っても確定診断ができなかった病変などでも，画像的に強く肺癌が疑われる症例に関しては，診断と治療を兼ねた開胸あるいは VATS 肺生検・手術となることも多い．

　すべての検査が終了し，結果が判明したら，キャンサーボードなどによる他職種カンファレンスで，治療方針の決定を行うことが，今日の癌治療に対して求められている．

　肺癌診断はおのおのの検査の利点と欠点を理解して，目的を明確にして効率的に検査を行っていく必要がある．おのおのの検査の施行順序も重要であるが，検

査の混み具合や患者の状況などを見ながら，臨機応変に行っていく．Ⅳ期の進行
肺癌がはじめから疑われるような状況においては，できるだけ速やかに病期診断
を終了し，治療を開始することが望ましい．

■ ■ 文　献

1) EBM の手法による肺癌診療ガイドライン 2016 年版，第 4 版，日本肺癌学会（編），金原出版，東京，2016
2) 画像診断ガイドライン 2016 年版，第 2 版，日本医学放射線学会（編），金原出版，東京，186 頁，2016

II

肺癌を見つける・
見極めるための診断法

A スクリーニング：小さな陰影を見逃さない

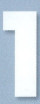

肺癌を疑う（発見動機）

　一般に肺癌が疑われる発見動機には，自覚症状によるものと検診などによる胸部単純 X 線や CT での異常影がある．

　発見動機を述べる前に，肺癌に罹患するリスクの高い集団を知っておく必要がある．国立がん研究センターの資料によれば[1]，喫煙が最も大きなリスクで，男性は 4.8 倍，女性は 3.9 倍，受動喫煙は 1.28 倍である．喫煙開始年齢が若ければ若いほど，喫煙本数（pack-year）が多ければ多いほど，死亡リスクが増加する．罹患率や死亡率は，いずれも 40 歳代後半から増加しはじめ，高齢になるほど高くなる．また，近年は中枢型扁平上皮癌の割合が低下し，末梢型腺癌の割合が増加しているので，無症状の患者が増加していると考えられる．

　この点を押さえながら，問診や診察，検査を行っていくことで，肺癌の早期発見や効率的な検査スケジュールを組むことができると考えられる．

I 肺癌が疑われる発見動機とは

　自覚症状といっても，呼吸器系に関する自覚症状と，転移した臓器に起因する自覚症状がある．また，腫瘍随伴症候群による症状で肺癌が発見されることもある．

1. 代表的な自覚症状

　肺癌に特徴的な自覚症状はない．咳嗽，血痰，発熱，呼吸困難，胸痛などいずれも非特異的な症状で，一般的な呼吸器疾患や他疾患も考慮しなくてはならない．*ALK* 遺伝子陽性肺癌は，若年の非喫煙者でも発生し得るので，症状が続く場合で，気になるようなら検査は躊躇しない．易疲労感や食思不振，体重減少なども癌の一般的な症状として知られているが，相当進行した肺癌と考えた方がよいであろう．

2. 転移した臓器に起因する自覚症状

　転移による症状として頻度の高いものに，骨転移による疼痛や病的骨折がある．高齢者で腰痛が続く場合など，変形性変化で経過を見られていることも多く，胸部単純 X 線を撮影して判明したということも少なくない．脳転移で発見される場合でも，最初は嘔気・嘔吐，麻痺，頭痛，あるいは高齢者では脳血管障害や認知症と紛らわしい症状の場合もある．脳転移の場合は，最初の医療機関の受診時に CT や MRI が施行されることも多いので，診断までに時間を要するこ

とは少ないと考えられる．いずれの場合も，症状が強い場合や麻痺が切迫している場合など，oncologic emergency への対応を最優先すべきである．

3. そのほかの症状

そのほか，嗄声も肺癌を疑う重要な症状である．左反回神経麻痺の頻度が高く，古典的なボタローリンパ節（#4L あるいは #5）が腫大して神経を圧迫したり，あるいは左上区原発の肺癌が直接肺動脈窓に浸潤して神経麻痺をきたすことによって，症状を呈する．

Ⅱ 押さえておきたい特別な症候群

1. Horner 症候群

肺癌によって起こる有名な症候群である．交感神経遠心路の障害によって生じる，縮瞳，眼瞼下垂，眼球陥凹を三大徴候とする症候群で，顔面の発汗低下と紅潮を特徴とする．主に C8-Th2 までの交感神経が圧迫あるいは損傷されることによって発症するので，肺癌が肺尖部で脊椎に浸潤するような場合には起こり得る．

2. 上大静脈症候群

腫瘍あるいは縦隔リンパ節腫脹により SVC が閉塞することによって発症する．時間を要して閉塞する場合には側副路が発達するので，症状が出にくいが，急激に閉塞した場合には強い症状となる．自覚症状としては，呼吸困難感が最も多く，顔面浮腫，頭痛，上肢浮腫，咳嗽，嚥下困難なども見られる．脳浮腫による錯乱や昏睡などを認めることもある．頸部・前胸壁の静脈拡張もよく見られる．

pancoast type 肺癌では，肩への放散痛や，上記症候群などを起こして発見される．まれには，右肺下葉 S6 の縦隔翻転部に肺癌が発生し，食道に浸潤，嚥下困難などで発見されることもある．内視鏡検査で食道粘膜に所見が乏しい場合など，CT を撮影してしっかりと読影する必要がある．

3. 腫瘍随伴症候群

腫瘍またはその転移巣から離れた部位で生じる症状・症候・検査異常である．癌患者全体の 8% に生じるとされる[2]．症状としては原因不明の発熱，神経症状，筋痛・関節痛・浮腫で，皮膚筋炎やリウマチ性多発筋痛症などの診断がついたときには，悪性腫瘍の存在を疑っておきたい．腫瘍から種々の物質が異所性に産生されることで起こる腫瘍随伴内分泌症候群の病態のなかで，肺癌に比較的頻度の高いものとして，抗利尿ホルモン分泌異常症候群（SIADH），高カルシウム血症，

SIADH：syndrome of inappropriate secretion of antidiuretic hormone

クッシング症候群などが知られている．神経症状を呈する腫瘍随伴神経症候群として，辺縁系脳炎，腫瘍随伴性亜急性小脳変性，ランバート・イートン症候群などが，小細胞肺癌（SCLC）（5％程度）で見られることがある．ほか，肺性肥大性骨関節症も腫瘍随伴症候群のひとつで，肺癌の0.2〜0.6％にみられるとされている[3]．

一般的な肺癌の発見動機を簡単に解説したが，症状をとらえた次の検査として行う胸部単純X線の読影も重要である．症状を発症した肺癌はすでに進行癌のことも多く，oncologic emergencyへの対応が必要なケースもあるので，臨機応変に治療を行いつつ診断していくことが重要である．

➡Refer「Ⅱ章-A-2」p.17

■■ 文　献

1) 国立がん研究センターがん対策情報センター：がん登録・統計（http://ganjoho.jp/reg_stat/index.html）（2018年4月10日閲覧）
2) Pelosof LC et al：Paraneoplastic syndromes：an approach to diagnosis and treatment. Mayo Clin Proc **85**：838-854, 2010
3) 平潟洋一ほか：ばち指または肺性肥大性骨関節症を呈した原発性肺癌症例の臨床的検討. 日胸疾患会誌 **33**：1080-1085, 1995

A スクリーニング：小さな陰影を見逃さない

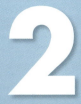

2 胸部単純X線写真で見逃さない──判読のコツ

　胸部単純X線写真は日常診療において，肺病変および胸郭病変のスクリーニング法として，最も頻用されている画像検査である．本項では胸部単純X線写真で見逃さない判読のコツとして，①胸部単純X線写真の読影における基本的なX線解剖，②胸部単純X線写真の読影前のチェックポイントと読影手順，③病変発見のコツ，④胸部単純X線写真の限界について解説する．

I 胸部単純X線写真の読影における基本的なX線解剖

　胸部単純X線写真には，いろいろな構造物が投影されている[1]．正面写真では左右の鎖骨が見え，体の中央には胸椎，その中心に棘突起が見える．さらに中央には気管も見える．この気管を末梢に追っていくと，気管分岐部で左右の主気管支に分かれる．大動脈弓，心臓，横隔膜の陰影も確認することができる．そのほか，肺紋理を構成する肺血管も見える．肺紋理を構成する肺血管は，肺動脈と肺静脈の2つの血管である．これらの血管を見分けることは非常に困難であるが基本的な血管走行の解剖知識があれば，ある程度見分けることができる．
　側面写真では，左右肺の構造物が重なる画像となる．正面像で描出された病変の位置（上葉，中葉，下葉等）を側面像で確認できる．胸骨の背側から大動脈との間は大半が肺組織であり，この部位でX線吸収度の高い所見が得られた場合は病変（縦隔病変等）の可能性が高い．下肺野で心臓後縁に位置する部位に円形状の結節影が指摘されることがある．この陰影は右下肺静脈の正切像である．

II 胸部単純X線写真の読影

1. 読影前のチェックポイント[1]

　胸部正面像の写真を読影する際，以下の点をチェックする必要がある（表1）．

a 撮影された写真の出来具合のチェック

　写真の出来の良し悪しで，読影も大きく左右されるので，良い写真を撮ることが必要である．すなわち，肺野全体が観察できる状態の写真が『良い写真』である．良い写真の条件は以下2つである．

① 肺野において，血管影が中枢側から末梢側まで十分に追える．具体的には，血管影が末梢の胸膜側より1横指まで中枢側から追える．
② 心臓・横隔膜等の既存構造物と重なる部分の肺野病変を見落とさないために，これらの既存構造物と重なる箇所での肺血管影および横隔膜と重なるドーム下

表1　胸部単純 X 線正面写真の読影手順

①撮影条件の適性
②撮影体位
③軟部組織と肋骨などの骨性胸郭
④横隔膜の高さとシルエット
⑤胸膜の肥厚と胸水の有無
⑥心陰影，縦隔陰影の形状とシルエット
⑦気管，主気管支の透亮像の偏位，変形，狭窄の有無
⑧各肺葉ごとの気管支，肺血管影の走行偏位と変形の有無

の肺血管影が透見できる．

b 十分な吸気の状態で撮れているかのチェック

　通常の写真は深吸気位で撮影される．気胸の有無を診断する場合には吸気および呼気時で撮影することがある．深吸気位で撮影された写真であるかを確認するには患者の疾患（著明な肺気腫），胸椎の状況（前弯など）にも左右されるが，一般的に横隔膜ドーム面が後肋骨の第10，11番と重なるくらいが深吸気位で撮影された写真といえる．

c 撮影体位のチェック

　撮影体位とは撮影時の X 線管球と患者のフィルム面に対する角度（密着度）である．通常は正中位で撮る．正中位とは棘突起と左右の鎖骨骨頭の距離が等間隔で撮影された体位である．

2. 読影の手順

　胸部単純 X 線正面写真の読影では，異常影だけではなく，X 線像に投影されている情報を可能な限り引き出し，診断に役立てる必要がある．見落としをなくすために，下記の手順で読影を進めていき，既存構造を分析する習慣を身に付ける．また，常に円を描くように，フィルム全体を満遍なく見ていく[1]（表1，図1）．

→ Refer「Case 1」p.108

①左右の胸膜部分をなぞるように見て，横隔膜も見る．胸膜，横隔膜の不整はないか，シルエットは保たれているか，また肋骨横隔膜角は鋭角であるか，などを注意して見る（図1a）．

②肋骨の観察．肋骨が折れていないか，肋骨が溶けていないか，右の肋骨からひとつずつ読んでいき，右が終わったら左の肋骨を読む（図1b）．

③心陰影を追う．縦隔に沿って右から追っていく．心シルエットが保たれているかを見る．同様に左も見る．また大動脈弓から下行大動脈のシルエットもチェックする（図1c）．

④気管・気管支の透亮像と肺野を見る．気管支の分岐から上葉支を追って，ヘアラインの位置を確認する．さらに中葉支，下葉支と追って肺野を見ていく．この場合もやはり，右を見てから次に左も同じように上葉支を追い，下葉支を追って肺野を見ていく（図1d）．

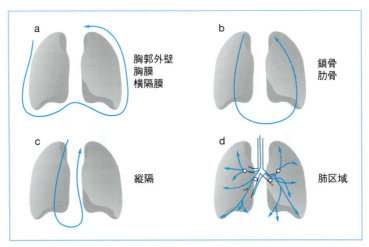

図1　胸部単純X線正面写真の読影手順

Ⅲ　病変発見のコツ

→Refer「Case 2」
p.111

1. 病変の発見および病変の部位の確認

①胸部単純X線において，病変の発見および異常影の部位や性状を十分に把握するには，正面像の背腹像（PA）に加え，側面像および腹背像（AP）を併用することがある．病変の位置を知る簡便な方法として，前後の肋骨と異常影の位置関係をPAとAPで比較する．異常影が肺門より前方であればPA，AP共に同じ前肋骨と共に病変が移動する．

②斜位を利用して病変の移動などを観察することにより，その位置を知ることができる．さらに，肺外，肺内の鑑別も可能である．側面像も病変の発見および病変部位を知るのに有用である．

③側面像では，正面像と比較して心臓，横隔膜など既存構造と重なる肺野の病変，縦隔病変，胸膜病変などの発見にも有効である（図2，3）．ただし，小病変や淡い陰影の病変は描出困難である．また側面像は正面像で描出された病変の部位（上葉，中葉，下葉等）（図3）を確認できる．

2. 読影上のポイント

①読影上注意しなければならない点は，肋骨や血管影と重なる小型陰影の見落としである．また部位的には，肺尖部や横隔膜，心臓などの既存構造との重なりあう病変に注意が必要である[1-4]．

②中心部に発生する肺癌として，扁平上皮癌が代表例である．扁平上皮癌は，気管支粘膜を置換するように癌が進展していき，気管支内腔が腫瘍により閉塞すると無気肺などの二次変化が生じるので，部分的な無気肺像にも注意して読影していく必要がある．ただし，扁平上皮癌例において，気管支内腔が腫瘍によ

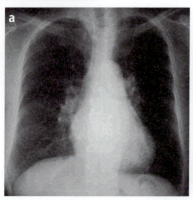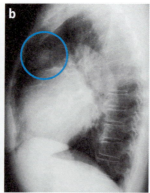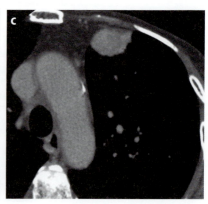

図2 左上葉腺癌
a:胸部単純X線正面像.肺野に明らかな異常影はなし
b:胸部単純X線側面像.胸骨と大動脈との間に腫瘤影(丸囲)を認める
c:胸部CT.左上葉(S^3b)の前胸壁側に接して35mmの腫瘤を認める.左上葉切除され,腺癌と診断された

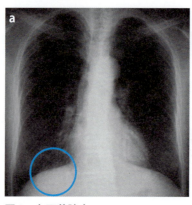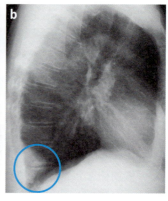

図3 右下葉腺癌
a:胸部単純X線正面像.読影する際のポイントのひとつは正面像では見にくい箇所を重点に読影することである.この症例では右下肺野末梢の横隔膜陰影と重なる箇所に約6cm大の円形な腫瘤影(丸囲)を認める
b:胸部単純X線側面像.正面像で見落としやすい横隔膜下の肺野(横隔膜陰影と重なっている部分)病変に対し,側面像では容易に指摘することができる(丸囲).右下葉切除され,腺癌と診断された

り閉塞するまで画像として描出されないこともあり胸部単純X線写真での発見が困難な場合がある.

③胸部単純X線写真上,肺内病変に見えても実は胸壁内(皮下腫瘤)あるいは胸壁に接するイボや乳頭のこともあるので,視診,触診などの診察は必ず行う.

3. 異常影を発見するポイント(表2)[2-4]

①縦隔・胸膜の輪郭不整がないかチェック(図4)
②左肺野と右肺野を見比べ,濃度の差が見られる箇所がないかチェック(左右非対称)(図5)→肋骨に重なる部分,胸膜直下の部分
③正面像では心臓など既存構造と重なる肺野の箇所を注意して読影チェック→肺尖部(特に鎖骨・第1肋骨に重なっている部分),縦隔(心陰影に重なっている

表2　異常影を発見するポイント

- 縦隔・胸膜の輪郭不整の有無
- 左右肺野の非対称な陰影の有無
- 心臓・横隔膜と重なる陰影の有無
- 前回の写真と比較読影すること
- 必ず視診・触診も忘れずに行うこと

［文献2〜4より筆者作成］

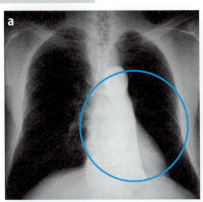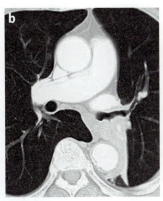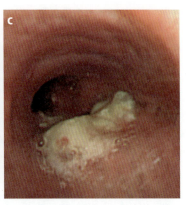

図4　左下葉支発生の扁平上皮癌
a：胸部単純X線正面像．左肺門の左第2，3弓に相当する部位から二次変化（気管支の狭窄・閉塞による）を認め，下行大動脈の左縁と左横隔膜内側のシルエットが一部消失し，左主気管支の走行がやや下方に向いている．左下葉が虚脱し，無気肺を呈していると診断できる（丸囲）
b：胸部CT．左下葉支入口部に3cm大の充実性結節と左下肺動脈への浸潤に伴う著明な狭窄および下葉無気肺を認める
c：気管支鏡．左下葉支入口部を完全閉塞し，白苔を伴う病変を認め，この部位の生検から扁平上皮癌と診断され，手術された

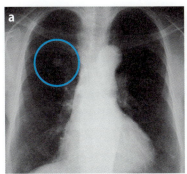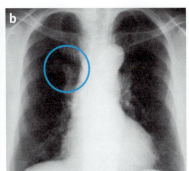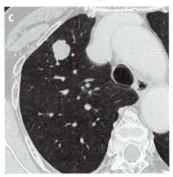

図5　右上葉腺癌
a：胸部単純X線正面像．右上肺野に第2前肋骨と第6後肋骨の重なる箇所に約15mm大の円形な結節影（丸囲）を認める．約1年前の正面像（b）と比べ結節は明らかに増大しており悪性が考えられる
b：約1年前の胸部単純X線正面像．aの写真と比べ，同部位に結節（丸囲）は認められる
c：胸部CT．右上葉（S^{3}b）に15mm大の充実性結節を認める．右上葉切除され，腺癌と診断された

部分），横隔膜下の肺野（図3）

4. 比較読影（過去撮影された写真と比較する）の重要性

過去に撮影された胸部写真が存在すれば，以下の項目について比較読影する．
①陰影の大きさの変化（新しい陰影の出現か，過去の写真と比べ増大あるいは縮小しているのか）（図5）

②陰影の濃度の変化

③陰影と周囲既存構造との変化（血管・気管支の巻き込み像，収束像，胸膜陥入，癌放射など）

　比較読影する際，気を付けなければならないのは，2年以上前の写真と現在の写真を比較して，病変の大きさ，性状の変化がなければ良性疾患と考え，精密検査の必要はない．ただし，肺癌のなかでも数年かけてゆっくりと増大していくタイプもあるので，少なくとも過去数年分の胸部写真と比較読影することが肝要である．

5. 肺炎様の浸潤影を主体とする陰影（コンソリデーション陰影）

　画像上，コンソリデーション陰影を呈する肺腺癌例がある．臨床上は，抗生物質を投与しても，一向に改善しない肺炎様画像を呈する病変の場合は，肺炎型肺腺癌も視野に精査する必要がある．

Ⅳ　胸部単純X線写真の限界

　日常診療において，胸部単純X線写真による肺癌検出能は約80%といわれているが，発見肺癌例における過去の胸部単純X線写真をレトロスペクティブに見て，所見が存在するのは50～60%とも報告されている[2-4]．

1. 指摘困難な病変

　病変が既存構造物と重なる部位に存在する場合，特に肺門部，肺尖部，心臓，横隔膜下の部位は，読影上ピットフォールとなりやすい．小型病変やX線吸収度の低い病変（すりガラス陰影を呈した病変）は，早期肺癌の可能性が高いが，実際これらの病変の検出能は胸部単純X線写真において，決して高くはない[5]．以上，これらの病変に対しては，胸部単純X線写真診断の限界とも考えられる．

2. 写真画質の不安定性

　写真画質の良し悪しは読影に大きな影響を与えると共に病変の描出能も左右される．近年，デジタル画像の普及により，均一した画像の提供が可能となった．ただし，個別検診では個々の医療施設で撮影するため，読影困難なフィルムで判定される可能性もある．アナログフィルムの情報は時に画質の不安定性もあり，診断精度への影響が懸念される．

3. CT検査の活用

　CTは横断面の画像であるため，体の前後方向の重なりがなく死角が少ないと

され，X線吸収値差の濃度分解能に優れている．CTは胸部単純X線写真で指摘困難な病変に対して，十分に指摘可能である．低線量ヘリカルCTの肺癌検診の普及により，従来の胸部単純X線像では指摘されずCTのみで描出され発見された早期肺癌も多い[6-8]．肺癌検診において，低線量CTと胸部単純X線写真のランダム化比較試験（RCT）が米国のNational Lung Screening Trialとして行われた．その結果が2011年に報告された．低線量CT群で肺癌死亡率が20%低下したことが明らかとなった[8]．低線量CT検診の有効性が証明された最初の報告である．

➡ Refer「Case 2」 p.111

RCT：randomized controlled trial

4. 読影者の読影習熟度と経験

　読影者の読影習熟度や経験による読影能力格差から，病変の過大評価や見逃しの格差が生じる．特に，早期肺癌の診断には格差が生じる．肺癌検診の主眼となっている末梢型肺癌を，胸部単純X線写真でいかに見逃さず指摘できるようになるかが焦点となる．ただし，胸部単純X線写真の読影能力を備えるには，読影能力のある医師のもとでのトレーニングが必要である．一方で胸部単純X線写真の読影教育が整備された医療機関は，非常に少ない．肺癌検診の精度管理上も読影教育のプログラムを整備することが必要不可欠である．

■ ■ 文　献

1) 森　清志：胸部X線写真の判読手順と異常の見つけ方，チーム医療，東京，1-37頁，2008
2) 神谷紀輝ほか：10年間の肺癌施設検診の検討．肺癌 **41**：213-215, 2001
3) 神谷紀輝ほか：胸部単純写真―末梢小型肺癌発見の有用性と限界―．綜合臨 **50**：2251-2254, 2001
4) 森　清志：プラクティカル内科シリーズ―肺癌―画像診断；診断及び鑑別診断へのアプローチ―検査手順とその読み方―．南江堂，東京，23-31頁，2003
5) 松隈治久ほか：CT検診などで発見されるスリガラス結節（GGO結節）をいかにフォローするか．Med Pract **29**：969-971, 2012
6) Kaneko M et al：Peripheral lung cancer：screening and detection with low-dose spiral CT versus radiography. Radiology **201**：798-802, 1996
7) 森　清志ほか：マルチスライスCTによる肺癌検診．映像情報 Med **35**：127-132, 2003
8) National Lung Screening Trial Research Team et al：Reduced lung-cancer mortality with low-dose computed tomographic screening. N Engl J Med **365**：395-409, 2011

A　スクリーニング：小さな陰影を見逃さない

3 CT の活用

TS-CT：thin-section computed tomography

　高分解能の薄切 CT（TS-CT）画像により，肺腫瘍陰影の精細な画像が得られるようになり，TS-CT 画像による 20 mm 以下の小型肺腫瘍の質的診断が可能になった[1]．質的診断とは，その腫瘍が悪性か良性かを鑑別し，悪性と判断したときにどのような病理所見や臨床的特徴を持つ腫瘍であるかを予測し，今後どのような対処をするかを決定することである．肺野の小型腫瘍陰影に対しては，組織学的な確定診断を得ることは困難な場合が多いとされ，時には切除による観血的な処置も必要なことがある．小型肺腫瘍陰影を指摘される機会は，TS-CT の普及により年々増加しており，TS-CT を用いた質的診断の重要性が高まっている．本項では，TS-CT での小型肺腫瘍に対する画像診断に関して述べる．

Ⅰ　適　応

1. CT 画像分類と病理分類

Pure GGN：pure ground-glass opacity nodules
PSN：part-solid nodule

　肺野小型腫瘍陰影は，TS-CT 画像の縦隔条件と肺野条件を比較することで，均一なすりガラス陰影（Pure GGN），軟部組織の吸収値を呈する部分を伴うすりガラス陰影（PSN），軟部組織吸収値を呈する陰影（solid nodule）に分類される．病理学的には肺癌の最新の WHO 分類（2015）が臨床では使われているが，古くは Noguchi らが 20 mm 以下の小型肺腺癌を A～F の 6 群に分けて組織学的に分類し，予後との関連を検討した報告がある[2]．

　本項では比較的に画像形態と病理形態がよく相関している野口分類と CT 画像形態をまず対比検討した．すなわち，その野口分類のなかでも Type A，B，C で認められる Lepidic predominant adenocarcinoma の成分は，癌細胞が背景の肺胞構造を保ったまま，正常肺胞上皮を置き換えるように拡がるような置換型進展に相当し，画像的に GGN を呈している．

　実際に野口分類では，肺胞上皮置換型の成分を持つ腫瘍は，

　Type A：腫瘍内に線維化巣を伴わない

　Type B：腫瘍内に肺胞虚脱型の線維化巣を伴う

　Type C：腫瘍内に活動性の線維芽細胞増生を伴う

に分類されている．そして，この分類に基づいて検討した結果，Type A，B の肺胞上皮置換型進展が優位に見られる病変は予後がきわめて良好であり，Type C の内部に線維化を含む病変は Type A，B と比較し，予後不良であることが示されている[2]．

　肺腺癌で腫瘍が肺胞上皮置換型進展を呈する部分では，肺胞構造が保たれてい

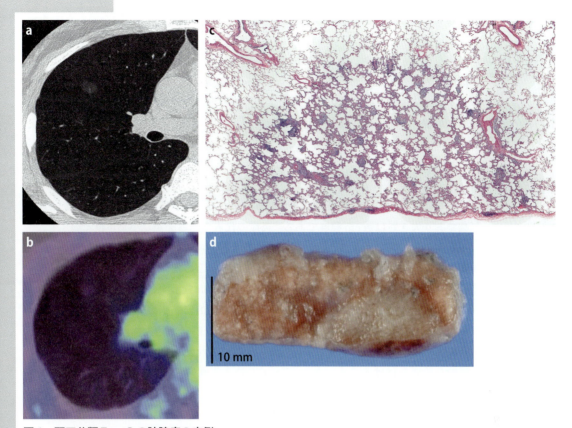

図1 野口分類 Type B の肺腺癌の症例
　右中葉に 13×10 mm の均一なすりガラス陰影を認めた（**a**）．FDG-PET/CT の SUVmax（standardized uptake value）値は 0.81 であった（**b**）．切除後の病理所見から MIA と診断した（**c, d**）

るため内部に含気が残っている．一方，CT 画像では，内部の含気部分は X 線透過性が高く，軟部組織より低い吸収値を呈する領域として描出される．このため，TS-CT 画像ですりガラス陰影（GGN）として描出される部分は肺胞上皮置換型進展部分であり，肺胞構造の虚脱や線維芽細胞増生を伴う部分はより高い吸収値の病変として描出される．画像上の吸収値の違いが，野口分類 Type A と Type B，C の形態的違いとして現れていると考えられる．Pure GGN に相当するのが Type A である．Type B では，肺胞構造の虚脱を伴い内部の含気が減少または消失するため，Type A よりも高い吸収値を呈する病変として描出される．軟部組織の吸収値を呈する部分を伴う PSN が典型例である（**図1**）．次に Type C では，腫瘍内部に活動性の線維化病変が生じるため含気が消失し，一部に PSN の所見を呈する．これらは，増大速度が比較的緩徐であり，早期発見で治癒が期待できるため，早期肺癌としての診断上きわめて重要な所見である[2]．

2．画像診断上の問題点

　TS-CT 画像所見でのすりガラス陰影（GGN）は，置換型進展を呈する肺腺癌の特徴的な内部構造を反映している．しかし，GGN と充実成分の混在した結節

26　Ⅱ　肺癌を見つける・見極めるための診断法

に対して，CT 所見から野口分類での Type B と Type C の画像的な鑑別をすることには限界がある．Type B と Type C では予後に有意な差が見られるが，両者とも TS-CT 画像では，PSN の充実性部分が比較的高吸収を呈しており，CT 画像での両者の判別は困難である．Type B，C のどちらの可能性が高いかを推定する方法として，結節のなかで充実性部分の占める割合や充実性部分の大きさなどが挙げられるが，最適な基準は確立していない[3]．

3. 炎症性疾患との鑑別

　腫瘤性陰影を呈する疾患のひとつに肺炎がある．肺を構成する最小単位は，小葉であり大きさは数 cm 程度である．炎症の代表である肺炎は小葉単位で発生し，辺縁が小葉隔壁で形成される．炎症の特徴として，①散布性陰影の存在，②小葉間を走行する肺静脈が陰影の辺縁に関与する，などの画像所見が挙げられる．急性の炎症性陰影の場合には，数ヵ月程度で改善傾向を示すことが多く，経過観察により鑑別可能と考えられている．一方で，経時的に縮小傾向を認めず陰影が遷延する場合には，長期の経過観察が必要である．陰影が増大傾向を示す場合や，その大きさの増大がなくても陰影内部の性状に変化が生じた場合には，積極的に質的な診断を付ける必要があり，TS-CT による画像評価が重要であると考えられる．

4. GGN と分子生物学

　近年の分子生物学的な研究の成果として，ひとつの遺伝子異常が起こることで，より強く発癌に傾く遺伝子異常が同定され，このような遺伝子異常をドライバー遺伝子変異とよんでいる．肺癌における代表的なものとして，*EGFR* 遺伝子変異や *EML4-ALK* 融合遺伝子が挙げられる．

　CT 画像上での GGN の画像と遺伝子変異の対比を比較検討した報告はまだ少ない[4]．Yoshida らは，発見時 pure GGN で経過中に pure GGN 増大や PSN が出現するものは，*EGFR* 変異が約 70〜90％，*p53* 陽性が 40％以上に見られると報告している．また，発見時から PSN で経過観察時に大きくなるものは，*EGFR* 変異が 60％，*p53* 陽性が 80％に見られると報告している[5]．Aoki らは，GGN の約 40％に *EGFR* 変異が見られ，充実性部分の増大に従って *p53* 陽性率が増加すると報告している[6]．Nakanishi らは，異形成腺腫様過形成から小型肺腺癌にみられる遺伝子異常を報告しており，異形成腺腫様過形成が小型肺腺癌の先行病変であることを推測させるとしている[7]．

➡ Refer「Case 4」
p.119

II CTによる小型陰影（すりガラス陰影）への対応

1. Pure GGN―炎症か AIS か MIA か

Pure GGN は淡いすりガラス濃度を呈する陰影である．すりガラス濃度とは，水の濃度（0 HU）よりも空気の濃度（−1,000 HU）に近く，病変内の血管が明瞭に透見できる肺野濃度（−700〜−400 HU 程度）である．GGN を呈する良性疾患は，炎症，サルコイドーシス，リンパ増殖性疾患などがあり，炎症の場合には辺縁の不明瞭さを認める傾向にある．一方で，GGN を呈する悪性疾患として，最新の肺腺癌の WHO 分類（2015）では，異型腺腫様過形成（AAH）や上皮内腺癌（AIS），微小浸潤腺癌（MIA）がある．これらの悪性疾患による GGN では，辺縁が比較的明瞭な類円形を呈する．特に，①濃度が濃いあるいは不均一である，②形状が不整である，③胸膜陥入所見がある，などの肺癌に特徴とされる画像所見を呈する場合には，GGN 内部に collapse や fibrosis が生じている可能性がある．つまり，従来の野口分類での Type B（図1）または Type C（図2）の肺腺癌の病理所見に相当していると考えられる．

AAH：atypical adenomatous hyperplasia
AIS：adenocarcinoma *in situ*
MIA：minimally invasive adenocarcinoma

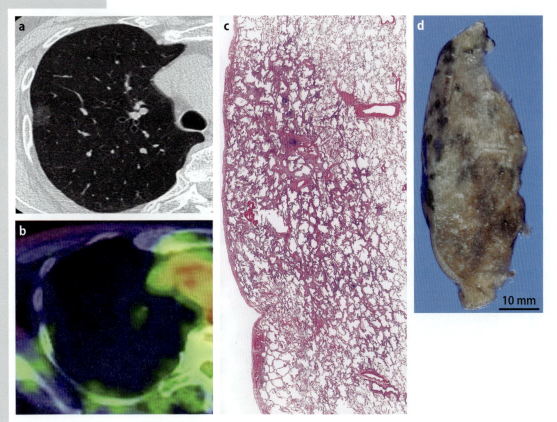

図2　野口分類 Type C の肺腺癌の症例
　右上葉に 17×11 mm の均一なすりガラス陰影を認めた（**a**）．FDG-PET/CT では病変部位への集積を認めなかった（**b**）．切除後の病理所見から MIA と診断した（**c, d**）．

2. PSN──その濃度上昇部分はなにか

　PSN は，GGN 陰影の内部に濃度上昇部分を認める腫瘍である．特に肺腺癌はこの画像を呈する典型的な疾患である．病理組織学的に，腫瘍細胞が肺胞上皮置換性に増殖している所見が GGN に相当し，肺胞構造の虚脱や腫瘍細胞が肺胞構築を破壊して増殖している病理組織所見が，GGN 内部の濃度上昇部分に相当している．PSN での GGN と濃度上昇部分の占有比率所見から，含気型（GGN が 50％以上）と充実型（GGN が 50％未満）に分類できる．含気型では，病理組織学的には陰影内部の濃度上昇部分は collapse を主体とし（図 3），充実型の濃度上昇部分は，肺胞構築の破壊と腫瘍細胞の増殖を主体としている（図 4）．

　以上のように，TS-CT 画像の肺野画像所見と縦隔条件とを比較検討することで，腫瘍の病理像とその病変の拡がりをある程度正確に推測できると考えられる．

3. 診断が難しい陰影──一見炎症に見える癌

　悪性か良性かの鑑別困難例として，腫瘍辺縁が不明瞭である場合や腫瘍の形状

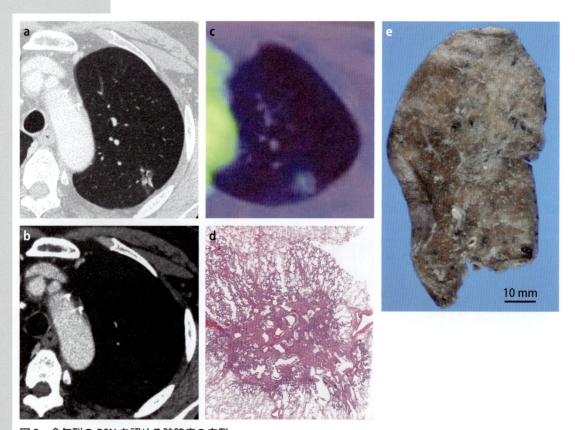

図 3　含気型の PSN を認める肺腺癌の症例
　左上葉に 18×12 mm の含気型の PSN を認めた（a, b）．FDG-PET/CT の SUVmax 値は 1.13 であり（c），GGN の内部に濃度上昇を認め，その内部には air bronchogram を認めた．切除後の病理所見から invasive adenocarcinoma と診断した（d, e）．濃度上昇部分は collapse に相当していた

3 CTの活用　29

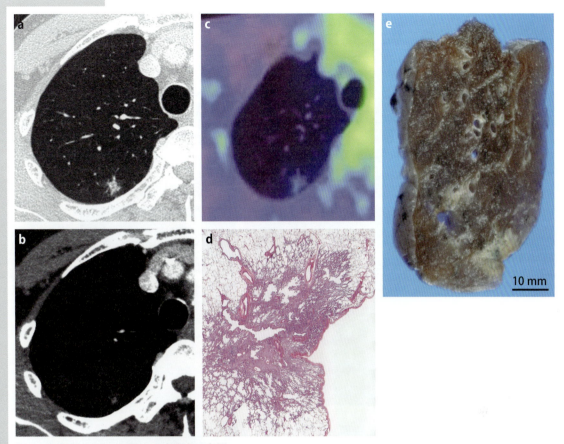

図4　充実型のPSNを認める肺腺癌の症例
　右上葉に18×15 mmの充実型のPSNを認めた(a, b)．FDG-PET/CTのSUVmax値は1.13であり(c)，GGN内部では濃度上昇を占める割合が大きい．切除後の病理所見からMIAと診断した(d, e)．その濃度上昇部分は肺胞構築を破壊して増殖する腫瘍細胞に相当していた

BLA：bubble-like appearance

→Refer「Case 6」
p.126

　が不整な症例が挙げられる．このような症例では，水平断面に加えて環状断や矢状断方向による画像の再構成所見の解析を加えることで，陰影の性状や血管関与の所見を付加することができ，質的診断がより正確になる可能性がある．特に，肺癌であっても一見炎症性疾患に見える症例があることを念頭に置く必要がある．BLAとして報告されている肺腺癌がその一例である[8]．CT画像所見では，①辺縁が直線的で不正形の形状，②周囲にわずかなGGN，③内部に拡張した複数の気管支透亮像，④著明な胸膜陥入所見を呈する肺腺癌である．特に，腫瘍内部の拡張した複数の気管支透亮像がBLA型肺腺癌の特徴であり，炎症との鑑別が難しい肺腺癌例として筆者らが報告してきた．この"bubble-like area"とは腫瘍内の複数の気管支透亮像を示している．この所見は，癌細胞が肺胞上皮置換性に増殖する一方で，乳頭状に増殖した癌細胞により肺胞の含気が低下し，末梢気道が明らかな透亮像として認められるものである．BLA型肺腺癌の気管支透亮像は，周囲組織の肺胞虚脱による牽引性拡張を認めることが特徴である．CT画像上は，形状が不整形で緩徐に増大するため，陳旧性の炎症と誤認されやすく，注意が必要である．図5にBLAを呈する肺腺癌の1例を示す．

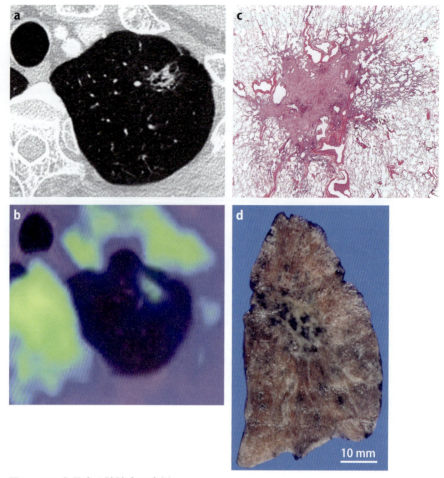

図5 BLAを呈する肺腺癌の症例
　陳旧性炎症として2年3ヵ月経過観察した後に，病変の増大を認め外科的切除を行った．術前 TS-CT では，左上葉に 20×18 mm のすりガラス陰影を認め（a），FDG-PET/CT の SUVmax 値は 1.32 であった（b）．切除後の病理所見から MIA と診断した（c, d）

III　CTによる小型陰影（結節影）への対応

1. Solid Nodule—癌か肉芽腫か

　Solid Nodule は，CT 画像所見で GGN 部分を認めない腫瘤である．悪性疾患では低分化腺癌，扁平上皮癌，小細胞癌などが呈する画像所見であり，良性疾患では肉芽腫や過誤腫などが挙げられる．Solid Nodule を呈する腫瘤では，悪性疾患と良性疾患の鑑別は，CT 画像の特徴からある程度可能である．悪性疾患に特徴的な所見は，①ノッチ（notch），②スピキュラ（spicula），③胸膜陥入（pleura indentation），④気管支透亮像（air bronchogram），⑤肺静脈の関与，⑥腫瘤の周囲や一部に GGN の所見を認める，などである．一方で，良性疾患の特徴として，石灰化や散布陰影の存在が挙げられる．これらの所見を総合的評価することで，悪性疾患と良性疾患の鑑別診断が可能となる（図6〜8）．

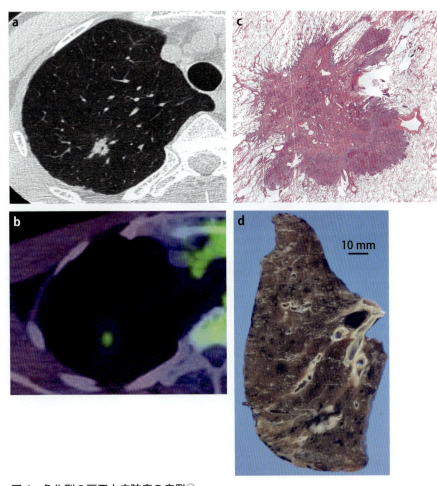

図6 角化型の扁平上皮肺癌の症例①
　右上葉に 16×15 mm の Solid Nodule を認めた (**a**). FDG-PET/CT の SUVmax 値は 1.50 であった (**b**). 切除後の病理所見から, 角化型の扁平上皮肺癌と診断した (**c, d**)

2. 経時的変化の追跡―適切なフォロー間隔とは

　悪性疾患を疑うが, 明らかでない陰影においては, 経過観察も有用な診断方法である. GGN の増大速度は緩徐である場合が多いが, 長期間の経過観察の報告はない. Noguchi らの報告では, GGN が異形成腺腫様過形成から野口分類における Type A, B を経て Type C へ進展すると述べている[9]. いい換えると最新の WHO 分類 (2015) では, GGN が異形成腺腫様過形成から AIS を経て MIA に至ることになる. Takahashi らは, 径 15 mm 以下の GGN 例の 150 結節を経過観察したところ, その 12.7％が増大し, 増大した結節のうち 31.6％は 2 年間不変であったと報告している[10]. Kim らは, 肺癌術後の 92 症例の術後経過観察中に見つかった GGN 例の 139 結節を, 平均 4 年の経過観察したところ, その 16.5％が増大したと報告している. そのなかで腫瘍内部に solid component を有するか否かが, その腫瘍の増大・進展を予測し得る唯一の因子であったとも報告しており[11], TS-CT 画像による経過観察の重要性がここに実証されている.

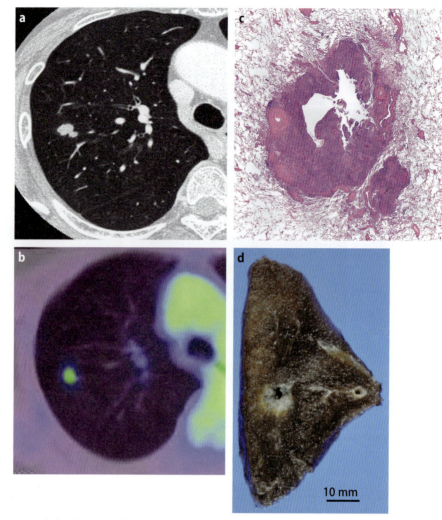

図7 角化型の扁平上皮肺癌の症例②
右上葉に 12×10 mm の Solid Nodule を認めた（a）．FDG-PET/CT の SUVmax 値は 3.0 であった（b）．切除後の病理所見から，角化型の扁平上皮肺癌と診断した（c, d）

a Fleischner Society の基準と推奨

　2013 年に Fleischner Society は，すりガラス陰影部分を含む結節の取り扱いに関するガイドラインを作成した．すなわち孤立性病変では，径 5 mm 以下の Pure GGN の経過観察は不要であり，径 5 mm を超える場合には，炎症性変化を除外するために 3 ヵ月後の CT 画像の再検を推奨している．消退しない場合には，最低 3 年間の経過観察を推奨しており，短い間隔での経過観察は危険と思われる．一方，孤立性の PSN では，3 ヵ月後の再検を推奨し，消退しない場合には，充実性部分が径 5 mm 未満の場合には最低 3 年間の経過観察を推奨し，径 5 mm 以上の場合には積極的に生検や切除を推奨している[12]．

b 日本 CT 検診学会の基準と推奨

　一方，日本 CT 検診学会では，GGN を含む結節の判定基準および経過観察の指標を示している[13]．その内容は，検診から 3 ヵ月後の初回 TS-CT で 6 mm 以

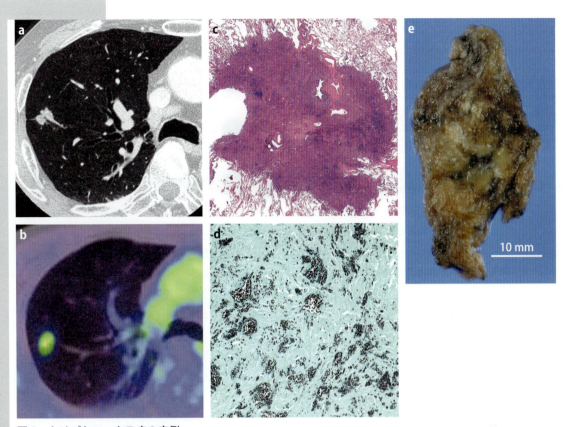

図8 クリプトコックス症の症例
　右上葉に15×12 mmのSolid Noduleを認めた（a）．FDG-PET/CTのSUVmax値は2.11であった（b）．画像形態上は肺癌と判断したが，切除後の病理所見では，壊死の見られない多核巨細胞を伴う類上皮細胞肉芽腫を認めた．PAS染色陽性（c），Grocott染色陽性の球状の真菌を多数認め（d），クリプトコックス症と診断された（c〜e）

上の結節を対象としたものであり，以下TS-CT画像ですりガラス型結節，部分充実型結節，充実型結節に分類する．

①結節の最大径が15 mm以上のすりガラス型結節：3ヵ月後のTS-CTにて不変（ないし増大）の場合は確定診断を行う．結節の最大径が15 mm未満の場合は，TS-CTにて3，12，24ヵ月後と経過観察を行い，（1）2 mm以上の増大あるいは濃度上昇の場合，確定診断を行う，（2）内部に充実成分が出現した場合でも最大径5 mm以下の場合は，さらに経過観察する余地はある．（3）24ヵ月後不変であってもさらに原則として年1回の経過観察CTは長期にわたって必要である．

②結節全体の最大径が15 mm以上の部分充実型結節：確定診断を行う．結節の最大径が15 mm未満の場合は，充実成分の最大径が肺野条件で5 mmより大きい場合に確定診断を行い，充実成分の最大径が5 mm以下の場合は経過観察を原則とする．経過観察をした場合の増大の定義は，結節全体および充実成分とも2 mm以上とする．

③最大径が10 mm以上の充実型結節：原則として確定診断を実施する．TS-CT上で最大径が6〜10 mm未満の充実型結節の場合，喫煙者ではTS-CTにて3，6，12，18，24ヵ月後まで経過観察を行う．非喫煙者ではTS-CTにて3，12，

24ヵ月後まで経過観察を行う．それぞれの場合，①最大径で2 mm以上の増大があれば確定診断を行う，②2年間不変であれば，TS-CTでの経過観察は終了とし，検診機関に戻す，③経過観察中に縮小や消失の場合は，検診機関での検診CTに戻る．画像所見で，肺内リンパ節が強く疑われるなら，大きさにかかわらずTS-CTにて3ヵ月後に経過観察を行い，さらに12ヵ月後に不変であることを確認後，検診施設に戻ることも選択肢のひとつである．

→ Refer「Case 4」
p.119

IV　今後の展望

TS-CT画像の進歩により，肺腫瘤陰影の精細な画像が得られるようになり，TS-CT画像による肺野の小型病変の質的診断が可能になった．画像による質的診断とは，その腫瘍が悪性か良性かを鑑別し，悪性と判断した場合にはその病変がどのような病理所見や臨床的特徴を持つ腫瘍であるかを予測し，今後どのような対処をするかを決定することが大切である．また，近年その研究が進歩している EGFR 遺伝子変異や EML4-ALK 融合遺伝子などと CT 画像との所見相関も今後進めていくべきである．

■ ■ 文　献

1) Saito H：Diagnoing Characteristics of Pulmonary Nodules Using Thin — section CT Images. JJLC **48**：302-311, 2008
2) Noguchi M et al：Small adenocarcinoma of the lung. Histologic characteristics and prognosis. Cancer **75**：2844-2852, 1995
3) 久保　武：早期肺癌の画像診断．肺癌 **54**：854-861, 2014
4) 新田哲久：すりガラス影を伴う結節（GGN）．画像診断 **34**：786-797, 2014
5) Yoshida Y et al：Molecular markers and changes of computed tomography appearance in lung adenocarcinoma with ground-glass opacity. Jpn J Clin Oncol **37**：907-912, 2007
6) Aoki T et al：Adenocarcinomas with predominant ground-glass opacity：correlation of morphology and molecular biomarkers. Radiology **264**：590-596, 2012
7) Nakanishi H et al：Whole genome comparison of allelic imbalance between noninvasive and invasive small-sized lung adenocarcinomas. Cancer Res **69**：1615-1623, 2009
8) Saito H et al：Thin-section CT Scan Findings of Bubble-like Appearance（BLA）of Lung Adenocarcinoma. J Jpn Soc Resp Endoscopy **26**：346-351, 2004
9) Noguchi M et al：Stepwise progression of pulmonary adenocarcinoma--clinical and molecular implications. Cancer Metastasis Rev **29**：15-21, 2010
10) Takahashi S et al：Long term follow-up for small pure ground-glass nodules：implications of determining an optimum follow-up period and high-resolution CT findings to predict the growth of nodules. Jpn J Radiol **30**：206-217, 2012
11) Kim HS et al：Natural history of ground-glass nodules detected on the chest computed tomography scan after major lung resection. Ann Thorac Surg **96**：1952-1957, 2013
12) Naidich DP et al：Recommendations for the management of subsolid pulmonary nodules detected at CT：a statement from the Fleischner Society. Radiology **266**：304-317, 2013
13) 低線量CTによる肺がん検診の肺結節の判定基準と経過観察の考え方．肺がんCT検診ガイドライン，第5版，日本CT検診学会肺がん診断基準部会（編），2017（http://www.jscts.org/pdf/guideline/gls5th201710.pdf）（2018年4月10日閲覧）

A　スクリーニング：小さな陰影を見逃さない

4 肺がん検診の位置付けと実際

　分子標的治療薬や免疫チェックポイント阻害薬の登場によっても，多くの肺癌患者の命を救うことは容易ではなく，肺癌患者の予後改善における肺がん検診の果たすべき役割は大きい．

　わが国における「がん検診」の位置付けに関して最も曖昧な点は，多くの国においては「がん死亡を減らす対策」として行われているのに対して，わが国ではその位置付けが弱いことである．

　「がん死亡を減らす対策」と考えるなら「どのようにすれば，癌による死亡を減らせるのか」を研究し，その結果明らかとなった方法を実行して癌死亡の減少を図る，というのが当然である．しかしながらわが国では，比較的最近まで「検診した方がよいに決まっている」という思い込みが住民・議員・検診従事者にはびこっていたため，「検診の有効性」に対する研究や議論があまり行われてこなかった．1990 年代から徐々に行政官や検診従事者には科学的な有効性評価の考え方が浸透してきたが，議員レベルではまだまだであり，今もって「有効性が確認されていない（無効かもしれない）検診」が「行政サービス」のように実施されている例にいとまがない．受診率が上がらないのも，「がん対策」としての位置付けが不十分であることが一因であり，今後政府のイニシアチブが求められる．

Ⅰ　現行の肺がん検診

1. 方　法

　わが国で広く行われている方法は，胸部単純 X 線検査と重喫煙者に対する喀痰細胞診の併用法である．

　胸部単純 X 線検査には直接撮影と間接撮影があったが，時代はデジタル撮影に移りつつある．具体的な方法は「肺癌取扱い規約」[1] および日本肺癌学会ホームページ「肺がん検診委員会からのお知らせ」[2] にて公表されている．読影は 2 人の読影医による二重読影および過去画像との比較読影を行う[1]．胸部単純 X 線検査で見つけられる大きさは 2 cm 前後からであることが多く，すでにリンパ節転移や遠隔転移を有した進行癌が 10〜30% 程度含まれており，治癒可能なうちに発見できる割合は胃や大腸よりもはるかに少ない．

　喀痰細胞診は，主に中心型の胸部単純 X 線無所見肺癌を発見することを目的とした検査で，喫煙指数（1 日喫煙本数×喫煙年数）600 以上の重喫煙者に対してのみ行われる（重喫煙者以外に対して行うことは意味がない）．

2. 有効性評価

がん検診の有効性評価の基本的な考え方については別著を参照されたい[3].

現行検診に関しては欧米でのランダム化比較試験（RCT）では有効性を示せなかったが，1990年代のわが国の検診を評価した6つの症例対照研究の結果により，わが国のガイドラインにおいては「検診が有効と考えられる相応の根拠があり」「対策型（住民検診型）検診として勧める」とされている[4]. ただし効果は1年しか持たず，経年受診が必須である. また，他国のガイドラインと異なる理由は，外的妥当性をどう評価するか，などの点に違いがあるためである[4]. 2011年に米国からRCTの結果が報告されたが，それに関しては日本肺癌学会ホームページ内のコメント[5]を参照されたい.

3. 課　題

最も重要な課題として「精度管理」が挙げられる. 最近は安価だが精度が低い検診機関が採用される傾向があり，各都道府県の生活習慣病検診管理指導協議会などを通じて適切な精度を維持できる体制を構築する必要がある. 個別検診などで放射線技師がいない小規模施設が参画する場合には，各医療機関の撮影・現像などの質をチェックする体制を作ることが必須である. 読影医の確保と読影精度の維持は今後重大な問題となってくることが想定され，肺がん検診関係者のみでなく，肺癌の診断・治療に関わるすべての医療関係者が考えるべき問題であろう.

> ◆memo
> 検診X線の読影医師は高齢化しつつあり，また，キャリア後半から検診に参画する医師が少なくないことから，教育を含めた対策が必要となっている.

Ⅱ　低線量CTによる肺がん検診

1. 方　法

通常線量での健常者へのCT検診は，被曝の不利益が利益を上回るため行うべきでない. 検診時には，1回の呼吸停止下に全肺野を撮影する. 撮影条件は「肺癌取扱い規約」[1]や日本CT検診学会のホームページなどで公開されている. CT検診では，末梢の数mm程度の陰影から発見が可能で，肺癌発見率は胸部単純X線検査の数倍以上に及ぶ. 臨床病期Ⅰ期肺癌割合や発見肺癌患者の生存率も高いが，死亡率減少効果については未確定である[4].

2. 有効性評価

現在，ガイドラインでは「対策型検診としては推奨しない. 任意型（人間ドック型）検診として行う場合には，効果の有無が不明であることと不利益について適切に説明すること」が求められている[4]. 有効性を示すRCTの結果が報告されたが有意なものは1報のみ（NLST研究）に留まっており[6], 最終解析中のNELSON

研究の結果を世界が注視している．一方，非喫煙者に対する有効性は，論文化されたものはほとんどなく，現在 AMED 佐川班（JECS Study Group）で非/軽喫煙者を対象とした RCT が全国展開されている[7]．

> **◆memo**
> JECS Study は 非/軽喫煙者に対する CT 検診の有効性評価のための RCT である．参加者・参加施設とも募集を行っている．(http://jecs-study.jp/index.html)

3. 課　題

　CT 検診の課題は胸部単純 X 線検診での課題に加えて，①有効性の確立，②標準線量を用いない，③被曝・過剰診断に対する説明を行う，④不要な治療や検査を行わない，などがある．特に④は重要で，Pure GGN のなかには「増大しない癌」が混在しているが以前は不要に切除されていた．このような患者を作らないよう留意が必要である．

　最近は「CT 自動露出機構」が普及しており，従来の低線量の定義である「50 mA 以下」などでは対応できず，「スライス厚 5 mm 以下，CTDIvol で 2.5 mGy 以下」を条件とすることが提唱されている[8]．高い画質と少ない被曝線量を求めるなかで，逐次近似法なども開発されている．

　読影医の確保や読影精度の維持も今後重要である．それらに関連して，スクリーナー制度や CAD の活用などの問題が山積している．これらの問題をひとつひとつ解決していくことが必要である．

■■ 文　献

1) 肺がん検診の手引き．肺癌取扱い規約，第 8 版，日本肺癌学会（編），金原出版，東京，187-209 頁，2017
2) 日本肺癌学会：肺がん検診委員会からのお知らせ．(https://www.haigan.gr.jp/modules/kaiin/index.php?content_id=47)（2018 年 4 月 10 日閲覧）
3) 佐川元保ほか：がん検診の有効性評価の考え方：PSA 検診の有効性を証明するためには何が必要か？　臨泌 **64**：881-888，2010
4) 厚生労働省「がん検診の適切な方法とその評価法の確立に関する研究」班：有効性評価に基づく肺がん検診ガイドライン．厚生労働省，東京，2006
5) 日本肺癌学会：ニュース＆トピックス　米国 PLCO 研究における胸部 X 腺による肺がん検診の死亡減少効果の解釈に関する見解（http://www.haigan.gr.jp/modules/bulletin/index.php?page=article&storyid=42）（2018 年 4 月 10 日閲覧）
6) The National Lung Screening Trial Research Team：Reduced lung-cancer mortality with low-dose computed tomographic screening. N Engl J Med **365**：395-409, 2011
7) Sagawa M et al：A randomized controlled trial on the efficacy of thoracic CT screening for lung cancer in non-smokers and smokers of ＜30 pack-years aged 50-64 years（JECS Study）：Research Design. Jpn J Clin Oncol **42**：1219-1221, 2012
8) 小林　健ほか：低線量 CT 肺がん検診における被曝線量と許容画質の検討．CT 検診 **21**：68-71, 2014

B　確定診断：肺癌の存在を確認し，性格を把握する

1 病理診断―肺癌と確定する病変と方法のポイント

NSCLC：non-small cell lung cancer

　従来肺癌は，小細胞肺癌（SCLC）と非小細胞肺癌（NSCLC＝腺癌，扁平上皮癌，大細胞癌）の大きく2つに分類し治療法を選択していた．SCLCは，進行が速く転移することが多いこと，また化学療法や放射線治療に対する感受性が高いことから化学療法を中心に治療戦略を組み立てる必要があり，一方，NSCLCは化学療法や放射線療法にあまり効果が期待できないこと，腺癌，扁平上皮癌，大細胞癌で治療選択に大差ないことより大きくひとつに分類していた[1]．そのため，臨床情報，特に画像診断と細胞診断だけでも肺癌を診断できれば治療方針に大きくは影響を与えなかった．しかし，近年の薬物療法の進歩により進行NSCLCは非扁平上皮癌と扁平上皮癌にさらに*EGFR*遺伝子変異，*ALK*融合遺伝子，*Ros1*融合遺伝子，PD-L1の発現の有無により，肺癌の治療方針を決定する時代になっている．そのため，正確な組織型の決定および分子標的の同定が必要不可欠であり，病理診断は肺癌の治療方針を決定するうえできわめて重要な役割を担っている[2]．

Ⅰ アプローチする病変と診断法の選択

　肺癌の生検に最もよく用いられる手技は気管支鏡下生検であるが，気管支鏡下生検の感度は中枢病変で74%，末梢病変で57%とされ決して高くない[3]．そのため，臨床上必要な病理学的情報を得るためには，生検可能な病変の局在により，より適切な診断法を選択する必要がある．また，生検可能病変が複数ヵ所存在する場合には，侵襲が少なく，組織量が多く採取できる部位を選択するよう心がけることも重要である．

>memo
病変部位とリスクおよび手技の可否を考慮してどの診断法を用いるかを選択する．

1. 病変が胸腔内病変のみの場合（図1a）

　その病変の局在により，推奨される診断法は異なる．

a 中枢気道に病変がある場合

　気管支鏡下生検が勧められる．喀痰細胞診で悪性細胞が検出されても，得られる情報は限られており，可能な限り気管支鏡下生検で診断するよう心がけるべきである[3]．中枢気道に病変がある場合は，腫瘍が気道内に露出し大血管に浸潤している可能性があり，生検処置中の出血に関してはより留意する必要がある．

b 肺末梢側に病変がある場合

　気管支鏡で観察できる範囲より末梢に病変があることが多く，胸部単純X線透視下での気管支鏡下生検は行われるものの診断率は高くはない．肺末梢病変に対する気管支鏡下生検の診断率の向上を目的として，細径，極細径気管支鏡やラ

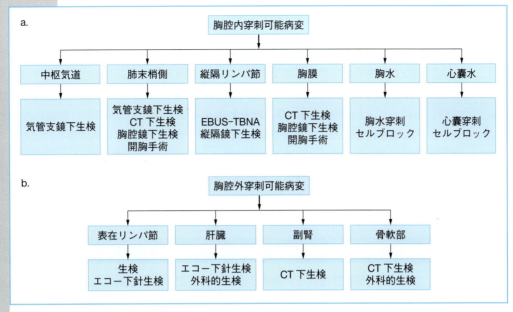

図1 診断法の選択
a：病変が胸腔内病変のみの場合
b：病変が胸腔外にもある場合

ディアル型気管支腔内超音波断層法，ガイドシース法，仮想気管支鏡ナビゲーションが開発され，診断率の改善が報告されている．気管支鏡下生検が困難な場合や気管支鏡下生検では確定診断に至らない場合は，CT ガイド下生検を考慮する．CT ガイド下生検の診断精度は気管支鏡下生検より高く，特に，直径 2 cm 以下の末梢病変の診断では優れていると報告されている[4]．一方で，合併症は気管支鏡下生検より多いと報告され[5]，重篤な合併症として，空気塞栓（0.21〜0.4％），胸膜播種（0.06〜0.56％）[6]がある．上記でアプローチが難しい場合は胸腔鏡，外科的切除などを考慮する．胸膜あるいは胸膜直下の病変に対しては，胸腔鏡下生検が有用でほぼ100％の診断率が得られる．

c 縦隔リンパ節に病変がある場合

コンベックス型超音波気管支鏡ガイド下針生検（EBUS-TBNA）が勧められ，病理診断だけでなく，病期診断としても有用である．EBUS-TBNA でアプローチが難しい場合には縦隔鏡検査を考慮する[7]．

d 胸水貯留，心嚢水貯留がみられる場合

超音波ガイド下で穿刺が可能な場合は胸水穿刺，心嚢穿刺を施行する．これらの体腔液でも *EGFR* 遺伝子変異解析や RT-PCR 法による *ALK* 融合遺伝子診断は可能である．また，これら体腔液からセルブロックを作成すれば蛍光 *in situ* ハイブリダイゼーション（FISH）や免疫組織化学（IHC）を用いて *ALK* 融合遺伝子や PD-L1 の発現の検討も可能である．

FISH：fluorescence *in sits* hybridization
IHC：immunohistochemistry

2. 病変が胸腔外にもある場合（図1b）

　表在リンパ節（鎖骨上窩・腋窩リンパ節など）が触知される場合は，侵襲が少なく，容易に生検が可能であり，エコー下針穿刺や外科的生検を考慮する．穿刺だけでも細胞診や EGFR 遺伝子変異の検索は可能であるが，できれば生検を行って ALK や PD-L1 の発現を評価することが望ましい[8〜10]．肝臓に腫瘍がある場合にはエコー下生検を試みる．副腎や骨軟部に腫瘍がある場合には CT ガイド下生検を考慮する．骨軟部の腫瘍では骨成分が多い場合には脱灰処理が必要であり，遺伝子変異の検索に不向きであるため極力軟部組織を採取するように心がけることが大切である．

II　臨床病理診断の確定（図2）

◆memo
肺癌治療の決定にはIHC および遺伝子検査が必須であり，これらの検査を行うために十分な量の組織を採取するように心がける．

　肺癌の病理診断はその後の治療選択に必要不可欠であり，迅速で正確な病理診断がなければその後の治療開始が遅れることを意識するのが重要であろう．

　初回の生検で確定診断が得られない場合や十分量の組織検体がなく遺伝子診断，PD-L1 の発現を検討できない場合，再度生検が必要となり，治療開始までに長時間を要することになる．検体採取後，必要な検査を迅速に行い，診断が確定しない場合，十分量の検体がない場合は複数のアプローチで生検を試みることも必要である．

　当院では，可能な限り，組織診，細胞診とも提出し，細胞診が陽性で SCLC 以外と判明した時点で，穿刺針洗浄液から EGFR 遺伝子変異解析を行い，EGFR 遺伝子変異陽性症例を早期にスクリーニングするよう努めている．また，生検組織や細胞診断では十分な病理情報が得らない場合もありその場合は，むやみに同じ生検を繰り返して時間を浪費しないように，限られた情報のなかで臨床診断的に治療方針を決定することも必要である．当院では，毎週1回，気管支鏡検査の1週間後にキャンサーボードを開催し，臨床病理診断を主治医だけではなく，臨床医，病理医等複数の専門医が合議し，臨床診断，治療方針を決定するよう心がけている．

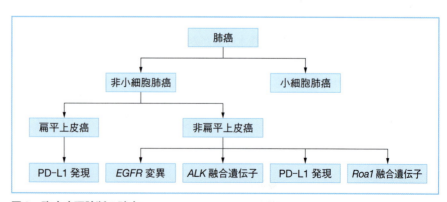

図2　臨床病理診断の確定

■ 文　献

1) 宝来　威：肺癌─患者へのアプローチから治療の最前線まで，第2版，福岡正博ほか（編），南江堂，東京，45-51頁，2003

2) 舟橋光政ほか：実用細胞診トレーニング，清水道生（編），南江堂，東京，60-75頁，2008

3) Rivera MP et al：Diagnosis and Management of Lung Cancer, 3rd ed：American College of Chest Physicians Evidence-Based Clinical Practice Guidelines. Chest **143**：el42S-165S, 2013

4) Detterbeck FC et al：American College of Chest Physicians. Lung cancer. Invasive staging：the guide lines. Chest **123**：167S-175S, 2003

5) Yang JS et al：Meta-analysis of CT-guided transthoracic needle biopsy for the evaluation of the ground-grass opacity pulmonary lesions. Br J Radiol **87**：20140276, 2014

6) Ibukuro K et al：Air embolism and needle track implantation complicating CT-guided percutaneous thoracic biopsy：single-institution experience. AJR Am J Roentgenol **193**：W430-436, 2009

7) Yasuhuku K et al：A prospective controlled trial of endobronchial ultrasound-guided transbronchial needle aspiration compared with mediastinoscopy for mediastinal lymph node staging of lung cancer. J Thorac Cardilvasc Surg **142**：1393-1400, 2011

8) Mok TS et al：Gefitinib or carboplatin-paclitaxel in pulmonary adenocarcinoma. N Engl J Med **361**：947-957, 2009

9) Soda M et al：Identification of the transforming *EML4-ALK* fusion gene in nonsmall cell lung cancer. Nature **27**：4247-4253

10) Reck M et al：Pembrolizumab versus chemotherapy for PD-L1-positive non-small cell lung cancer. N Engl J Med **375**：1823-1833, 2016

B 確定診断：肺癌の存在を確認し，性格を把握する

2 喀痰細胞診による診断の割合と役割

喀痰細胞診は古くから研究され1845年にDonnéらが初めて気道から剥離した細胞に関して発表し，1919年にHampelnらが喀痰に含まれている癌細胞の意義について報告している[1]．その後，1942年にPapanicolaouらにより報告された腟部スメアの染色法を改良したものが一般的になり，現在もPapanicolaou染色として細胞診検体に広く用いられている[2]．喀痰の採取は患者に苦痛を与えず，自宅でも行える簡便な方法であり，喀痰細胞診は肺がん検診の項目および中枢気道に生じた肺癌の検出法として用いられている．

喀痰の採取は3日間の蓄痰で行い，Saccomanno式喀痰固定液（50%エタノール＋2%カーボワックス），YM式喀痰固定液（50%エタノール，2%ポリエチレングリコール，プロナーゼ，界面活性剤）等を用いて保存，固定を行う．

I 肺がん検診における喀痰細胞診

肺がん検診は老人保健法に基づき，1987（昭和62）年度より各市町村の義務的事業として行われ，2006（平成18）年にはがん対策基本法が制定され，胸部単純X線検査と喀痰細胞診が行われている．検診の対象は40歳以上，喀痰細胞診は50歳以上，喫煙指数が400または600以上，もしくは40歳以上で6ヵ月以内に血痰があった肺癌高危険群に対して行われる．ただし，「肺癌取扱い規約（第8版）」[3]では血痰症例は高危険群から除かれており，今後は検診対象者が変更されると考える．なお肺がん検診での癌発見率は0.03%が目標数値である[4]．

喀痰細胞診はA～Eの5つの判定区分に分けられ，D，E判定には精密検査を行う．その際は胸部CT，胸部単純X線検査，喀痰細胞診の再検を行い，その後気管支鏡検査を行う必要がある．検診のなかで喀痰細胞診は胸部単純X線検査が捕捉できない肺門部の癌の発見を目指すとされている[3]．

茨城県を例に挙げて胸部単純X線検査，喀痰細胞診の受診者数（図1a），癌発見率（図1b）を示す．茨城県総合健診協会のデータでは喀痰検診受診者数は胸部単純X線検査受診者数より少ない（図1a）が，癌発見率としては胸部単純X線検査を上回ることが多い（図1b）．発見された癌種は胸部単純X線検査では1999～2015（平成11～27）年で腺癌60%，扁平上皮癌20%である（図1c）．喀痰細胞診では1985～2015（昭和60～平成27）年で扁平上皮癌66%，腺癌26%，小細胞癌3%であり，小細胞癌，扁平上皮癌と合わせると約70%が中枢型に多くみられる組織型の肺癌である（図1d）．喀痰細胞診で発見された癌症例は1997～2015（平成9～27）年では60%の症例に手術または気管支鏡下治療が施行され，手術適応がある中枢型肺癌の発見には喀痰細胞診の有用性が示唆される．

◆memo
「肺癌診療ガイドライン」[5]では喀痰細胞診は中心型早期肺癌の検出を目的として行うように勧められ，グレードAとなっている．

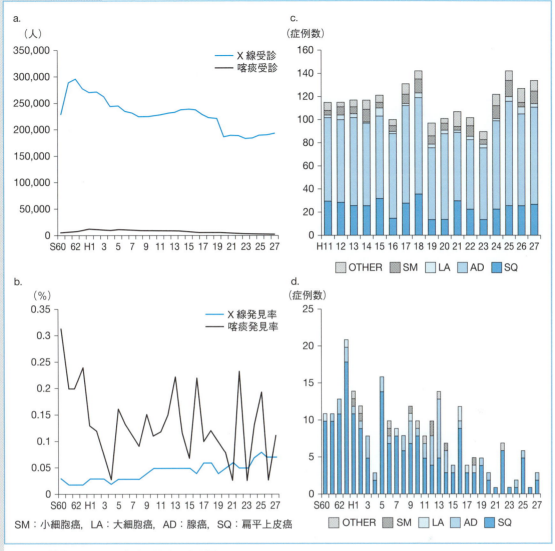

図1 茨城県における肺がん検診の各種結果について
a：肺がん検診受診者数
b：肺がん検診癌発見率
c：X線検査発見肺癌症例組織型
d：喀痰細胞診発見症例組織型

[茨城県総合健診協会よりデータ提供]

II 有症状での喀痰細胞診

◆memo
「肺癌診療ガイドライン」[5]では危険因子例・有症状に対して肺癌を疑う場合に胸部単純X線写真，胸部CT，喀痰細胞診が組み合わせで検出することが推奨されている．

　病院で喀痰細胞診が行われる場合は，血痰，咳嗽，胸部異常陰影，喀痰増多等の有症状症例や肺がん検診で喀痰細胞診D，E判定だった症例の精密検査がある．検診以外の細胞診の判定には陰性，疑陽性，陽性の3つの区分で判定する[5]．有症状および精密検査として行われた喀痰細胞診について2病院の症例では，1997～2016（平成9～28）年で陽性症例は6％であった．陽性症例中扁平上皮癌41％，腺癌33％，小細胞癌12％であり，検診よりも若干腺癌の発見が多かった（図2a, b）．喀痰細胞診陽性例で手術が施行された症例は17％であり，有症状で

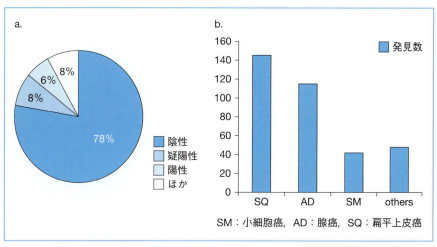

図2 有症状での喀痰細胞診
a：1997〜2016年 判定区分別喀痰細胞診症例数
b：1997〜2016年 喀痰陽性症例の組織型
［筑波大学附属病院病理部 村田佳彦主任技師よりデータの一部の提供を受け，2病院のデータより筆者作成］

喀痰細胞診が陽性の場合は，検診発見症例より進行している肺癌が多い．

喀痰細胞診は古典的な診断方法であるが，患者に苦痛を与えない簡便な方法であり，中枢型肺癌の発見に有用である．

■■ 文　献

1) Johnston WW et al：The cytopathology of the respiratory tract. A review. Am J Pathol 84：372-424, 1976
2) Papanicolaou GN：A new procedure for staining vaginal smears. Science 95：438-439, 1942
3) 肺癌取扱い規約，第8版，日本肺癌学会（編），金原出版，東京，2017
4) 国立がん研究センターがん情報サービス（http://ganjoho.jp/med_pro/pre_scr/screening/screening.html）（2018年4月10日閲覧）
5) EBMの手法による肺癌診療ガイドライン2016年版，第4版，日本肺癌学会（編），金原出版，東京，2016

B 確定診断：肺癌の存在を確認し，性格を把握する

3 生検による肺癌の確定 ──適応と「私の隠し技」

a. 気管支鏡検査・生検

　　肺癌を主とする腫瘍性疾患の気管支鏡による確定診断には，組織を採取する生検，細胞を採取する細胞診によって行われる．気管支鏡による生検方法は気管支鏡下に確認可能な病変，すなわち中枢病変に対する生検である直視下生検あるいは気管支内生検（EBB）と末梢病変に対する経気管支（肺）生検（TBB/TBLB）に分けられ，リンパ節病変に対しては，近年 コンベックス走査式超音波気管支鏡（CP-EBUS）を利用した超音波気管支鏡ガイド下針生検（EBUS-TBNA）が広く行われている．生検で得られた組織検体は悪性疾患だけでなく良性疾患の診断にも有用であるが，ピンポイントで病変部を採取するため癌細胞が検出されないことがあり，細胞診検体の採取も重要である．細胞診のためには，ブラシ擦過，キュレット擦過，気管支洗浄，針吸引が行われている．

EBB：endobronchial biopsy
TBB/TBLB：trans-bronchial (lung) bi-opsy
CP-EBUS：convex probe-endobronchial ultrasound
➡ Refer「Case 7」
　　 p.130

Ⅰ 気管支鏡検査の診断率

　　気管支鏡検査の診断率は病変の位置により異なる．「American College of Chest Physicians（ACCP）ガイドライン」[1]では，中枢病変の診断率は88％で鉗子生検の診断率は74％，ブラシ擦過細胞診，洗浄細胞診の診断率は，鉗子生検と併用されていることが多いが，それぞれ48％，59％と述べられている．以上の結果から，肺癌を疑う中枢病変に対しては気管支鏡を行うことがグレード1Bで推奨されている．日本肺癌学会が編集している「肺癌診療ガイドライン」[2]でも「中枢気管支の病変を疑った場合に気管支鏡を施行するよう勧められる．（グレードA）」と記載されている．

　　「ACCPガイドライン」[1]では，末梢病変の診断率は78％，手技別では経気管支生検57％，ブラシ擦過54％，洗浄43％，TBNA 65％と報告されている．末梢病変では病変のサイズが診断率に影響し，サイズ別の検討では，2 cmより大きい病変の診断率は63％，2 cmより小さい病変の診断率は34％と報告されている．このため以前のACCPガイドラインでは特に肺末梢小型病変には気管支鏡検査は推奨されず，経皮針生検等が勧められてきた．一方，わが国では末梢病変に対する検査の第一選択は気管支鏡で，2010年の調査[3]では年間37,485件行われている．さらに死亡率0.003％，合併症率1.79％（出血0.73％，気胸0.63％）と，CTガイド下経皮針生検よりも低いことから，「肺癌診療ガイドライン」[2]では，肺結節の確定診断については，「病変の大きさ，性状，部位などにより診断率が異なることを考慮のうえで，経気管支生検を施行するように勧められる．（グレードB）」として，経皮針生検，外科的生検よりも高い推奨となっている．

EUS-FNA：endo-
scopic ultrasound-
guided fine needle
aspiration

EBUS-TBNA の肺癌リンパ節転移診断における累積感度は89％，特異度は100％と非常に高い[4]．EBUS-TBNA で穿刺できないリンパ節には，経食道的超音波内視鏡ガイド下針生検（EUS-FNA）が有効である．「ACCP ガイドライン」[4]では，両者を併せて，縦隔鏡などの外科的生検に先行して行うべき検査として推奨されている．

Ⅱ　適応を知る！

肺癌診療の現場では，気管支鏡・生検は肺腫瘍，縦隔腫瘍の確定診断，リンパ節転移診断による病期診断，分子標的治療の適応および耐性診断を目的としたバイオマーカー診断などに行われる．EBB は気管，気管支内病変，TBB/TBLB は肺野病変，EBUS-TBNA は縦隔肺門病変，あるいは気管・気管支に接する病変が適応となる．

➡ Refer 「Case 1」
p.108

適応を決定するためにはCT が必須である．肺野病変ではCT で病変に関与する気管支を同定し，血管や胸膜との関係を評価する．CT で関与気管支を認める場合，TBB/TBLB の診断率は高い．EBUS-TBNA では胸部 CT や FDG-PET/CT で穿刺するリンパ節の位置や周囲臓器との関係を確認する必要がある．大動脈リンパ節，食道傍リンパ節，肺靱帯リンパ節は解剖学的に EBUS-TBNA での穿刺は不可能である．なお検査中に酸素濃度が維持できない患者，重症心不全や制御困難な不整脈，出血傾向を有し生検後の止血が困難と予想される場合などでは気管支鏡・生検は禁忌である．また，病変の部位と生検手技により合併症発生頻度は異なるが，lidocaine 中毒，出血，気胸，発熱，感染症に注意する[3]．

➡ Refer 「Case 9」
p.138

Ⅲ　手技のコツ

気管支鏡検査時の麻酔は生検を円滑に行ううえで特に重要である．局所麻酔での検査においては，midazolam と fentanyl などによる経静脈鎮静を併用することが，患者の苦痛を軽減するとともに，咳嗽を防ぎ診断率向上につながる．

1. EBB

気管支鏡下に生検する病変を確認する．白色光でわかりにくい病変は，自家蛍光や狭帯域光での観察も有効である．鉗子チャンネル内に生検鉗子を進め，鉗子を開き病変に押し付けて生検する．良好な検体を得るためには壊死部分での生検を避ける．また粘膜下病変では，同じ場所から生検を繰り返すことにより深層から検体採取する．また可能な限りブラシ擦過，気管支洗浄などの細胞診検体採取を行う．

2. TBB/TBLB

検査の方法は，通常の気管支鏡と同様であるが，病変を直接観察して生検することができない．したがって病変が関与する気管支に正しく気管支鏡，検体採取器具を誘導し，病変から確実に，十分量の検体を採取することが重要である．検査の手順は，①気管支鏡で気管，気管支内腔を観察後，関与気管支にできるだけ奥まで挿入（**気管支鏡の誘導**），②次に，ワーキングチャンネルに検体採取器具を挿入し，X線透視下にこれらの検体採取器具を病変まで誘導（**検体採取器具の誘導**），③病変に到達したことを確認（**到達および検体採取部位の確認**），④必要量の検体を採取（**検体採取**），からなる．詳細は以下のとおりである．

①**気管支鏡の誘導**：軟性気管支鏡は，通常外径5mm程度が使用されているが，肺尖部やB⁶など気管支の屈曲が大きい部位は挿入範囲が限られ，亜区域気管支や亜々区域気管支まで選択的に検体採取器具を挿入することが難しい．このような場合，外径4mm程度の細径気管支鏡や，3mm以下の極細径気管支鏡とナビゲーションの組み合わせが効果を示す．

②**検体採取器具の誘導**：生検鉗子などの検体採取器具を，ワーキングチャンネルを通して，目標とする気管支に直視下に挿入後，X線透視下に病変へ進める．キュレットは手元の操作で先端を伸屈できるので，伸屈とキュレット自体の回転操作を加えて，X線透視下に病変へ誘導する．一方，生検鉗子，シース付きブラシ，吸引針は直進しかできないので，病変に到達しないときは，気管支鏡の先端の向きを病変の方向へ向けるように調節しながら誘導する．

③**到達および検体採取部位の確認**：検体採取器具の病変への到達確認は，通常X線透視下に行われる．到達しているように見えても，検体採取器具が病変の前や後ろにあって，実際には病変に到達していないこともあるので，Cアームの位置を変えるか患者の体位を変えることで，2方向以上で到達確認をする必要がある．

④**検体採取**：到達を確認したら鉗子を開いて病変に押し付け生検する．キュレットでは先端を屈曲して，シース付きブラシではブラシを出して病変を擦過する．吸引針では吸引をかけて検体を採取する．

3. EBUS-TBNA

通常の気管支鏡と異なりCP-EBUSを使用し，気管支壁外の病変を針で穿刺する必要があるので，手技のトレーニングが不可欠である．検査の手順は，①CP-EBUSにバルーンを装着，穿刺針などを準備（**機器の準備**），②気管支鏡を挿入，気管，気管支内腔を観察後，バルーンを拡張し超音波で病変を観察（**気管支鏡の挿入と病変の描出**），③穿刺針を装着し，病変を穿刺し検体を採取（**穿刺と検体採取**）からなる．

①**機器の準備**：明瞭な超音波画像を得るために，気管支鏡先端の超音波プローブにバルーンを装着する．バルーンは空気を抜いて，生理食塩水で満たしてお

く．穿刺針は，針が完全に収納されていることを確認する．

②**気管支鏡の挿入と病変の描出**：超音波気管支鏡は斜視であることに留意し，特に声帯通過時には声帯を傷つけないように声帯上部を見上げる形で気管に挿入する．気管支鏡先端の超音波プローブは硬いので，気道を損傷しないように

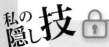

VBN：virtual bronchoscopic navigation

EBUS-GS：endobronchial ultrasonography with a guide sheath

R-EBUS：radial-endobronchial ultrasound

仮想気管支鏡ナビゲーション（VBN）

肺末梢病変に対して気管支鏡や生検器具の病変への誘導には技術を要するため，近年，気管支鏡ナビゲーション（navigational bronchoscopy）が行われるようになってきた．日本ではVBNが普及しつつある．VBNは末梢病変までの気管支ルートの仮想気管支鏡画像を使って，気管支鏡を誘導する方法である[5]．自動で気管支ルートを検索して仮想画像を作成，気管支鏡画像と合わせて表示できるVBNシステムが2008年に日本，2009年に米国に導入された．VBNはCTガイド下極細径気管支鏡検査，X線透視下気管支鏡，ガイドシース併用気管支腔内超音波断層法（EBUS-GS）に併用され，2 cm以下の病変の診断率は67.4％と良い成績が報告されている[6]．ランダム化比較試験（RCT）においてVBNが診断率を向上，総検査時間を短縮させること（3 cm以下の小型病変に対するEBUS-GS併用生検で，VBNを使用すると診断率は67％から80.4％に向上）[7]，さらにメタアナリシスでも診断率は72％でありVBNの有用性が示されている[8]．近年，極細径気管支鏡，VBN，EBUSの組み合わせで，3 cm以下悪性病変の組織診断率81％と良好な成績が報告されている[9]．

上記のエビデンスから筆者は，末梢病変に対しては原則VBNと細径あるいは極細径気管支鏡，R-EBUSを使用している．VBNシステムである医用画像処理システムDirectPath®（サイバネットシステム）の操作は，①CT DICOMデータの入力，②病変への気管支ルートの仮想画像作成，③ナビゲーションからなる．VBNのコツは，仮想画像作成のもととなる，ルート上の気管支の抽出状況を各断面像で必ず確認し，必要があれば追加抽出で病変近傍まで気管支を抽出することである（**図1**）．これにより平均で6次気管支まで正しく仮想画像が作成できる．もうひとつは，ナビゲーションでは，仮想画像をこまめに回転させて気管支鏡の実像と合わせながら，目標気管支へ気管支鏡を進めていくことである（**図2**）．これらを守れば短時間で目標とする関与気管支に正確に誘導できる．細径気管支鏡の挿入範囲は平均4次気管支，DirectPath®による仮想気管支像は自動でも平均5次気管支までは正確に作成できる．よってDirectPath®で関与気管支が5次以降であったり，B⁶や肺尖部など屈曲の強い部位では，積極的に極細径気管支鏡を使用している．これまでの極細径気管支鏡（外径2.8 mm）は鉗子チャンネルが小さいためR-EBUSが使用できず，病変に到達できても生検鉗子が小さいために十分な検体が得られない場合があった．最近，外径3 mmでR-EBUSが使用できる極細径気管支鏡が開発された．ガイドシースは使えないが，極細径気管支鏡をより末梢気管支にウェッジしてしまえば，X線透視下で同じ位置から生検を繰り返すことができる．VBNを使用すれば短時間で気管支鏡を目標に誘導できるので，生検採取に十分時間をとることができる．さらに検査時には，病変と気管支ルートが表示された擬似X線透視画像が役に立つ（**図3**）．

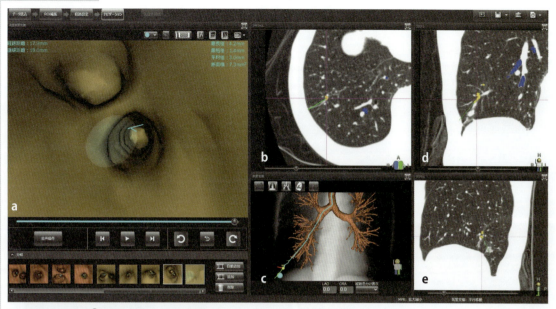

図1 DirectPath®のナビゲーション画面
a：気管支ルート上の仮想気管支鏡画像，水色線が目標へのルート
b：横断面
c：気管支樹と擬似X線透視画像．気管支樹上の水色線が目標までのルート．ルート上の黄丸は仮想気管支鏡．水色丸は目標
d：冠状断面
e：矢状断面
　b，d，eの各断面像では気管支の抽出状況（青色で表示）が確認できる．手動追加抽出された気管支は，各断面像，気管支樹，仮想気管支鏡画像で黄色に表示される

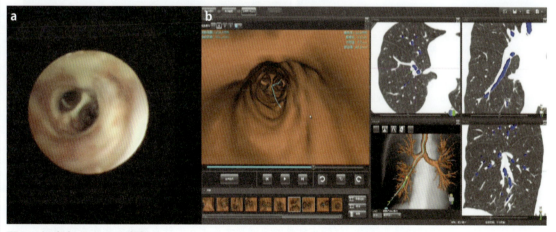

図2 ナビゲーションの実際
a：極細径気管支鏡画像
b：DirectPath® ナビゲーション画面．仮想気管支鏡画像は右 B^9a と b の分岐でルート（水色線）は B^9a を示す

ゆっくりと目標部位に進める．バルーンを膨らまし，プローブを目標とする気管，気管支壁に密着させて，リンパ節を描出する．プローブの位置を動かし，リンパ節と周囲の臓器，血管との位置関係を把握しながら，病変の最大割面の超音波画像を描出する．穿刺するリンパ節を決めたら，気管支鏡画像と超音波画像を繰り返し比較しながら，気管支鏡画像上で軟骨を避けた穿刺ポイントを

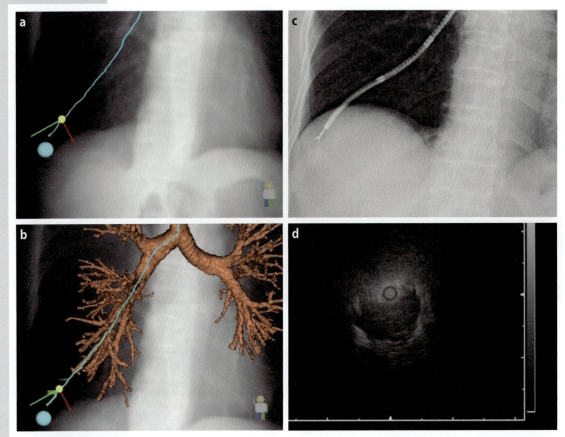

図3 到達確認と生検
a：DirectPath® の擬似 X 線透視．病変（水色丸）と病変への気管支ルート（水色線）が提示されている
b：気管支樹を追加した擬似 X 線画像
c：生検中の X 線透視画像
d：EBUS 画像
　B[9] の9次気管支まで極細径気管支鏡を直視下で挿入（c），EBUS で病変を確認し（d）生検した．DirectPath® の擬似 X 線透視上の病変へのルート（水色線）（a, b）と実際の X 線透視上の気管支鏡の挿入経路（c）が一致している

決定する．
③穿刺針を装着し，病変を穿刺し検体を採取（穿刺と検体採取）：穿刺針を鉗子チャンネルに挿入して気管支鏡に装着，さらに鉗子チャンネルの破損を防ぐために針の外筒を気管支鏡像で確認できるまで押し出しておく．再度超音波画像で確認後，気管，気管支軟骨間を通過するように針を進めて病変を穿刺する．あらかじめ穿刺針に通してあったスタイレットを操作して，針の内腔に入り込んだ気道上皮などを除去した後，シリンジを穿刺針に装着．陰圧をかけながらリンパ節内で穿刺針を前後に10回程度動かし，検体を採取する．肺癌の病期診断に際しては，検体のコンタミネーションを避けるためにN3リンパ節より穿刺を開始し，N2リンパ節，N1リンパ節の順に行う．

IV 病理所見のとらえ方[10]

1. 肺癌の分類

　薬物療法において非小細胞肺癌（NSCLC）と小細胞肺癌（SCLC）の区別だけなく，組織亜型，特に腺癌，扁平上皮癌の区別が重要となった．そのため，これまで以上に生検の必要性が高まっている．形態学的に明らかに扁平上皮，腺上皮への分化が見られる場合は，扁平上皮癌，腺癌と診断できるが，特徴的な所見が見られない場合は特殊染色が必要となる．免疫染色は，扁平上皮癌では p40，CK5/6，腺癌では TTF-1，napsin A が陽性となり鑑別に有用である．しかしながら染色結果だけでは鑑別が難しいことがあり，特に気管支鏡で得られる検体は小さいので，ほかの臨床所見，部位や腫瘍マーカーなどの情報も合わせて判断する必要がある．さらに EGFR-TKI 治療，ALK 阻害薬の適応を決定するためには NSCLC，原則腺癌では遺伝子検査は必須であるので，検体を残しておく必要がある．

　病理学的には肺癌は発生部位により，区域気管支までに発症したものを中心型肺癌，それ以外を末梢型肺癌に分けられる．肺癌の内視鏡分類は，粘膜型，粘膜下型，壁外型に分けられるが，粘膜型は中心型の扁平上皮肺癌，粘膜下型は末梢型の腺癌や大細胞癌，小細胞癌などに観察されることが多い．内視鏡の直接所見，間接所見を参考に，病変部から正確に検体を採取する必要がある．

2. 扁平上皮癌の特徴と対応

　扁平上皮癌は，角化あるいは細胞間橋を示す悪性上皮性腫瘍，あるいは形態学的には未分化であるが免疫組織化学的に扁平上皮癌マーカーに陽性を示す NSCLC と定義される．内視鏡的早期肺癌は，扁平上皮癌であることに加えて，気管から亜区域支までに限局すること，病変の末梢辺縁が内視鏡的に可視できること，病巣の長径が 2 cm 以下であることが内視鏡的基準である．内視鏡的早期肺癌は，低侵襲的な内視鏡的治療である光線力学的治療（PDT）が有効であるので内視鏡的および生検所見を正しくとらえる必要がある．内視鏡的早期肺癌は，喀痰細胞診や，ほかの病変の精査目的で行われた気管支鏡で発見されるが，白色光観察だけでなく，自家蛍光や狭帯域光観察が有効である．病変が小さいので病変部から正確に生検して診断することが重要である．中心型の進行性扁平上皮癌は特に手術適応症例では，進展範囲や深達度の評価が必要であり，必要に応じて自家蛍光，狭帯域光観察，EBUS を行い，これらの所見と得られた生検結果とを総合的に判断する必要がある．

PDT：photodynamic therapy

3. 腺癌の特徴と対応

　腺癌は，腺上皮分化を示す悪性上皮性腫瘍と定義され，肺癌のなかで最も多く

ほとんどが末梢発生である．末梢発生肺癌では，しばしば転移性肺腫瘍との鑑別が必要となるが，肺腺癌には TTF-1 などの感度，特異度が高く，免疫染色が必要である．さらに *EGFR* や *ALK* などの遺伝子検査など，バイオマーカー診断も必要であることから，十分量の癌検体を採取することを心がける必要がある．末梢病変のため，検体採取にはより技術を要するが，気管支鏡，生検鉗子を病変に正しく誘導し，繰り返して病変から生検を行うこと，細胞診検体も有効に利用することが大切である．

4. SCLC の特徴と対応

SCLC は，神経内分泌腫瘍の亜型で，単調に増殖する小型で N/C 比の高い細胞からなる悪性上皮性腫瘍と定義されている．リンパ行性進展を反映し，気管支鏡所見では粘膜下型，壁外型が大部分である．粘膜下型では，同じ部位で生検を繰り返し，深く生検することで粘膜下の病変をとらえること，壁外型では TBNA が有効である．原発巣が小さく縦隔肺門リンパ節腫大が主体の病変が多く，最初から確定診断目的で EBUS-TBNA の適応となる症例も多い．EBUS-TBNA では，診断率を上げるとともに縦隔炎などの合併症を避けるために，超音波所見から壊死部分や囊胞部分を避けて生検する．

いずれの組織型であっても，気管支鏡で得られる検体は小さく，診断に至らない場合がある．さらに末梢病変では病変から検体がとれていない可能性がある．臨床所見も加味し，積極的に悪性疾患が否定できない場合は，経皮針生検や外科的生検を考慮する必要がある．

■■ 文　献

1) Rivera MP et al：Establishing the diagnosis of lung cancer：Diagnosis and management of lung cancer, 3rd ed：American College of Chest Physicians evidence-based clinical practice guidelines. Chest **143**：e142S-165S, 2013
2) 確定診断．EBM の手法による肺癌診療ガイドライン 2016 年版，第 4 版，日本肺癌学会（編），金原出版，東京，13-17 頁，2016
3) Asano F et al：Deaths and complications associated with respiratory endoscopy：A survey by the Japan Society for Respiratory Endoscopy in 2010. Respirology **17**：478-485, 2012
4) Silvestri GA et al：Methods for staging non-small cell lung cancer：Diagnosis and management of lung cancer, 3rd ed：American College of Chest Physicians evidence-based clinical practice guidelines. Chest **143**：e211S-250S, 2013
5) 浅野文祐：ナビゲーション，VBN．気管支鏡ベストテクニック，浅野文祐ほか（編），中外医学社，東京，123-135 頁，2012
6) Asano F et al：Virtual bronchoscopic navigation for peripheral pulmonary lesions. Respiration **88**：430-440, 2014
7) Ishida T et al：Virtual bronchoscopic navigation combined with endobronchial ultrasound to diagnose small peripheral pulmonary lesions：a randomised trial. Thorax **66**：1072-1077, 2011
8) Wang Memoli JS et al：Meta-Analysis of guided bronchoscopy for the evaluation of the pulmonary nodule. Chest **142**：385-393, 2012
9) Oki M et al：Ultrathin bronchoscopy with multimodal devices for peripheral pulmonary lesions. A randomized trial. Am J Respir Crit Care Med **192**：468-476, 2015
10) 病理診断．肺癌取扱い規約，第 8 版，日本肺癌学会（編），金原出版，東京，67-124 頁，2017

b. 経皮針生検

経皮針生検とは，なんらかの画像をガイドに体表から穿刺し，胸壁を貫いて肺内にある病変の組織を採取する検査である．用いられる画像は，以前はX線透視が用いられていたが，最近ではCTを用いることがほとんどである．胸壁に浸潤がある場合，超音波でも病変を描出することが可能であり，超音波ガイド下に穿刺を行うことも有効である．CTガイド下に穿刺を行う場合，針が病変を貫いて組織がしっかりと採取されているかどうかの情報が入るために，得られた診断結果の信頼性が高い方法である．

→ Refer「Case 5」p.122

I 適応を知る！

1. 経皮針生検の必要性とデメリットのバランス

経皮針生検の適応を考える場合に重要なことは，経皮針生検を用いて組織を採取する必要性と，起こり得るデメリットとのバランスを考えることである．画像上肺癌の可能性が十分に高い場合，術前に組織を採取する必要性は少なくなる．つまり経皮針生検の結果が陰性でも手術的生検まで必要と考えられるくらい肺癌の可能性が高いと判断される画像所見である場合，経皮針生検は行わず手術に進み，術中に肺癌の診断を付けてそのまま肺癌の根治術を行う方がよいと考える．たとえば図1のような周囲正常肺実質との境界が明瞭なすりガラス型結節で肺癌の可能性が高い症例や，図2のように経時的変化にて肺腺癌としての成長を示す結節などがこれにあてはまる．図2はa～dの順に1年ごとに撮影されたものであり，図1，2共に切除を行い肺腺癌と診断を得ている．いずれにしても，肺癌の可能性を評価できる高い画像診断能力を身に付けることが重要となる．経皮針

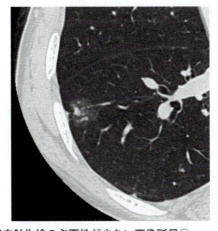

図1　経皮針生検の必要性が少ない画像所見①
境界明瞭なすりガラス型結節で形状が腫瘍性の成長を示す球状に近い形態を示す場合，肺腺癌の可能性が高いため経皮針生検の必要性は少ない

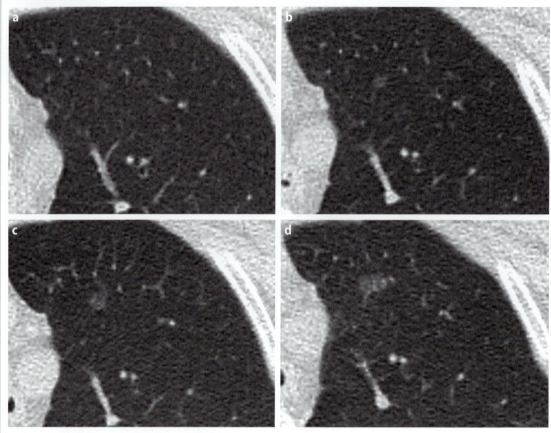

図2 経皮針生検の必要性が少ない画像所見②
過去画像が参照可能な場合に，経時的に一定の速度で増大する結節影は肺癌である可能性が高いため経皮針生検を行う意義は少ない．a，b，c，d とほぼ 1 年ごとに撮影された CT 画像であるが，経時的に成長している所見を認めるため肺腺癌である可能性は高い

生検を回避する理由は，経皮針生検のデメリットがゼロではないからである．

2. 考慮する必要のある経皮針生検

考慮しなければならないデメリットとして①気胸，②空気塞栓，③腫瘍散布が挙げられる．

a 気　胸

通常肺の場合は大きな問題になることは少なく，あまり考慮する必要はない．気胸の頻度は約 25％ と比較的高いが，実際にドレナージが必要な患者は約 5％ 程度である．問題になるのは気腫性肺の場合であり，穿刺によって生じた肺瘻が止まりにくく，止まらない場合はなかなか治療に進めない状況になるので，気腫性の肺では針生検は可及的に避けた方がよいと考えている．

b 空気塞栓

頻度は 0.21〜0.4％ とされる[1,2]．実際に症状まで出ない症例も多いと思われるが，冠動脈に入ると少量でも致死的になり得るし，脳動脈に入ると脳梗塞をきたすため，針生検施行時には空気塞栓の可能性を頭に入れて行うことが肝要であ

る．肺静脈の穿刺，咳嗽による陽圧などが原因のひとつとして考えられており，それらを起こさないように注意を払うことも必要である．

c 腫瘍散布

　報告例のほとんどが穿刺経路への再発例であり，その頻度はわが国で行われたアンケート調査では約10,000件の針生検の調査で0.061％であった[3]．この数字なら考慮する必要性は少ないと考えられるが，単施設では4例/713件0.56％という報告もあり[1]，筆者らの施設でも穿刺経路である胸壁への穿刺経路転移を1例/66件1.5％に認めている[4]．またこの症例は当初穿刺経路転移とは認識されておらず，単なる遠隔転移としての胸壁転移と考えられていたものが見直しの過程で穿刺経路にあたることから穿刺経路転移と判明した症例であった．このことにより，穿刺経路転移は過小評価されている可能性が高いと考えられる．さらには，理論的に穿刺経路転移に加えて，胸膜再発（悪性胸水や播種）も増える可能性がある．表1に経皮針生検の施行の有無と胸膜再発の頻度を検討した研究を示す．筆者らの施設で行った診断方法と再発形式の検討では，胸膜再発は針生検群にも非針生検群にも発症していたが，その頻度は針生検群が7.5％で非針生検群の0.9％と比較して有意に高かった．また，胸膜再発を起こしにくいと考えられる胸膜侵襲，血管侵襲，リンパ管侵襲を認めていない5症例はいずれも針生検群であり，針生検が胸膜再発の原因ではと考えている．Inoue ら[5]，Kashiwabara ら[6]は筆者らと同様，針生検が胸膜再発の危険性を増加すると結論している．Kashiwabara らは充実性結節で胸膜に接する症例では特に針生検は控えるべきと結論している．筆者らはこれらのエビデンスより経皮針生検による腫瘍散布の危険性は存在すると考えて，検査の必要性とデメリットとのバランスを考えて適応を決定している．もちろん手術したら肺癌ではははなかったという結果はできるだけ避けるべきであり，画像診断の読影力をできるだけ高めることが肝要となる．一方で，手術の対象ではない場合，胸壁に浸潤がある場合や術前治療を行う

> ◆memo
> 経皮針生検による腫瘍散布の形式としては，穿刺経路転移と胸膜播種/悪性胸水の2種類がある．

表1　手術症例における経皮針生検の施行の有無と胸膜再発の頻度

著者	発表年	対象	症例数		胸膜再発の頻度 (%)		特記事項
Matsuguma	2005年	Ⅰ期肺癌	335	経皮針生検　66 術中針生検　27	針生検群　7.5* 非針生検群　0.9		ほかに穿刺経路再発1例．Pl0，ly0，v0であった5例はすべて針生検群
Sano	2009年	Ⅰ～Ⅳ期 肺癌	491	経皮針生検　171	針生検群　2.3 非針生検群　3.3		Coaxial法．針生検群はⅠ期が多い Ⅰ期のみでの胸膜再発の頻度記載なし
Inoue	2011年	Ⅰ期肺癌	447	経皮針生検　131	針生検群　6.1 非針生検群　1.6		再発に占める胸膜再発の頻度は針生検群61.5%　非針生検群13.2%
Asakura	2012年	Ⅰ期肺癌	321	経皮針生検　124	針生検群　0.8 非針生検群　3.6		針生検群の腫瘍径はより小さくpT1aが有意に多い．正常肺を経由するルート
Kashiwabara	2016年	Ⅰ期肺癌	149	経皮針生検　63	針生検群　11.1 非針生検群　5.8		ほかに穿刺経路再発1例 胸膜再発はすべて画像上充実性結節 胸膜に接する場合25% vs 4%

*論文中では穿刺経路転移を含めた数字であり，ここでは純粋に胸膜再発のみ頻度で示している

［文献4～8より筆者作成］

場合など胸膜再発の危険性をあまり考慮しなくて済む状況もあり，その場合は積極的に経皮針生検を行っている．最近では化学療法の選択により大量の組織が必要な時代になってきており，気管支鏡で組織がとれそうではないときは，気腫性でない場合は経皮針生検は有用な方法となる．

Ⅱ　手技のコツ

IVR：interventional radiology

筆者らの施設ではIVR科が経皮針生検を行っている．IVR科で行っている方法について以下解説する．

①病変の存在部位に従って仰臥位か腹臥位かで検査台に横になり，穿刺部位を決定するためのマーカーとしてのグリッドを体表に貼り付ける．

②その後に息止めの練習を行う．

③何度か練習させた後にCTにて病変部付近をスキャンする．その画像をもとに穿刺部位および穿刺ルートを決定する．穿刺ルート決定時に考慮していることは，障害となる肋骨や肩甲骨を通過しないこと，葉間を経由しないこと，大きな肺内血管を経由しないことである．

④穿刺針は18Gのアチーブ®（富士システムズ）を主に使用している．穿刺の方法としてはcoaxial法，tandem法，two step法，CT透視法があるが，筆者らはCT透視法で行っている．ただし透視は連続で行うと被曝線量が大きくなるのでできるだけ短時間の透視にするよう心がけており，two step法に近いやり方である．そのため，生検針を胸膜手前まで刺入し，CTにて方向を確認し，second stepにて針先を病変まで進め，再度CTにて確認した後にfireし，再度針先が目的の結節を貫通していることを確認している．

⑤モニターは3モニターで穿刺面とその頭側，尾側の合わせて1.2cmの幅を同時にモニタリングしながら穿刺を行っている．

私の隠し技🔒

息止めの練習が重要

経皮針生検を成功する最も重要なことは，目的病変の呼吸性の動きをいかにコントロールするかであり，息を毎回同じところでいかに止められるかが重要となる．そのために，息止めの練習をしっかりとやってもらっている．最も楽なところで息を止めるように指示をし，実際に一定の位置で止められているかどうかを，①刺入部位を決めたとき，②局麻を行ったとき，③胸膜直前まで穿刺針を進めたときの3回，透視にて目的とする結節が同じ位置に存在するかで確認している．そのどれかでずれていることがわかった場合は，息止めの練習を再度やりなおしてもらっている．

Ⅲ 病理所見のとらえ方

◆memo
経皮針生検の結果が陰性の場合，採取された組織および画像所見を総合的に評価することが重要である．

　悪性の診断が付けばよいが，悪性の診断が付かなかったときにどのように判断するかが重要である．その場合，画像検査の結果と採取された標本の顕微鏡像を対比させる必要がある．画像上も炎症を疑い，針生検でもそれを示唆する所見であれば，非悪性の診断でよいが，画像上肺癌の可能性が高く，針生検で瘢痕様所見であったり，壊死の所見であった場合には，病変にはあたっているが，癌細胞がない部位を穿刺した可能性を考えなければならない．筆者らは病理医と診断医が参加する週に1回のカンファレンスにて，画像上の肺癌の可能性や肺癌以外の可能性と，採取された組織像を照らし合わせて，その診断が正しいのかサンプリングエラーなのかを病理医と一緒に判断するようにしている．肺癌ではないという検査結果のみで，肺癌を否定し放置することは避けなければならない．

文　献

1) Ibukuro K et al：Air embolism and needle track implantation complicating CT-guided percutaneous thoracic biopsy：single-institution experience. AJR Am J Roentgenol **193**：W430-436, 2009

2) Hiraki T et al：Nonfatal systemic air embolism complicating percutaneous CT-guided transthoracic needle biopsy：four cases from a single institution. Chest **132**：684-690, 2007

3) Tomiyama N et al：CT-guided needle biopsy of lung lesions：a survey of severe complication based on 9783 biopsies in Japan. Eur J Radiol **59**：60-64, 2006

4) Matsuguma H et al：Risk of pleural recurrence after needle biopsy in patients with resected early stage lung cancer. Ann Thorac Surg **80**：2026-2031, 2005

5) Inoue M et al：Risk of pleural recurrence after computed tomographic-guided percutaneous needle biopsy in stage I lung cancer patients. Ann Thorac Surg **91**：1066-1071, 2011

6) Kashiwabara K et al：Preoperative percutaneous transthoracic needle biopsy increased the risk of pleural recurrence in pathological stage I lung cancer patients with sub-pleural pure solid nodules. Cancer Invest **34**：373-377, 2016

7) Asakura K et al：Incidence of pleural recurrence after computed tomography-guided needle biopsy in stage I lung cancer. PLoS One **7**：e42043, 2012

8) Sano Y et al：Percutaneous computed tomography-guided lung biopsy and pleural dissemination：an assessment by intraoperative pleural lavage cytology. Cancer **115**：5526-5533, 2009

C. 外科的肺生検

外科的肺生検の目的は，気管支鏡などで診断が困難であった肺病変の病理組織学的な確定診断を得ることである．同時に肺癌の場合は分子標的治療薬に対する感受性を調べるための分子病理学的診断もこれに含まれる．

日常多く経験されるのは，診断未確定の肺病変に対し肺部分切除術または針穿刺生検により術中迅速病理診断を行うものである．肺癌の診断が確定された場合は，引き続き肺葉切除術を施行する．部分切除の際に十分な切除断端距離が得られない場合や，病変自体の同定が困難な場合は，診断的な区域切除を行う場合もある．

一方，進行肺癌を疑う症例に対しては，胸膜播種などによる手術非適応の確認および病理組織学的な確定診断と遺伝子解析を目的とした検体採取を行う．この場合は十分な検体採取が必要であると同時に内科的治療の評価病変を残す必要があり，術前より採取すべき病変の検討を行うべきである．

外科的肺生検の方法には開胸下と胸腔鏡補助下とに大別される．開胸下肺生検術は，側胸部または後側胸部に 8 cm 程度の皮膚切開を要し，肉眼で確認しながら病変部を切除・採取する．胸腔鏡下肺生検術は，通常 15 mm 程度の皮膚切開を 1〜3 ヵ所設けて胸腔鏡を用いて病変を含む肺を切除・採取する．開胸か胸腔鏡下の選択は，病変の状況などに応じて決定されるが，後者が一般的である．いずれも全身麻酔が必要で，手術による死亡率は 0〜0.5％，無気肺，肺炎，肺瘻などの合併症の頻度は 3〜9.6％ と報告されている[1]．

外科的肺生検による診断は，ほぼ 100％ の感度，特異度を持つ．

Ⅰ 適応を知る！

→ Refer「Case 10」
p.141

画像診断で悪性が強く疑われ，経気管支肺生検や経皮針生検による診断が困難な症例に外科的肺生検の適応となる[2]．通常は全身麻酔下および分離肺換気下に行われるため，相応の耐術能が求められる．胸腔鏡による診断の良い適応となるのは胸膜に近い病変である[3]．

表 1 に日本肺癌学会の「肺癌診療ガイドライン」から確定診断および外科的生

表 1 肺癌の確定診断

推奨
一部の手術例を除き，組織もしくは細胞診断は治療開始前に行うように勧められる．その方法としては，経気管支生検，経皮生検，胸腔鏡下生検，開胸生検などがあり，患者の状況と施設の状況から適切な方法を用いるべきである．
（グレード A）
（中略）
d. 胸腔鏡，開胸による生検は，気管支鏡や経皮針生検と比較して侵襲が大きいため，その必要性を十分に考慮したうえで行うことを考慮してもよい．
（グレード C1）

グレード A：強い科学的根拠があり，行うよう強く勧められる．グレード C1：科学的根拠は十分ではないが，行うことを考慮してもよい

［文献 4 より改変して許諾を得て転載］

検に関する内容を掲載する[4].

Ⅱ　手技のコツ

　開胸術であれば，胸膜変化がなくとも触診で病変を確認できるが，完全胸腔鏡下ではそれが困難となる．15 mm 程度の創から，指1本を入れられるが，届く範囲に限度があるため，術前画像検査で病変の位置とポートを設ける位置の検討を十分に行う必要がある．胸腔鏡下手術は1～3ヵ所のポート創から胸腔鏡・鉗子・自動縫合器を挿入する．病変部に容易に到達でき，器具の干渉が起きにくい位置を選ぶ．

　外科的肺生検は①安全性，②確実性，③低侵襲を満たすべきであるが，病変の同定や切除に困難があるようなら，胸腔鏡から開胸に移行すべきである．

　病変の同定に難渋する小結節や肺の深部にある病変，すりガラス陰影などは必要に応じて術前にマーキングを行っている[5,6]．マーキング方法は各施設において工夫が施されている．フックワイヤーマーキングにおいては気胸，肺内出血，まれではあるが空気塞栓などの合併症の報告がある[7]．さらに，マーカーの消失や脱落に留意する必要がある．

◆memo
病変の局在同定の対策：3D-CT などの画像評価，術前マーキング．

◆memo
切除範囲：部分切除，区域切除，葉切除を要する場合もある．

私の隠し技🔒

外科的肺生検前のマーキング

　当施設では術前画像で検討し，胸膜直下で病変部の同定をモニター下に確認し，肺門からの距離が十分確保できる症例に対し，完全胸腔鏡下で外科的肺生検を行っている．さらに，葉切除を行う可能性が低い症例に対しては，単孔式胸腔鏡下手術（uniportal VATS）を選択している．単孔式手術のポートは，器具の挿入角度・距離を考慮し，病変の直上を避けることがコツである．

　病変の同定に困難が予想される病変に対しては，各施設でマーキング方法に工夫が施されている．下にその一部を列挙する．

①リピオドール：CT ガイド下に X 線透過性の低いリピオドールを病変部付近に経皮的に穿刺注入する．術中に X 線透視下に注入部を同定する．

②VAL-MAP：経気管支鏡的に病変部周囲の気管支に indigocarmine を注入し，染色する．術中に染色された領域を目安に病変部を同定する．

③フックワイヤー（図1）：CT ガイド下に金属製のワイヤーを病変部付近に経皮的に穿刺する．術中にワイヤーにつながる糸を目安に病変部を同定する．

uniportal VATS：uniportal video-assisted thoracoscopic surgery

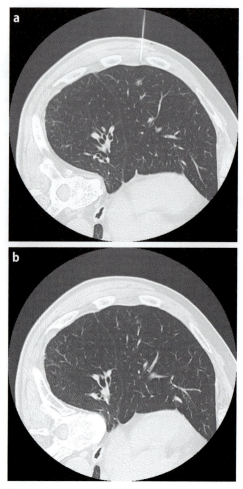

図1 フックワイヤー
a：本穿刺直前
b：本穿刺

■■ 文　献

1) Jimenez MF：Prospective study on video-assisted thoracoscopic surgery in the resection of pulmonary nodules：209 cases from the Spanish Video-Assisted Thoracic Surgery Study Group. Eur J Cardiothorac Surg 19：562-565, 2001
2) Voltolini L et al：Pattern of recurrence and survival of c-Ia NSCLC diagnosed by transpleural methods. J Cardiovasc Surg（Torino）49：697-702, 2008
3) Hazelrigg SR et al：Video Assisted Thoracic Surgery Study Group data. Ann Thorac Surg 56：1039-1043；discussion 1043-1044, 1993
4) EBMの手法による肺癌診療ガイドライン2016年版，第4版，日本肺癌学会（編），金原出版，東京，2016
5) Khereba M et al：Thoracoscopic localization of intraparenchymal pulmonary nodules using direct intracavitary thoracoscopic ultrasonography prevents conversion of VATS procedures to thoracotomy in selected patients. J Thorac Cardiovasc Surg 144：1160-1165, 2012
6) Gonfiotti A et al：Thoracascopic localization techniques for patients with solitary pulmonary nodule：hookwire versus radio-guided surgery. Eur J Cardiothorac Surg 32：843-847, 2007
7) Sato K et al：Arteial air embolism during percutaneous pulmonary marking under computed tomography guidance. Jpn J Thorac Cardiovasc Surg 53：404-406, 2005

d. 胸腔鏡検査・胸膜生検

　周囲を肋骨に囲まれている胸部手術では，肋骨と肋骨のあいだから視野を得なければならないという制限を受ける．このため，胸腔鏡手術が普及する以前は肩甲骨内側から前腋窩線までの 30 cm に及ぶ皮膚切開を伴う後側方切開をはじめとする開胸術が行われてきた．近年では胸腔鏡手術が普及し，生検も胸腔鏡下に行われることが多くなっている．生検は大出血の可能性も低く，胸腔鏡手術の最大の問題とされる出血時の危険性についての心配も比較的少ないこともあり，より胸腔鏡での低侵襲手術というメリットが活かされやすい．

　胸腔鏡手術は内視鏡を直接のぞき込むものまでさかのぼると 1900 年ごろより行われており，1950 年ごろにはわが国でも結核に対する癒着剝離などが行われてきた．モニター画面にカメラでの視野を映し出して行う現在のかたちのもの（図1）は 1985 年ごろよりはじまり，1992 年に自動縫合器が発売されたことや，1994 年に胸腔鏡下肺切除が保険適用となったことをきっかけに広く普及してきた[1]．近年では胸腔鏡検査には局所麻酔下に行われるものと全身麻酔下に行われるものがある．適応に多少の違いがあり後の項で述べるが，検査の手順自体は大きく変わらない．

> **memo**
> 胸腔鏡検査では助手も看護師も術者と同じ視点を得られるため，アシストしやすい．
>
> ➡ Refer「Case 7」
> 　p.130

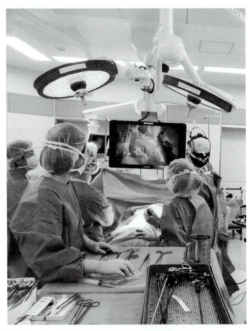

図1　モニターを使用する胸腔鏡手術

I　大原則と手技の種類

　胸腔鏡検査・生検の大原則は以下の 2 点である．

①あくまで生検であり，極力リスクを避けること．
②再検査にならないよう，あり得る疾患名のチェック，鑑別に必要な検体（ホルマリン固定のみではなく凍結検体が必要か，胸水を分注する本数など）のリストアップなど術前に周到な準備をしておくこと．

また，胸腔鏡検査・生検で行う手技には以下のものがある．

- 肺生検・肺部分切除（触診あるいは必要であればマーキング）
- 胸膜生検
- 胸水採取
- 胸膜癒着術
- リンパ節生検

Ⅲ　適応を知る！

　生検にはリスクを伴うため適応は慎重に判断しなければならないが，得られる組織からの病理所見や肉眼所見などはほかに代えがたい情報である．また，画像上胸水が貯留していても悪性かどうかの確定診断には至らない場合も多く，播種を疑う状況でも画像のみでは本当に播種かどうかはわからない．状況をよく患者に説明し，生検の必要性を理解してもらい，最適な治療法を選択できるよう必要時には積極的に胸腔鏡検査を選択したい．

　局所麻酔下生検と全身麻酔下生検の主な違いについて表1に示す[2]．片肺換気に耐えられないほど呼吸状態が悪い場合には，必ずしも片肺換気を要しない開胸生検や局所麻酔下生検を選択できるかを検討する．

　また，局所麻酔では手技に要する時間の延長は直接患者の苦痛につながる．状況によりまず局所麻酔下生検を試みることは悪くないが，診断に至るだけの十分な組織採取に困難を要する可能性のある場合には全身麻酔下生検による生検の方が確定診断に至りやすく，また患者・医療者双方にとって負担が少ない場合もある．

　対象疾患と鑑別疾患については表2に示す．

表1　局所麻酔下生検と全身麻酔下生検の主な違い

項目	局所麻酔	全身麻酔
換気	自発呼吸	挿管，片肺換気
鎮痛・鎮静	十分得られない可能性あり	十分得られる
肺生検・部分切除	不可能	可能
胸膜生検	生検鉗子・針での胸膜生検が主	胸膜の全層生検や必要時は肋骨切除を伴う胸膜生検も可能
癒着剝離	軽度なもののみ可能	可能

3 生検による肺癌の確定―適応と「私の隠し技」 63

表2 局所麻酔と全身麻酔の対象疾患と鑑別疾患

- 対象疾患
    原発性肺癌
    転移性肺腫瘍
    胸膜腫瘍
    胸膜播種
    びまん性肺疾患
- 鑑別疾患
    悪性疾患(悪性リンパ腫,縦隔腫瘍など)
    良性疾患(過誤腫,孤発性線維腫,リウマチ結節など)
    感染症,炎症性疾患(胸膜炎,結核,膿胸など)

Ⅲ 手技のコツ

1. ターゲットの選定

術前に CT や PET を撮影し,最も診断率が高そうな病変(多くの場合,最大病変あるいは最も SUV の高い病変)を選定しておく.

もしも生検が negative study であった場合に,自信を持って「陰性」といえるだけの検体を採取しておく.

びまん性肺疾患に対する肺生検の場合には,炎症が激しすぎると病理検査の際に病変の特徴が現れにくいこともあり,術前からどの部位を生検するか呼吸器内科,外科,放射線科,病理医で相談しておく.

2. 胸膜癒着が疑われる場合

慎重なポート孔の位置選定が必須である.胸水貯留部位があれば,そこは安全なポート孔の候補になる.

胸膜全面癒着かつターゲットが深部(縦隔,肺門,横隔面など)に限定される場合,開胸が必要になる可能性があり,術前に患者によく説明しておく必要がある.

3. 術前に大量の胸水が貯留している場合

手術時に胸水を吸引除去したことによって術後再膨張性肺水腫をきたすことがある.術前に少しずつ胸腔穿刺,胸水除去をして肺膨張を図っておくなどの配慮が必要になることもある.

4. ポート孔の選定

予想される疾患によりポート孔の位置や数を決定する.一般的には少ないほど良い.当科では基本的に肺生検などでは第7肋間中腋窩線にカメラポート,第4～5肋間に操作孔,必要であれば第7～8肋間肩甲骨下角下にアシストポートを

MPM：malignant pleural mesothelioma

作成している。

　悪性胸膜中皮腫（MPM）が疑われる際にはやや長め（3～4 cm）の1ポートを第7肋間前腋窩線付近（後側方切開のライン上で，広背筋前縁より腹側）に置くに留めるべきである。

5. 切除可能な原発性肺癌が疑われる場合

　採取した結節の術中迅速診によっては，引き続き肺葉切除に移行する。したがって，肺葉切除に必要なポートをあらかじめ想定しておき，そのなかから生検ポートを選択する。

6. 胸膜癒着術

　悪性疾患の胸膜播種，悪性胸膜中皮腫，結核性胸膜炎などにおいては，胸水コントロールが治療上重要な問題となる。

　予想される疾患名につきあらかじめ患者と相談し，生検結果によってはそのまま引き続いて胸膜癒着術を行うことは，患者にとって非常に有益である。ただし，癒着術後の再生検は困難となるため，必要なサンプルがすべて得られていることが前提である。

7. 具体的な手順

①**体位**：患側を上にした側臥位とする。健側の側胸部に枕を入れたり手術台を屈折させたりすることで患側の側胸部を進展させると，肋間が開いて手術操作がしやすくなる[3]。

②**ポート作成**：カメラポートと操作孔を別に作成すると操作性には優れる。ただし，皮膚から胸腔まで貫通するということは胸腔内の悪性細胞を皮下や筋層にインプラントさせる可能性を含むため，可能な限りポートの数は少なくする。

③**胸腔内の観察**：胸水の有無や性状，結節性病変の有無や性状，胸膜肥厚やプラークの様子，分布などを観察・記録することで多くの情報が得られる[4]。

④**検体採取**：胸腔鏡検査・生検で採取する検体については**表3**に示す。

　術前から生検する肺内病変が決まっている場合には，肉眼所見や触診で肺内の病変を探索する。同定したら切除断端距離を十分にとりながら把持鉗子などで把持し，自動縫合器で切離する。胸膜病変の生検の場合には，術中に全体をよく観

表3　胸腔鏡検査・生検で採取する検体

肺実質：びまん性肺疾患の鑑別。採取する部位を術前に決定しておく（2ヵ所以上）
肺内結節：多発性の場合，どれをサンプルとするか術前に決定しておく
胸膜：MPMが疑われる場合は全層切除→進展固定
胸水：あれば必ず採取しておく。細胞診，一般細菌培養，結核菌塗抹・培養・PCR，生化学検査，ADA，ヒアルロン酸，メソテリンなど

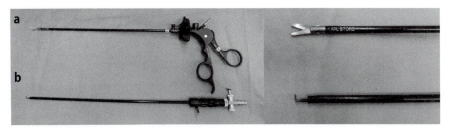

図2　胸腔鏡用剪刀（a）とL字フック（b）

察し，どの部位を生検するか最終的に決定する．胸膜病変を生検する際には，結節を髄核鉗子や生検鉗子でかじって採取してもよいが，MPMでは深層への浸潤の程度も診断に必要な情報であるため，壁側胸膜から肋間筋に至るまでの全層生検が推奨されている．電気メスや電気メスコードを接続した胸腔鏡用の先端の鋭利な道具（胸腔鏡用の剪刀やL字フック）（図2）で壁側胸膜全層を1辺1～2 cmに四角く焼灼し，把持鉗子で把持して引きはがして胸膜を全層胸膜採取する．

⑤止血確認：切除部，ポート作成部の止血を確認する．
⑥ドレーン留置：ドレーンを手術のときに作成したポートを使用して留置するか，ドレーン留置のために新たな創を作成するかは，どちらもメリット・デメリットがある．同じ創を利用する場合はインプラントの可能性を含む創の数を減らせるという良い点がある一方，術中操作で組織がダメージを受けていることがあり，ドレーン抜去後の創治癒に時間がかかることがある．新たな創を作成する場合にはその逆である．疾患の性質や患者背景によりいずれかの方法で胸腔ドレーンを留置する．
⑦閉創：悪性胸水を認める場合や悪性胸膜中皮腫の可能性が高い場合には，インプラントの可能性を少しでも減らす目的に，閉創前に創部を温生食や蒸留水で洗浄してから閉創する．

IV　確実に診断するために

　胸腔鏡検査と病理との関わりで最大の問題となるもののひとつはサンプリングエラーである．MPMを疑う際の全層生検の重要性は前述したが，MPMでは確定診断に難渋することがしばしばある．ここではできるだけ一度の胸膜生検で診断に至れるよう当科で行っている工夫，方法を述べる．
　まずは定石であるが，1ヵ所のみではなく複数ヵ所胸膜を採取することである．肉眼的に壁側胸膜に結節性病変のないときには臓側胸膜の生検という意味で肺生検すると，臓側胸膜から診断に至ることもある．
　また，必要であれば最大肋骨切除まで拡大する．生検時に肺と胸壁が全面癒着していることもあり，壁側胸膜生検に難渋することがある．そのような場合には，開胸部胸膜を肺の損傷に注意しながら採取し，術中迅速病理診断に提出する．その結果，得られた組織のみでは確定診断に至らない可能性が高い場合には，異なる肋間に皮膚切開を追加して再度開胸部の胸膜を採取することもある．

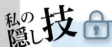

胸腔鏡手術がしにくいと感じたら

- 普通より柄の長い胸腔鏡の鉗子があれば，ひとつのポートから道具2つを挿入しても左右の手がぶつからずに操作できる．胸膜生検では一方の把持鉗子で胸膜を把持して引っ張りながらもう一方の道具（フックや剪刃）で切離することができる．
- ひとつのポートで操作しているときは，スコープを挿入した後にカメラポートだけを抜いてカメラに沿って持ち上げる形にするとポートと胸腔鏡鉗子がぶつかりにくく，操作性が良くなることがある（図3）．
- ひとつの操作孔から2本の道具を挿入する際は，鉗子は平行に使うよりクロスして使う方が操作性が良い（図4）．
- 胸腔鏡操作時にミラーイメージになるときはカメラを180°まわすと操作しやすいことがある．それでも操作しにくいときはスコープも術者が自分で持つと少しは感覚がつかみやすい．

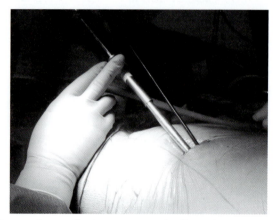

図3　ひとつのポートからスコープと鉗子を挿入する様子
ひとつのポートで操作し，スコープを挿入した後にカメラポートだけを抜いてカメラに沿って持ち上げ，胸腔鏡鉗子の操作性を良くする

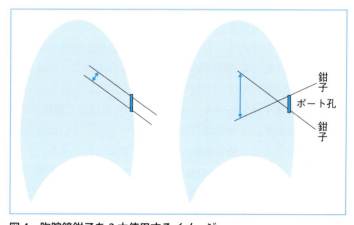

図4　胸腔鏡鉗子を2本使用するイメージ
ひとつの操作孔から2本の道具を挿入する際は，鉗子は平行に使うよりクロスして使うほうが操作性が良い

もしくは，肋骨床開胸の要領で肋骨1本を4cm程度切除すると，開胸部の胸膜のみで4cm四方程度の十分な壁側胸膜を生検することができる．

　壁側胸膜を採取する過程で肺損傷することもあり，周囲が癒着している場合は肺を縫合しようとしてもリーク部に張力がかかるため縫合では修復できないことも多い．そのような場合にはフィブリングルーを塗布し，閉創直後から創部を分厚く重ねたガーゼなどで圧迫固定すると多くの場合は皮下気腫も問題とならない．

■■ 文　献

1) 奥村明之進ほか：胸腔鏡下手術総論．呼吸器外科テキスト—外科専門医・呼吸器外科専門医をめざす人のために，日本呼吸器外科学会/呼吸器外科専門医合同委員会（編），南江堂，東京，50頁，2016
2) 廣島健三ほか：内視鏡検査．胸膜全書—胸膜疾患のグローバルスタンダード，中野孝司（編），医薬ジャーナル，大阪，60-61頁，2013
3) 江口研二ほか：胸腔鏡の適応と問題点．内視鏡による呼吸器疾患診療，大田　健（編），メジカルビュー社，東京，245-246頁，2002
4) 北川まゆみほか：局所麻酔下胸腔鏡による診断．呼吸器内視鏡実践マニュアル，出雲雄大（編），医療科学社，東京，161-162頁，2015

e. 新技術開発

TBLB：transbronchial biopsy

　ヘリカルCTの普及に伴い末梢小型肺結節やすりガラス陰影（GGN）が多く発見されるようになった．可能な限り低侵襲な手法で確定診断を得たいが，これらの病変ではX線透視のみを使用する従来の経気管支肺生検（TBLB）では診断に難渋することが多い．診断率を上げるためには，①病変へ到達するためのナビゲーション，②癌組織をより確実に採取する技術の進歩が必要である．

Ⅰ　気管支鏡ナビゲーションの新技術

　気管支鏡検査前に病変へ到達する気管支ルートを確認し，3次元的にシミュレーションしておく準備作業，いわゆる「枝読み」は大変重要であるが容易ではない．習熟度には個人差があり，症例によっては枝読みが難解なケースもある．この点を克服するために登場したのが仮想気管支鏡ナビゲーション（VBN）であり，その導入により肺結節全体の診断率は71％，2cm以下の小型肺結節でも67％と飛躍的に向上した[1]．しかしながらVBNでは，ナビゲーション画面を操作しながら，VBNの示すルートを気管支鏡の術者に指示する助手が必要となる．また気管支鏡の現在位置や腫瘍との位置関係はリアルタイムに表示されないため，術者と助手の息が合わないとオリエンテーションがつかなくなり混乱をきたすことが問題点として挙げられていた．

ENB：electromagnetic navigation bronchoscopy

　これを解決するものとして期待されるのが，電磁波を利用した気管支鏡リアルタイムナビゲーション（ENB）である．ENBは患者胸部を電磁場中に位置させ，気管支鏡のワーキングチャンネルから位置センサーを備えたカテーテルを挿入することで，気管支鏡の先端位置を表示させながら病変近傍まで誘導することができる．いわばGPSを搭載したカーナビのように，気管支鏡の現在地および腫瘍までの位置関係がリアルタイムに表示される（図1）．さらに目的地までの距離が表示されるため，X線透視や超音波プローブで認識しづらいpure GGNの診断に有効な手段となることが期待されている．欧米ではすでに導入されており，診断率も65〜71％とVBNに匹敵する報告がなされている[2]〜[6]．わが国でも薬事申請が認可され，現在は多施設による共同研究が進行中である．

Ⅱ　癌細胞採取のための新技術

R-EBUS：radial-endobronchial ultrasound

　生検したい病変に気管支鏡やガイドシースが到達しているかを確認する手段として，X線透視のみでは限界があった．病変との位置関係をより確実に確認する手段として開発されたのがR-EBUSである．ガイドシースから超音波プローブを挿入することで，病変へ到達しているか，腫瘍内部のどの部位にいるのかが明らかになり，生検に適した部位であることの確認が十分に行える．R-EBSUを使用した際の肺結節全体の診断率は73％，2cm以下の小型肺結節でも56％であ

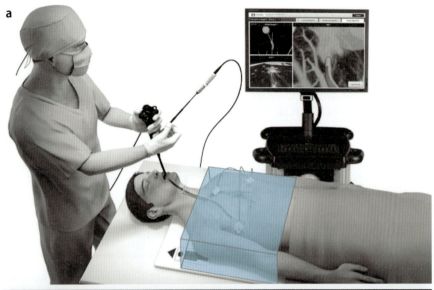

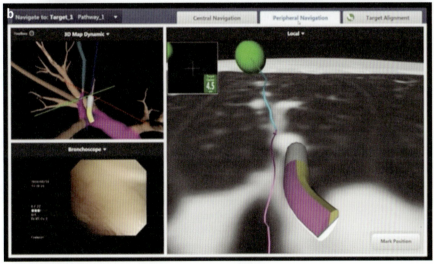

図1 気管支鏡リアルタイムナビゲーション（ENB）
a：ENB を試行しているイメージ図．患者の背中に磁場を発生させる板を設置している．モニター上にDICOM データから事前に作成した仮想ナビゲーション画面，リアルタイムでの気管支鏡と腫瘍の位置が同時に映し出される
b：モニター画面の一例（どのような情報をモニターに表示するかは術者が設定できる）．気管支鏡がどの方向に進んでいくのか，その進行方向と気管支走行が一致しているか，スコープと腫瘍までの距離がわかる

［a は Covidien より画像提供］

り，特に腫瘍中心へ到達（within）した場合の診断率は 87％と報告されている[1,7]．これを VBN と併用することで，3 cm 以下の末梢小型肺結節の診断率はさらに80％まで向上する[8]．しかし pure GGN では超音波による病変描出が難しいことも多く，今後の課題である．

　リンパ節腫大があるような症例では，確定診断や病期診断のために超音波気管支鏡ガイド下針生検（EBUS-TBNA）が行われる．R-EBUS と異なり，超音波画像を見ながら穿刺吸引細胞診が可能なため，病変（リンパ節）に確実に生検針を

EBUS-E：endobronchial ultrasound elastography
SR：strain ratio

刺入できる．しかし通常の超音波画像のみでは，リンパ節内の癌組織とその他の組織を区別することは困難であり，診断に至らないケースもあった．それを解消すると期待されているのが EBUS-E である．気管支壁から超音波プローブを当てることで組織に発生する歪みの比（SR）を可視化する．癌細胞が増殖し硬度が増した部位は組織に発生する歪みが低く青色に描出される．この部位から組織を採取すれば，より確実に癌細胞が含まれると考えられ，正診率は 86〜96％と報告されている[9,10]．

　このような新しい技術の開発により，低侵襲でより確実な診断を提供できるようになると期待される．

■■■ 文　献

1) Asano F：Advanced bronchoscopy for the diagnosis of peripheral pulmonary lesions. Respir Investig **54**：224-229, 2016
2) Chee A et al：Diagnostic utility of peripheral endobronchial ultrasound with electromagnetic navigation bronchoscopy in peripheral lung nodules. Respirology **18**：784-789, 2013
3) Gex G et al：Diagnostic yield and safety of electromagnetic navigation bronchoscopy for lung nodules：a systematic review and meta-analysis. Respiration **87**：165-176, 2014
4) Loo FL et al：The emerging technique of electromagnetic navigation bronchoscopy-guided fine-needle aspiration of peripheral lung lesions：promising results in 50 lesions. Cancer Cytopathol **122**：191-199, 2014
5) Zhang W et al：Meta-analysis of the diagnostic yield and safety of electromagnetic navigation bronchoscopy for lung nodules. J Thorac Dis **7**：799-809, 2015
6) Floch EE et al：Design of a prospective, multicenter, global, cohort study of electromagnetic navigation bronchoscopy. BMC Pulmonary Medicine **16**：60, 2016
7) Kurimoto N et al：Endobronchial ultrasonography using a guide sheath increases the ability to diagnose peripheral pulmonary lesions endoscopically. Chest **126**：959-965, 2004
8) Ishida T et al：Virtual Navigation in Japan Trial Group. Virtual bronchoscopic navigation combined with endobronchial ultrasound to diagnose small peripheral pulmonary lesions：a randomized trial. Thorax **66**：1072-1077, 2011
9) Dietrich CF et al：Endobronchial ultrasound elastography. Endosc Ultrasound **5**：233-238, 2016
10) Nakajima T et al：Elastography for predicting and localizing nodal metastases during endobronchial ultrasound. Respiration **90**：499-506, 2015

B 確定診断：肺癌の存在を確認し，性格を把握する

4 各種検査のための試料作製 —効率的な検査実施のために

a. 遺伝子検査

Oncogene addiction
＝癌の増殖・進展が
特定のシグナル伝達
経路に強く依存する
こと

　肺癌診療において，*EGFR* 遺伝子変異に代表される，oncogene addiction を引き起こす遺伝子異常が複数知られるようになった．また，同時にそれぞれの遺伝子異常に対応して，従来の殺細胞性抗癌剤と比較して効果の高い分子標的治療薬が用いられるようになってきた．

　つまり，個別化医療，最適化医療を進めていくうえで，肺癌におけるドライバー遺伝子検査は，治療薬の投与を決定する際に欠かせないステップとなっている．

Ⅰ 肺癌診断において重要な遺伝子異常と検査方法 （表1）

　現時点で使用可能な治療薬の効果と強い相関が知られている遺伝子として，*EGFR* 遺伝子変異，*ALK* 融合遺伝子，*ROS1* 融合遺伝子がある．

1. *EGFR* 遺伝子変異

　EGFR 遺伝子変異陽性患者に対して gefitinib，erlotinib，afatinib の3種類の EGFR チロシンキナーゼ阻害薬（EGFR-TKI）が使用可能である．また，EGFR-TKI 治療後の獲得耐性機序のひとつである *EGFR* T790M 遺伝子変異陽性患者においては，第三世代 EGFR-TKI の osimertinib が使用可能である．遺伝子検査には PCR ベースの IVD 法（体外診断薬用医薬品を用いた方法）を用いることが推奨される．また，ホルマリン固定パラフィン包埋（FFPE）組織の使用が勧められる[1]．血漿を用いた *EGFR* T790M 遺伝子検査としては，再生検が不成功

FFPE：formalin-fixed
paraffin embedded

表1 肺癌遺伝子検査についてわが国で承認されている体外診断用医薬品

遺伝子	検体	検出法	IVD 法　アッセイ
EGFR	組織	リアルタイム PCR	コバス® EGFR 変異検出キット v2.0
			therascreen® EGFR 変異検出キット
EGFR T790M	血漿	リアルタイム PCR	コバス® EGFR 変異検出キット v2.0
ALK	組織	IHC	ヒストファイン ALK iAEP® キット
	組織	FISH	Vysis® ALK Break Apart FISH プローブキット
ROS1	組織	RT-PCR	OncoGuide AmoyDx® *ROS1* 融合遺伝子検出キット

もしくは困難となった場合において，コバス® EGFR変異検出キット v2.0が体外診断用医薬品（IVD）承認されている．

➡Refer「Ⅲ章-B-2」Ⅱと表1，p.159，160

➡Refer「Ⅱ章-B-4-c」Ⅲと表1，p.78，79

➡Refer「Case 11」p.216

➡Refer「Case 14」p.225

RT-PCR：reverse transcription polymerase chain reaction

➡Refer「Ⅲ章-B-2」Ⅲと表2，p.160，161

2. *ALK* 融合遺伝子

ALK 融合遺伝子肺癌に対して3種類のALKチロシンキナーゼ阻害薬（ALK-TKI），crizotinib，alectinib，ceritinibが承認されている．ALK-TKIも *ALK* 融合遺伝子の存在が治療効果と強く相関し，現在免疫組織化学（IHC）法，蛍光 *in situ* ハイブリダイゼーション（FISH）法で検査可能である．逆転写ポリメラーゼ連鎖反応（RT-PCR）法は，わが国では保険適用されていない．高感度IHC法は，alectinibのコンパニオン診断薬としてIVD承認されている．また，FISH法も確立された検査として認識されており，crizotinib・alectinibのコンパニオン診断薬としてIVD承認されている．

3. *ROS1* 融合遺伝子

ROS1 遺伝子転座は，非小細胞肺癌患者において約1～2％に認められるが，crizotinibの効果が複数報告されている．*ROS1* 融合遺伝子の検出にはRT-PCR法，FISH法，IHC法，次世代シークエンサー（NGS）が利用可能であるが，わが国においてはRT-PCR法がcrizotinibのコンパニオン診断薬として承認されている[2)]．

Ⅱ 遺伝子検査に用いることのできる検体と試料作製の注意点

生検によって肺癌組織を採取することは侵襲的であり，採取できる量も限られている．そこで，検体を効率的，有効的に用いて遺伝子異常を解析するため，適切な試料作製が必要である．検体種別ごとに試料作製の注意点を概説する．

特に施設で検体処理を行う場合，劣化によるDNA断片化，不適切なホルマリン固定によって生じるC/T置換によるアーチファクトに注意が必要である．

1. FFPE組織検体

- 推奨固定液：10％中性緩衝ホルマリンを用いる
- 固定時間目安（室温）：手術材料18～36時間，生検材料3～6時間（10％ホルマリンは室温で1時間に1 mm程度浸透するため，固定時間設定の目安にする）
- 薄切スライド作製から6週以内に検査に提出

BALF：bronchoalveolar lavage fluid

2. 細胞検体［胸水，気管支肺胞洗浄液（BALF），喀痰など］

- 採取後の保管：冷蔵（2～8℃）

PBS : phosphate-buff-ered saline

• 長期保管する場合：胸水，BALF，心嚢液などは，遠心分離後，沈渣をリン酸緩衝食塩水（PBS）で洗浄．再度遠心分離，上清を廃棄後，沈渣のみを−70℃以下で保存．喀痰は−70℃以下で保存

3. FFPE 細胞検体（セルブロック検体）

細胞検体しか得られない場合，セルブロックによる検討が推奨されている[3]．セルブロックの作製・保存により，IHC や FISH 法による解析が繰り返し可能になる．

4. 新鮮凍結検体

最も高品質の DNA，RNA を抽出可能である．腫瘍細胞が採取されず偽陰性となることがあり，HE や同時に作製した FFPE 検体で腫瘍細胞含有量を確認する必要がある．

5. 血漿遊離 DNA 検体（リキッドバイオプシー検査）

EGFR 遺伝子変異検出のために利用可能であるが，現時点では再生検が困難な症例に限って用いられる．

→Refer「Ⅱ章-B-4-c」p.77

Ⅲ　検体の選択において注意すべきこと

遺伝子検査においては，FFPE 組織検体での検査が原則である．細胞検体も用いられている実情があるが，腫瘍細胞数が乏しい場合や正常細胞の混入等の問題があり，推奨されない．いずれの検体においても「腫瘍細胞が標本に十分に含まれているかどうか」を十分に確認することが重要である．たとえば FFPE 組織で腫瘍の比率が低い場合には，①マニュアルダイセクションを行って腫瘍比率を高める，②再生検を行うことが必要な場合がある．

病理医と日頃から連携をとり，適正な検体の提出を心がける必要がある．

■■ 文　献

1）日本肺癌学会バイオマーカー委員会：肺癌患者における *EGFR* 遺伝子変異検査の手引き 第 3.05 版，2016，(https://www.haigan.gr.jp/uploads/photos/1329.pdf)（2018 年 4 月 10 日閲覧）
2）日本肺癌学会バイオマーカー委員会：肺癌患者における *ROS1* 融合遺伝子検査の手引き 第 1.0 版，2017，(https://www.haigan.gr.jp/uploads/photos/1398.pdf)（2018 年 4 月 10 日閲覧）
3）日本肺癌学会バイオマーカー委員会：肺癌患者における *ALK* 融合遺伝子検査の手引き 第 2.1 版，2015，(https://www.haigan.gr.jp/uploads/photos/1039.pdf)（2018 年 4 月 10 日閲覧）

b. 網羅的遺伝子検査の進歩と保存しておくべき試料

次世代シークエンサー（NGS）の開発と普及により，ヒト全ゲノム塩基配列解析（全ゲノム解析），全エクソン塩基配列解析（エクソーム解析），全発現メッセンジャーRNA解析（トランスクリプトーム解析）が，数万円〜数十万円で実行可能になった．得られたデータを効率的に解析するバイオインフォマティクス技術も進み，貴重なビッグデータが得られている．将来，このような解析の可能性を残しながら臨床サンプルの保存を考えている人も多いだろう．本項では保存時の注意をまとめた．

1 なぜRNAは壊れやすいのか

DNAとRNAはきわめて似た構造を持っている．それにもかかわらず，安定性は全く異なる．DNAは古墳に埋葬された人骨からも採取可能なほど安定している一方，RNAは手術標本を数十分室温放置しただけで壊れてしまう場合がある．なぜこの違いが起こるのだろう．

DNAとRNAの違いは，糖部分の3′位の炭素に，水素が付いているか，水酸基が付いているかである（図1）．水素（DNA）の場合，きわめて安定しており，ほかの物質とは反応しにくい．水酸基（RNA）の場合，酸素分子にある孤立電子対の反応性が高く，求核反応を引き起こす．そのためRNAはさまざまな分子と化学反応を起こす．そしてほかの分子と反応するとRNAは壊れてしまう．

RNAが分解しやすいもうひとつの理由は，RNA分解酵素がきわめて安定した酵素であるという点にある．高熱でも不活化されず，広範囲のpHで反応する．さらにRNA分解酵素は膵臓をはじめとする各種臓器に多量に含まれている．手指などほぼあらゆる場所がRNA分解酵素で汚染されていると考えてよい．RNAを扱うときは手袋をし，決して素手で扱ってはならない．

▶memo
DNAは非常に安定した物質であり，古墳から出土した人骨のDNAも解析できることがある．

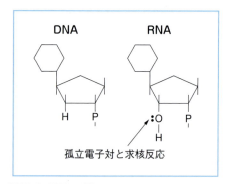

図1　DNAとRNAの違い
DNAとRNAは酸素原子ひとつの違いしかないが，反応性は大きく異なる．酸素原子に付いている2つの黒点は孤立電子対を示す

Ⅱ なぜホルマリン固定パラフィン包埋はDNA，RNAを壊すのか

　各医療機関にホルマリン固定パラフィン包埋（FFPE）サンプルが多量に保存されている．これが遺伝子解析に使用できれば素晴らしい．しかし，FFPEはDNA，RNAの質を著しく低下させる．FFPEを用いた遺伝子変異検査では，正確な変異検出を行うために通常の10倍量のDNA，RNAが必要になる場合も少なくない．まして，全ゲノム解析，エクソーム解析はほぼ不可能である．

　FFPEサンプルからDNAを抽出し，品質を確認すると，100〜300塩基対程度の短い断片になっていることがわかる．ホルマリンに入れると，タンパクやDNAはホルマリンのアルデヒド基と反応し架橋される．そして，高分子DNAは架橋により引きちぎられると推定される．さらに，DNAにさまざまな物質が結合し，DNAの品質は著しく劣化する．

　ホルマリンに入れるとRNA分解酵素は活性を失うため，ホルマリン固定はRNA保存に良いように思える．しかし，ホルマリンが組織に浸透し，RNAを保護するわずかな時間のあいだにRNAが分解してしまうことをしばしば経験する．たとえば，生きているマウスの心臓に直接ホルマリンを注入し，ホルマリンを全身循環させて全身を固定する灌流固定という手法がある．灌流固定では各臓器から良好なRNAが分離できる．しかし，マウスを屠殺してすぐに臓器を摘出，細切してRNAを抽出しても，灌流固定ほど良質なRNAは採取できない．ホルマリンが組織に染み込むわずかなあいだにRNAが分解してしまうからである．

　つまり，DNA，RNAとも，FFPE検体にしてしまっては十分な品質は望めない．短い断片からも検索可能な通常の遺伝子検査ならまだしも，高品質の全ゲノム解析，エクソーム解析，トランスクリプトーム解析には適さない．

Ⅲ DNA，RNA保存の基本は，細切組織の−80℃保存

　将来，DNA，RNAを解析したい組織が得られたとしよう．灌流固定ほどの品質は望めないが，次善の策は組織を細切して−80℃で保存することである（図2）．−80℃の冷蔵庫は超低温冷蔵庫（deep freezer）といわれ，ある程度の規模の医療機関であれば設置されている．この場合，細切に（数mm角に切断）

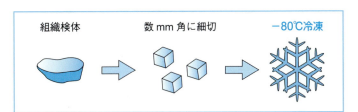

図2　組織の保存
　良質のDNA，RNAを採取するためには，採取後すぐに組織を数mm角に細切し，−80℃で保存する．DNA，RNAを調製する場合は，室温に戻すことなく凍結したまま調製液に入れ，DNA，RNA分離手順を開始する

しないと，後日 DNA，RNA を採取するときに均等に融解できず，溶けすぎた部分の RNA が分解し，品質が落ちる．気になるサンプルがあったら，まず細切し，−80℃ 保存するのが重要である．

細胞診検体はどうだろうか．細胞診検体も −80℃ 保存で問題ない．細胞診検体は細胞がバラバラになっているため，DNA，RNA の精製試薬が浸透しやすく，しばしば組織よりも良質の DNA，RNA が採取可能である．しかし，細胞診の場合は十分量の細胞がないと DNA，RNA の絶対量が少ないため，検体量に注意したい．

凍結したサンプルから DNA，RNA を分離する場合は，凍結のまま調製反応液に入れ，DNA，RNA 分離手順を開始する．DNA，RNA 分離には，キアゲン社の各種キット，TRIZOL® のような有機溶媒系のキットがあるため，材料や目的により最適なキットを選択する．

Ⅳ　専用保存液の使用

RNA を室温保存可能な RNAlater RNA stabilizing reagent® のような専用保存液も売られている．冷凍する必要がないため，DNA，RNA を多数解析する施設では購入しておくと便利である．

Ⅴ　細胞不死化によるゲノム DNA の保存

患者の生殖細胞系列（癌細胞の）のゲノムを保存したい場合，患者末梢血リンパ球を分離し，B 細胞にエプスタイン-バー（Epstein-Barr）ウイルスを感染させ，B 細胞を不死化する手法が広く行われている．不死化した B 細胞は，細胞株のように培養，増殖できるため，大量のゲノム DNA が調製できる．この方法は細胞株と同様，液体窒素中に保存することで，新鮮なゲノム DNA を必要に応じて採取，解析できるため，バイオバンクなどの構築に向いている．

以下要点をまとめると…
①組織や細胞採取後すぐに−80℃ に細切，冷凍保存することで，後日，良質の DNA，RNA が調製できる．これらの DNA，RNA を用いて，全ゲノム解析，エクソーム解析，トランスクリプトーム解析など，さまざまなゲノム解析が行える．
②FFPE を行うと，DNA，RNA の品質は極端に低下し，ゲノム解析に適さないものになる．
③専用の保存液を使用すると，RNA を簡易に保存できる．
④エプスタイン-バーウイルスで末梢血 B 細胞を不死化すると，患者ゲノムの長期保存，安定採取に有用である．

c. リキッドバイオプシー

腫瘍組織ではなく，血液中の腫瘍細胞自体または腫瘍細胞由来の物質およびDNAを分析する手法のことである（図1）．従来，遺伝子変異の確認には，腫瘍組織を採取する必要があったが，血液で代用できれば，腫瘍生検の際に問題となる腫瘍部位や腫瘍細胞含有率によらず比較的低侵襲で繰り返し採取可能となる．

現在のところEGFRチロシンキナーゼ阻害薬（EGFR-TKI）耐性患者のT790M変異検査に対する実施が最も期待されている．米国では2015年11月に，わが国では2016年3月に，osimertinibのコンパニオン診断薬として，コバス® EGFR変異検出キット v2.0 が組織検体から抽出したゲノムDNAを検査対象に体外診断用医薬品（IVD）として承認された．2016年12月には血漿検体も追加承認され，固形腫瘍の遺伝子変異検査としては国内初のリキッドバイオプシーによる遺伝子変異検出キットとなった．

→ Refer「II章-B-4-a」I-1, p.71

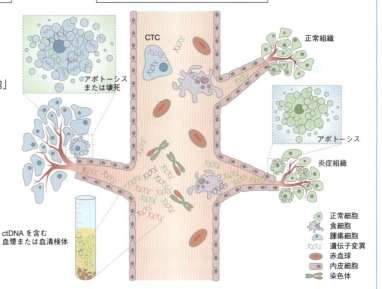

図1　リキッドバイオプシーの基礎知識

［文献1および2を参考に筆者作成］

I　リキッドバイオプシーが対象とする主なバイオマーカー：ctDNAとCTC

cell free DNA（cfDNA）の多くは，血球系細胞の死滅に由来するDNAといわれ，健常人にも存在する．癌患者では，そのなかに微量な癌由来DNAが混じる可能性がある．このDNAはcfDNAと区別するために，特別にcirculating tumor DNA（ctDNA）とよばれる．

一方，circulating tumor cells（CTC）は腫瘍が血管に浸潤し腫瘍細胞自体が血中に遊離し，血中でとらえられた循環腫瘍細胞のことである．CTC の検出は困難でいまだ研究段階である．

Ⅱ 血清 or 血漿

cfDNA や ctDNA の抽出には血清と血漿の両方が用いられているが，血清では白血球が血餅を作るときに破壊され，血球細胞由来の DNA が多く含まれることから感度が低く現在では血漿が推奨されている．

Ⅲ リキッドバイオプシーの利点と欠点

利点としては以下が挙げられる．

①すぐに施行でき採取も容易
②術者の技術に左右されない
③低侵襲
④病変部位や腫瘍細胞含有率によらない
⑤繰り返し採取可能

一方，欠点は以下が挙げられる．

①血漿中の腫瘍由来 DNA 量に左右される
②腫瘍組織にある遺伝子変異が検出されない可能性がある（偽陰性）
③複数の病変がある場合，どの病変由来の DNA か判断がつかない
④感度の高い検査法が必要

Ⅳ *EGFR* 遺伝子変異の検出法とその特性 （表1）

→Refer「Case 11」p.216

現在，IVD として認められているのはコバス® EGFR 変異検出キット v2.0 と therascreen® EGFR 変異検出キットの2種類のみである．コバス® EGFR 変異検出キット v2.0 は Taqman プローブを用いたリアルタイム PCR 法で，therascreen® EGFR 変異検出キットは Scopion-ARMS 法を用いたリアルタイム PCR 法である．そのほかにも IVD としては正式には承認されていないが，これまで *EGFR* 遺伝子変異に用いられてきた複数の PCR 検査法（PNA-LNA PCR clamp など）があり，さらに感度を上げたデジタル PCR 法（BEAMing，droplet）がある．次世代シークエンサー（NGS）は，網羅的に遺伝子変異を解析できる利点はあるが，血漿解析を行うには感度が十分ではなく，その欠点を補うために CAPP-Seq などの超高感度法が用いられはじめている．

→Refer「Ⅱ章-B-4-a」Ⅰ-1, p.71
→Refer「Ⅲ章-B-5」Ⅰ-1, p.181

表1 血漿 EGFR 変異検査の種類と感度

	検査法	感度 (% mutant DNA)	検出対象となる遺伝子変異	使用する検体
体外診断用医薬品	コバス® EGFR 変異検出キット v2.0	3〜5%	既知のみ	組織・血漿
	therascreen® EGFR 変異検出キット	1〜10%	既知のみ	組織・血漿
臨床研究	improved PNA-LNA clamp	0.1%	既知のみ	組織・血漿
	WAVE-surveyor	2%	既知のみ	組織・血漿
	Mass spectrometry based	1〜10%	既知のみ	組織・血漿
	High-depth NGS	1〜10%	既知と新規	組織・血漿
	スコーピオンアームズ	1%	既知のみ	組織・血漿
	Tam-Seq	2%	既知と新規	組織・血漿
	BEAMing	<0.1%	既知のみ	組織・血漿
	Digital droplet PCR	<0.1%	既知のみ	組織・血漿
	MBP-QP	0.1〜0.3%	既知のみ	血漿
	CAPP-Seq	〜0.02%	既知と新規	血漿

［文献3を参考に筆者作成］

V 試料調整のポイント

➡ Refer「Ⅲ章-B-6」Ⅰ，図1〜3，p.190〜192

　組織検体とは違い，血漿検体で腫瘍から放出された DNA を検出するには検体の質と検査法の感度が重要である．

1. 検 体

　血漿中 DNA の絶対量はコピー数で表す．このコピー数が 1,000 以上ないと測定には不向きな検体であり，腫瘍には遺伝子変異があっても血漿中で検出できない偽陰性が多くなる．

2. 感 度

　コバス® EGFR 変異検出キット v2.0 の感度は 3〜5% とされる．仮に絶対量2,000 コピーのうち腫瘍からの変異 DNA が 100 コピーあれば検出できることになる．実際，腫瘍からのコピー数が数十コピーということもあり，検体コピー数（DNA 量）と検査感度がリキッドバイオプシーのキーファクターである．

3. 検体処理

　EDTA 採血管に採血した血液を入れ遠心分離（1,300〜2,000×g，10 分）を十分に行う．血漿と赤血球相の間のバフィーコートには白血球が多く，正常 DNA が

多く含まれ偽陰性の原因となるので吸引しないよう注意が必要である．

VI　リキッドバイオプシーの臨床応用

　癌患者の血漿から得られたこれらのcfDNAを測定することによって，腫瘍由来のゲノムDNAから，さまざまな遺伝子変異検査が可能となってきている．癌の遺伝子変異を見出すことで最適な治療が選択でき，またさらに治療の経過に伴う遺伝子変異の変化から治療薬に対する耐性の有無を判断することができる．現在，臨床に直結する変異検出の応用事例が着実に蓄積されているところである．

　OxnardらはT790M変異検査では，初回検査を血漿検体で行い，血漿T790M変異陰性患者に対し再生検を行うアルゴリズムを提案している（**図2a**）．一方，2016年9月に改訂されたosimertinibの米国添付文書や国際肺癌学会（IASLC）

IASLC：The International Association for the Study of Lung Cancer

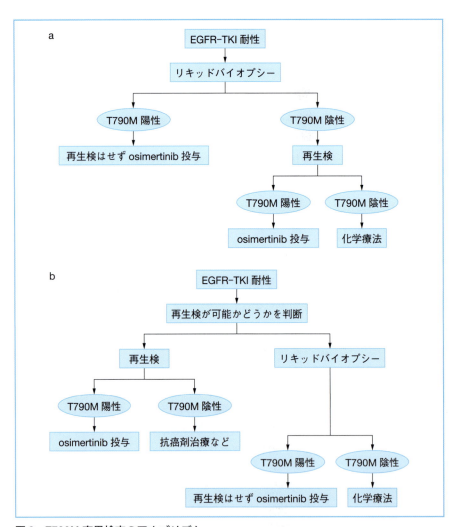

図2　T790M変異検査のアルゴリズム

［**a**：文献4より引用］
［**b**：文献3より引用］

の合意声明では，再生検の可否を先行検討し，困難な場合のみ血漿検体による
T790M 変異検査を実施する検査アルゴリズムが推奨されている（**図 2b**）．このア
ルゴリズムは組織検体陰性，血漿検体陽性患者の osimertinib の効果が低いとさ
れる報告に基づいている．今後，リキッドバイオプシーが普及していく過程で，
いずれかのアルゴリズムに収束していくだろう．

■ 文　献

1) 吉岡祐亮ほか：Exosome によるリキッドバイオプシーの新展開．Cytometry Res **26**：1-6, 2016
2) Crowley E et al：Liquid biopsy：monitoring cancer-genetics in the blood. Nat Rev Clin Oncol **10**：472-484, 2013
3) Tan DS et al：The International Association for the Study of Lung Cancer consensus statement on optimizing management of EGFR mutation-positive non-small cell lung cancer：status in 2016. J Thorac Oncol **11**：946-963, 2016
4) Oxnard GR et al：Association between plasma genotyping and outcomes of treatment with osimertinib（AZD9291）in advanced non-small-cell lung cancer. J Clin Oncol **34**：3375-3382, 2016

82　Ⅱ　肺癌を見つける・見極めるための診断法

d.　感染症検査[1,2]

　近年，診断技術の進歩などにより，癌患者数は増加しており，それに伴い，治療中に感染症を合併する機会が増えている．また，分子標的治療薬のような従来の抗癌剤と異なる機序を持つ薬剤の導入により，起こり得る感染症の種類は多様化している．さまざまな癌患者において感染症は主な死亡原因のひとつであり，癌治療中の患者の感染症診断・治療の重要性は増している．治療開始前に，症状や身体診察所見，免疫低下の病態から，感染臓器と原因となる微生物を予測したうえで検査を計画し，早期に治療を開始することが重要である．

Ⅰ　感染症診断法の特徴と注意点

　感染症の診断へのアプローチとして，病原微生物の存在を確認する「確定診断法」と，病原微生物の関与を示す「補助診断法」の2つに分けて考える（図1）．
　診断・治療は，分離培養による病原微生物の証明を基に行うことが原則ではあるが，培養困難な病原微生物（例：肺炎マイコプラズマや肺炎クラミドフィラなどの非定型病原体や，ニューモシスチスやムーコルなどの真菌，ウイルスなど）では，臨床情報に補助診断法を組み合わせて診断を行う必要がある．また，免疫

IGRA：Interferon-Gamma release assay

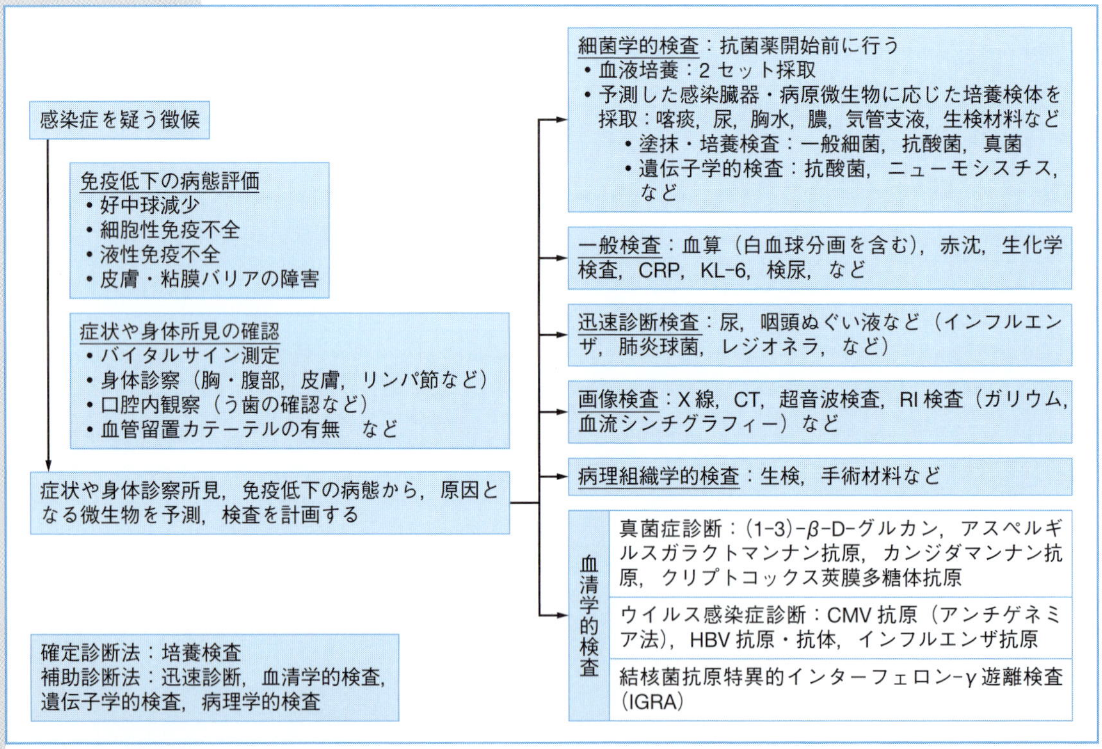

図1　感染症診断へのアプローチ

表1 免疫不全の病態から見た感染症

宿主の問題	関連する疾患・治療	可能性のある病原微生物
多核好中球の欠陥		
好中球減少症	抗癌剤，放射線治療，急性白血病，再生不良性貧血	グラム陰性桿菌（大腸菌，肺炎桿菌），ブドウ糖非発酵菌（緑膿菌，アシネトバクター属），黄色ブドウ球菌，CNS，腸球菌，嫌気性菌，アスペルギルス，カンジダ
走化性の欠陥	糖尿病	黄色ブドウ球菌，グラム陰性の好気性菌
細胞内殺菌の欠陥	慢性肉芽腫症	黄色ブドウ球菌
代替経路の欠陥	鎌状赤血球症	肺炎球菌，インフルエンザ菌
C5欠損症	先天性疾患	肺炎球菌，黄色ブドウ球菌，グラム陰性菌
細胞媒介性免疫不全症（T細胞欠損症/機能障害）	抗癌剤，免疫抑制薬，ステロイド療法，同種造血幹細胞移植，悪性リンパ腫，AIDS	抗酸菌，レジオネラ属，リステリア，サルモネラ菌，黄色ブドウ球菌，ウイルス（単純ヘルペス，帯状疱疹ウイルス，サイトメガロウイルス，EBウイルス），糞線虫，日和見真菌（カンジダ，アスペルギルス，ムーコル，クリプトコックス，ニューモシスチス），ノカルジア，トキソプラズマ，クリプトスポリジウム
液性免疫不全症（B細胞欠損症/機能障害）	脾摘，放射線治療，多発性骨髄腫，無ガンマグロブリン血症	肺炎球菌，インフルエンザ菌，髄膜炎菌，ジアルジア
皮膚・粘膜障害	放射線治療，カテーテル（主に中心静脈カテーテル），アトピー性皮膚炎，重症薬疹	CNS，黄色ブドウ球菌，腸球菌，緑色連鎖球菌，緑膿菌，アシネトバクター属，コリネバクテリウム，カンジダ，単純ヘルペスウイルス

CNS：コアグラーゼ陰性ブドウ球菌
　担癌患者で感染症の存在を疑った場合には，宿主の免疫状態によって，原因微生物が異なることに注意する

［文献3より引用］

不全宿主に発症した感染症では容易に重症化するため，網羅的な検査が必要となることがある．宿主の免疫不全の病態により起こしやすい感染症や原因となる微生物（**表1**）を予測，各診断法の特徴と限界を理解したうえで，適切な検査を施行し，早期に治療を開始する．

Ⅱ　確定診断法の試料採取・評価上の注意点

感染症診断のゴールドスタンダードである．必ず治療開始前に行う．感染症を疑った場合，血液培養を最低2セット採取する[4]．

1. 塗抹検査（鏡検法）

菌の有無や量などを迅速に検査することができる．形態や染色性からある程度菌種を推定することが可能で，菌の同定分離や感受性試験の結果が出るまでのあいだの抗菌薬選択について有用な情報を得ることができる．主に，グラム染色

84   II　肺癌を見つける・見極めるための診断法

（一般細菌），抗酸菌染色（結核や非結核性抗酸菌），Grocott 染色（ニューモシスチスやアスペルギルス）などが用いられる．

2. 培養検査

> ◆memo
> 感染症診断の基本は培養検査であるが，化学療法中にはウイルスや真菌など培養困難な病原微生物の関与が多い．臨床情報と合わせ，血清学的検査や近年，進歩の著しい遺伝子学的検査を補助診断として検討することが重要である．

菌種同定だけでなく，抗菌薬/抗真菌薬に対する感受性を知ることができる．一般細菌では，分離・同定に1〜2日間，感受性判明まで3日間であるが，レジオネラやアスペルギルス，抗酸菌などは長期間の培養（1週間以上）が必要であること，菌種により用いる培地や方法が異なるため，あらかじめ標的とする病原微生物の種類を検査室に伝えておくことが重要である．

III　補助診断法の試料採取・評価上の注意点[4]

1. 迅速診断

インフルエンザウイルスや肺炎球菌，レジオネラ菌など，一部の細菌やウイルスではイムノクロマトグラフィー法を用いた迅速診断法の利用が可能である．肺炎球菌では保菌（コロニゼーション）状態でも陽性となることがあり，臨床情報と合わせ，診断を行う．

2. 病理学組織学的診断

感染組織の炎症反応の質的評価や，特殊染色（Grocott 染色や PAS 染色など）を用いることにより，形態学的に病原微生物を推定することが可能である．病理検査ではホルマリン固定された状態で診断を行うが，ホルマリン処理により病原微生物が死滅してしまう場合がある．そのため，感染症を疑う場合には，生検（手術）材料は，未固定状態の検体（生理食塩水に浸漬）を，培養や遺伝子学的検査に提出することが重要である．

3. 遺伝子学的診断

検体から直接，微量な病原体の遺伝子を増幅・検出することにより，迅速な診断が可能である．また，培養不能な病原微生物の検出にも有用である．2018 年 3 月現在，呼吸器感染症関連検査で保険収載されているのは，結核菌，MAC 菌，肺炎マイコプラズマ，百日咳のみであるが，研究室レベルでは，肺炎クラミドフィラ，ニューモシスチスやアスペルギルスなどの真菌，サイトメガロウイルスなどウイルスの遺伝子学的検査が可能である．また，海外では網羅的に複数の細菌やウイルスの遺伝子を検出するキットが市販されている．

4. 血清学的診断

抗原・抗体，病原微生物を構成する成分の検出，サイトカイン遊離測定などがある．

①抗原検査：サイトメガロウイルス，アスペルギルス，カンジダ，クリプトコックス・ネオフォルマンスなどの抗原検査が可能である．サイトメガロウイルス抗原血症検査（CMVアンチゲネミア法）は，末梢血より分離した多形核白血球（好中球）をCMVpp65抗原に対するモノクローナル抗体と反応させ，CMV抗原陽性細胞（多形核白血球）を検出する方法であるため，末梢血中の多形核白血球が少ない場合は感度が低下し，判定には注意を要する．

②抗体検査：肺炎マイコプラズマや肺炎クラミドフィラ，レジオネラなどの非定型病原体やインフルエンザ，サイトメガロウイルスなどのウイルス，*M.avium* complex（MAC）に対する抗体などが測定可能である．可能な限りペア血清を用い，診断の補助とする．

③病原微生物構成成分の検出：エンドトキシン（グラム陰性桿菌の細胞壁構成成分であるリポ多糖体），$(1{\rightarrow}3)\text{-}\beta\text{-}D\text{-}$グルカン（病原真菌に共通する細胞壁構成多糖成分）測定が可能である．$(1{\rightarrow}3)\text{-}\beta\text{-}D\text{-}$グルカンはさまざまな要因で偽陽性を生じるため，測定結果の解釈には注意を要する．

④結核菌抗原特異的インターフェロン-γ遊離検査（IGRA）：結核菌特異抗原（ESAT-6，CFP-10など）刺激によってエフェクターT細胞から遊離されるインターフェロンγ（IFN-γ）を指標として，結核感染の診断に用いる検査法で，ELISPOT法とクオンティフェロン（QFT）検査の2つがある．現在，少なくとも活動期の結核菌が被験者体内に存在し，抗原提示できる程度に結核菌抗原を産生していることを示す検査であり，結核感染の時期，あるいは治療や発病の有無に関係しない．

QFT：Quanti-FERON

■ 文　献

1) 104. 担癌患者の感染症. ハリソン内科学, 第5版, メディカル・サイエンス・インターナショナル, 東京, 493-502頁, 2017
2) 150e. 感染症の診断検査. ハリソン内科学, 第5版, メディカル・サイエンス・インターナショナル, 東京, 827頁, 2017
3) 藤田和恵ほか：5. 癌患者における感染症. 入門腫瘍内科学, 「入門腫瘍内科学改訂第2版」編集委員会（編）, 篠原出版新社, 東京, 改訂第2版, 2015
4) 藤田和恵ほか：呼吸器感染症における診断のアプローチと検体採取. 呼吸器内視鏡診断—所見・病理からみたアプローチ, 弦間昭彦（編）, 南山堂, 東京, 11-16頁, 2011

e. 鑑別・有害事象診断のためのびまん性肺疾患検査

びまん性肺疾患とは，胸部画像において両側肺野にびまん性の陰影が拡がる疾患群の総称であり，両側肺野のすりガラス陰影・浸潤影，網状影，粒状影などが特徴的所見である．代表的なびまん性肺疾患としては，間質性肺炎（特発性，膠原病関連，じん肺，薬剤性間質性肺炎など），過敏性肺炎などの間質性肺疾患，サルコイドーシスであるが，感染症，腫瘍性疾患，気道系疾患も含まれ，病態は多岐にわたる[1]．

I 鑑別に挙がるびまん性肺疾患とは？

肺癌のなかでは，浸潤性粘液性腺癌（invasive mucinous adenocarcinoma）や癌性リンパ管症は，びまん性の画像所見を呈することがあるため鑑別が問題となる．また，肺癌はびまん性肺疾患の合併を認めることもあり，さらには，薬剤性間質性肺炎もしばしば経験する重要な疾患である．

→Refer「Case 3」
p.114

II びまん性肺疾患の検査項目

SP-A：surfactant
protein A
SP-D：surfactant
protein D

間質性肺疾患では，血清 KL-6，SP-A，SP-D が特異的マーカーとして利用される．膠原病などが疑われる場合，各種抗核抗体，リウマチ因子，抗 CCP 抗体，抗 ARS 抗体，MPO-ANCA，PR-3ANCA などを測定する．過敏性肺炎では，最も多い夏型過敏性肺炎は抗トリコスポロン・アサヒ抗体の測定，サルコイドーシスでは，血清 ACE，リゾチーム，可溶性 IL-2 受容体などがマーカーとなる．

BAL：bronchoalveo-
lar lavage

血清マーカー以外の検査として，気管支肺胞洗浄（BAL），経気管支肺生検（TBLB），さらに外科的肺生検などがある．

びまん性肺疾患の鑑別診断には，その簡便性から BAL がよく行われている．TBLB 検体は十分な検体量が採取できないため，確定診断に十分な検査とはなりにくい．そのため外科的肺生検も考慮されるが，侵襲性が高いため適応は限られる．

III 効率的な検査

びまん性肺疾患の鑑別に BAL は有用であり，回収した気管支肺胞洗浄液（BALF）の用途も豊富であるため，1 回の BAL で十分な検査を実施したい．BALF の処理手順は，まず外観を確認し，血性であれば肺胞出血，白濁していれば肺胞蛋白症を疑う．回収液から細菌培養をはじめ感染症関連の各種検査（PCR など）に提出する分を滅菌スピッツに分注する．次いで滅菌ガーゼを用いて BALF の粘液除去を行い，細胞診，細胞分画解析や表面マーカー（CD4/CD8 比）の測定を行う（BALF 回収率 30％以下の場合には結果の解釈に注意が必要で

ある). 細胞分画解析にはギムザ染色のほか, Diff-Quick 染色は簡便かつ迅速という点で有用である[2]. 鏡検で細胞分画を解析すると同時に, ニューモシスチス肺炎を疑う場合には菌量が多ければ栄養体の確認も可能である. アスベスト関連の間質性肺炎（石綿肺）の診断にも BAL が有用である. わが国ではアスベスト健康被害の救済制度があり, 対象となる肺癌, 中皮腫, 石綿肺などの認定にはアスベスト小体の検出が診断根拠として必要である. 詳細な検査法は他誌を参照されたい[3].

■■■ 文　献

1) 特発性間質性肺炎とびまん性肺疾患. 特発性間質性肺炎 診断と治療の手引き, 日本呼吸器学会びまん性肺疾患診断・治療ガイドライン作成委員会（編）, 南江堂, 東京, 改訂第 3 版, 1-3 頁, 2017
2) 気管支肺胞洗浄 [BAL] 法の手引き, 日本呼吸器学会びまん性肺疾患学術部会, 厚生労働省難治性疾患克服研究事業びまん性肺疾患調査研究班（編）, 克誠堂出版, 東京, 8-39 頁, 2008
3) 神山宣彦：石綿関連疾患と石綿小体・石綿繊維の計測. 日職災医会誌 **62**：289-297, 2014

Column 分子生物学進歩の想定

「肺癌診療ガイドライン」において，Ⅳ期非扁平上皮癌の1次治療では，従来の *EGFR* 遺伝子変異陽性，*ALK* 遺伝子転座陽性および *EGFR/ALK* 陰性/不明の3群に加えて，新たに *ROS1* 遺伝子転座陽性，PD-L1≧50％のカテゴリーが加わった．これにより，遺伝子変異や発現などの状態に基づいて，患者を5群に分類して最適な薬物治療を行う個別化医療が推奨されることとなった[1]．2次治療においても，*EGFR* 陽性肺癌では，T790M 変異陽性例に対しては，第3世代 EGFR チロシンキナーゼ阻害薬（EGFR-TKI）投与が標準的治療となった[1]．すなわち，適切な腫瘍検体採取→遺伝子検査→薬物療法のバイオマーカーに基づいた precision medicine が実現化されることになったのである．この治療法進歩の背景には，次世代シークエンサー（NGS）等による新規ドライバー遺伝子変異発見，高感度 *EGFR* 変異検査やリキッドバイオプシーでの T790M 変異検査等のテクニカルバイオロジーの進歩，分子標的治療薬や免疫チェックポイント阻害薬等の開発およびこれらを用いた治験/臨床試験のエビデンス確立等があるが，なかでも臨床検体の重要性がますます高まったことを示している．

→Refer「Ⅲ章-B-5」Ⅱ-1, p.183

腫瘍検体採取における現時点での問題点のひとつは，再生検時の陽性率である．国内外の報告によれば，原発巣や転移巣から気管支鏡や CT 下肺生検等の手法を用いて，再生検を施行したときの陽性率，すなわち腫瘍組織がきちんと採取された率は80％程度であることが示されている[2,3]．この結果は，5人に1人はバイオマーカー検索が施行できないことを意味しており，今後は，拡張現実やロボットテクノロジーなどの最新の新技術を取り入れ，各種検査が施行可能な確実な組織検体採取の戦略を構築していく必要がある．また，喀痰，胸水，髄液などの液性検体での解析は患者負担も少ないため，液性検体/細胞診検体を用いた高感度の解析手法の確立も望まれる．

バイオマーカーについては，*EGFR* 変異検査，*ALK* 転座検査においては，感度および特異度の高さから確固たるバイオマーカーの位置付けがなされている．一方，PD-1 抗体/PD-L1 抗体の免疫チェックポイント阻害薬のバイオマーカーについては，現時点では免疫染色による PD-L1 発現が用いられているが，各抗体間での不一致率，腫瘍内 heterogeneity や新鮮検体と保存検体での陽性率の相違などの問題点に加え，1次治療において TPS＜50％の患者への適応がない等の側面もあり，流動的な状態である．NGS 等を用いた mutation burden[4] や宿主側の因子からの新規バイオマーカーが登場してくる可能性があり，従来の組織検体のみならず，血液検体の重要性も今後増してくることが予想される．また，*EGFR*，*ALK*，*ROS1*，*PD-L1* を含む肺癌関連遺伝子を網羅的にかつ一度に解析可能な multiplex 診断薬の開発も進んでおり，数年後には

臨床応用されると考えられている．このような最新のバイオロジーの進歩に即座に対応可能にするためにも，適切な検体サンプリングと試料調整および保存が重要である．

■ ■ 文　献

1) EBM の手法による肺癌診療ガイドライン 2016 年版，第 4 版，日本肺癌学会（編），金原出版，東京，2016
2) Chouaid C et al：Feasibility and clinical impact of re-biopsy in advanced non small-cell lung cancer：a prospective multicenter study in a real-world setting (GFPC study 12-01). Lung Cancer **86**：170-173, 2014
3) Nosaki K et al：Re-biopsy status among non-small cell lung cancer patients in Japan：A retrospective study. Lung Cancer **101**：1-8, 2016
4) Rizvi NA et al：Cancer immunology. Mutational landscape determines sensitivity to PD-1 blockade in non-small cell lung cancer. Science **348**：124-128, 2015

C 病期診断：肺癌の進行度を把握する

1 病期診断─治療方針決定のための第一歩

PS：performance
status

肺癌の治療方針を決定する際には病期分類がきわめて重要である．病期診断はTNM分類に基づいて行われ，病理組織型・ドライバー遺伝子変異・年齢・活動指標（PS）などと併せて治療選択が行われる．

Ⅰ 病期の分類法

1. TNM分類による病期の評価

TNM分類は予後の推定，治療効果判定などにも使用されている．Tはtumor（原発腫瘍の進展度），Nはlymph node（所属リンパ節転移の有無），Mはmetastasis（遠隔転移の有無）を表し，これら3つの因子の組み合わせによって病期（stage）が決定される．表1にそれぞれのT，N，M分類の特徴を示し，表2にT，N，Mの組み合わせで定められた病期を示す[1]．TNM分類には，TNM臨床分類（cTNM）とTNM病理学的分類（pTNM）の2つがある．前者は治療前に得られた臨床情報に基づいて病変の拡がりを評価されるものであり，後者は術前の臨床情報に外科手術の所見と病理学的所見を追加して評価される．また，小細胞肺癌（SCLC）については簡潔に以下の2つに病期分類されることが多い[2]．

①限局型：放射線照射が可能な範囲内に癌が留まっているもの．
②進展型：上記の範囲を越えて癌が拡がっているもの．

2. TNM分類（第8版）での変更点

TNM分類は2017年1月に第8版に改定された．第8版の主な変更点について以下に記載する．

①T因子：最大腫瘍径が1，2，3，4，5，7cmを境としてT1a，T1b，T1c，T2a，T2b，T3，T4と細分化された．片肺の完全無気肺はT3からT2に変更され，気管分岐部に浸潤が及ばない主気管支浸潤肺癌もT2に変更となった．横隔膜への直接浸潤はT3からT4に変更された．縦隔胸膜への浸潤はT因子の要素から外れた．

②N因子：変更点なし．

③M因子：M1bがM1b（胸腔外の一臓器への単発転移）とM1c（胸腔外の一臓器または多臓器への多発転移）に細分化された．

以上の変更に伴い，病期分類も潜伏癌，0，ⅠA1，ⅠA2，ⅠA3，ⅠB，ⅡA，ⅡB，ⅢA，ⅢB，ⅢC，ⅣA，ⅣB期と細分化された．新たな分類によって生存

表1　TNM分類

TX	潜伏癌
Tis	上皮内癌 carcinoma *in situ*：肺野型の場合は，充実成分径 0 cm かつ病変全体径 ≤3 cm
T1	充実成分径 ≤3 cm
T1mi	微小浸潤性腺癌：部分充実型を示し，充実成分径 ≤0.5 cm かつ病変全体径 ≤3 cm
T1a	充実成分径 ≤1 cm かつ Tis1・T1mi に相当しない
T1b	充実成分径 >1 cm かつ ≤2 cm
T1c	充実成分径 >2 cm かつ ≤3 cm
T2	充実成分径 >3 cm かつ ≤5 cm，あるいは主気管支浸潤，臓側胸膜浸潤，肺門まで連続する部分的または一側全体の無気肺・閉塞性肺炎
T2a	充実成分径 >3 cm かつ ≤4 cm
T2b	充実成分径 >4 cm かつ ≤5 cm
T3	充実成分径 >5 cm かつ ≤7 cm，あるいは壁側胸膜，胸壁，横隔神経，心膜への浸潤，同一肺葉内の不連続な副腫瘍結節
T4	充実成分径 >7 cm あるいは横隔膜，縦隔，心臓，大血管，気管，反回神経，食道，椎体，気管分岐部への浸潤，同側の異なる肺葉内の副腫瘍結節
N1	同側肺門リンパ節転移
N2	同側縦隔リンパ節転移
N3	対側縦隔，対側肺門，前斜角筋または鎖骨上窩リンパ節転移
M1	対側肺内の副腫瘍結節，胸膜または心膜の結節，悪性胸水，悪性心囊水，遠隔転移
M1a	対側肺内の副腫瘍結節，胸膜結節，悪性胸水（同側・対側），悪性心囊水
M1b	肺以外の一臓器への単発遠隔転移
M1c	肺以外の一臓器または多臓器への多発遠隔転移

［文献 1 より許諾を得て転載］

◆memo
pT では浸潤性増殖を示す部分の最大径を分類上の「充実成分径」に置き換えて評価する．

表2　病期分類

		N0	N1	N2	N3	M1a, b anyN	M1c anyN
TX		潜伏癌	—				
Tis		0	—				
T1	mi	ⅠA1	—				
T1	a	ⅠA1	ⅡB	ⅢA	ⅢB	ⅣA	ⅣB
T1	b	ⅠA2					
T1	c	ⅠA3					
T2	a	ⅠB					
T2	b	ⅡA					
T3		ⅡB	ⅢA	ⅢB	ⅢC		
T4		ⅢA					

［文献 1 を参考に筆者作成］

92　Ⅱ　肺癌を見つける・見極めるための診断法

曲線はより明確に分離している.

Ⅱ　判定に用いる検査

→Refer 「Ⅱ章-C-
2-a～d」p.93～
104

　病期診断の判定にはCT（胸部・腹部・頭部），頭部MRI，骨シンチグラフィー，FDG-PET/CTなどが用いられる．それぞれの検査の詳細については次項に譲る.

　手術適応を考えるうえで縦隔リンパ節の評価目的にFDG-PET/CTを施行することが推奨されているが，感染性疾患や肉芽種性病変において偽陽性率が高くなることも知られており，注意が必要である[3].　胸部造影CTにて腫大がある，あるいはFDG-PET/CTにてFDGの異常集積を認める縦隔・肺門リンパ節に関しては，必要な場合にはEBUS-TBNA/EUS-FNAなどを行うことで病理学的な診断を得ることが重要である[4].　また，FDG-PET/CTにおいては副腎腺腫でも偽陽性となることが知られており，こちらに関してはMRIの脂肪抑制画像やdynamic MRIなどの検査や，経皮針生検などが有用であることが指摘されている.　単発の遠隔転移が疑われた場合には，可能な限りこれらの検査を用いて転移であるかを確認することが勧められる.

　また，肺癌の臨床的な特徴や機能的な影響は重要な予後因子であり，その因子のなかで患者のPSは良い指標である.　治療選択においても年齢とともにPSは検討要素となっている.　TNM分類や臨床的な分類を併せて，治療方針の決定や予後予測を行うことが重要である[5].

文　献

1) 肺癌取扱い規約，第8版，日本肺癌学会（編），金原出版，東京，2-11頁，2017
2) Vaiieres E et al：The IASLC Lung Cancer Staging Project：proposals regarding the relevance of TNM in the pathologic staging of small cell lung cancer in the forthcoming (seventh) edition of the TNM classification for lung cancer. J Thorac Oncol **4**：1049-1059, 2009
3) Paul NS et al：Optimal imaging protocols for lung cancer staging：CT, PET, MR imaging, and the role of imaging. Radiol Clin North Am **50**：935-949, 2012
4) Tournoy KG et al：Integrated FDG-PET/CT does not make invasive staging of the intra-thoracic lymph nodes in non-small cell lung cancer redundant：a prospective study. Thorax **62**：696-701, 2007
5) EBMの手法による肺癌診療ガイドライン2016年版，第4版，日本肺癌学会（編），金原出版，東京，33-37頁，2016

C 病期診断：肺癌の進行度を把握する

2 肺癌の大きさ・拡がり・転移を見極める各種検査

a. CT

　肺癌と診断されると治療方針決定のために病期診断が重要である．TNM の各因子のうち T 因子を決める最も重要な要素は，腫瘍の大きさである．腫瘍の大きさの測定には，CT を用いることが通常で，ほぼ国際標準と考えてよい．
　また，肺癌の胸腔内での拡がりの範囲診断には，CT が重要な役割を果たし，造影 CT や薄層 CT を付加して読影した方が，より診断精度が上がる場合がある．

I CT の基本

1. 最近の CT 装置について

MDCT：multi-detector CT

　マルチスライス CT（multi-slice CT）は，多検出器型 CT（MDCT）ともよばれており，MDCT と略されてよばれることがある．マルチスライス CT では1 本の X 線ビームに対して複数の検出器でデータを取得するもので，一度により多くのデータを得ることが可能である．現在，わが国で稼働している CT 装置はマルチスライス CT がほとんどである．
　マルチスライス CT の特徴は，薄いスライス厚の画像を高速撮像できること，再構成可能な横断像のスライス厚の選択肢が多く，画質の良好な冠状断像や矢状断像が容易に得られるようになったことである．また自動露出機構により胸部 CT の患者被曝線量のさらなる低減が可能となり，より線量が低くても画質が劣化しにくい逐次近似再構成法が導入され，被曝線量の軽減化が進んでいる．

2. 胸部 CT の撮影条件

　適格な胸部 CT 画像を得るためには，肺尖部から横隔膜背側の肺を十分含めて，深呼気で十分に呼吸を停止して撮影を行う．画像の再構成間隔は，5〜7 mm 幅での再構成を用いるところが多く，肺癌の治療判定や術後の再発診断目的の CT では，この条件で十分と思われる．
　小病変の診断や初診時の病期診断には，1 mm 程度の薄いスライスの再構成を追加するとより精度の高い診断に寄与する．高分解能 CT は 2 mm 以下の薄い X 線コリメーションで撮影し，再構成関数に高周波成分を強調するアルゴリズムを用いることにより高い空間分解能を得るものであるが，現在では 1 mm 程度のスライス幅で再構成することが多い．病変部を含んで，連続して 1 mm 程度の薄

MPR：multi-planner reconstruction

いスライスで再構成すると，MPR法で，冠状断像や矢状断像といった任意の断面での観察が可能になる．

3. 造影剤を用いた CT 撮影

　水溶性造影剤を用いて胸部CTを撮影することは，腫瘍と血管との区別，病変の血行動態の把握に有効である．もちろん血管病変そのものの診断にも有用である．肺癌の診断においては，初診時にもまた治療効果判定や再発診断目的のCTでも，造影CTで撮影することが望ましい．

　CTによく用いられる非イオン性水溶性造影剤 100 mL を毎秒 2〜3 mL 程度の注入速度で注入する．撮影開始タイミングは，造影剤注入開始後 30〜60 秒程度で撮影を開始する．造影剤注入開始後 30 秒といった比較的早くに撮影を開始すると肺動脈によく造影され，腫瘍などの病変部との識別に有効である．また肺動脈血栓症や肺動静脈瘻などの血管病変の診断には，このように比較的早い時間に撮影を開始するのがよい．

II 原発巣の大きさの診断

→Refer「II章-C-1」p.90

　従来は，腫瘍の大きさは横断像で最大面の長径を辺縁部のすりガラス陰影の部分を含んで測定していた．しかしTNM分類（第8版）から，肺癌の腫瘍の大きさについては，浸潤性増殖を示す部分の最大径を「腫瘍の最大径」と定めることになった．このことにより，CTで腫瘍の大きさを計測する場合は，肺野条件で腫瘍の充実部（真っ白い部分）を大きさとして測定し，すりガラス成分を含めないことになった[1〜4]（図1）．

　腫瘍の最大径については，通常は腫瘍が最も大きく描出されているCT断面での最大径を求めることが通常であるが，時に体軸方向（頭尾方向）に細長い腫瘍

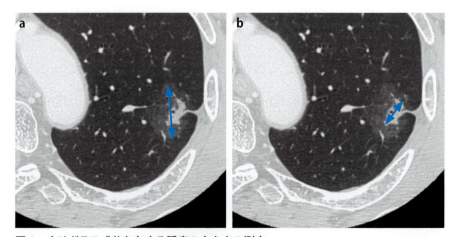

図1　すりガラス成分を有する腫瘍の大きさの測定
　すりガラス成分を含んだ腫瘍の最大径は 2.8 cm であるが（a），充実成分の最大径が 1.6 cm であることより（b），T1b となる

があるので，この際は MPR 像などを作成して測定することが推奨されている[3]．

Ⅲ 原発巣の拡がりの範囲診断

→Refer「Ⅱ章-C-1」表1, p.91

臓側胸膜浸潤は，充実成分径が 3 cm 以下のものでも T2 となるが，この診断については，CT など画像での診断は通常困難である．胸壁側への胸膜陥入像がみられる場合も，臓側胸膜が腫瘍に引き込まれているだけで臓側胸膜を越えた浸潤はみられないことが多く，画像で安易に臓側胸膜浸潤ありと診断しない方がよい．

胸壁（壁側胸膜を含む）に浸潤していると，横隔神経，心膜と同様に T3 となる．

肺癌の胸壁浸潤を示唆する CT 所見として最も特異度が高いのは，肋骨の破壊または胸壁内の腫瘤形成である．また，肺尖部にみられる腫瘍では，MPR の冠状断像や矢状断像を再構成することで，診断が容易になる．

同一肺葉内に肺内転移がみられた場合も T3 になるが，肺内転移の画像診断については，多発肺転移の場合を除いて診断に難渋する場合が多い．同一肺葉内やほかの肺葉内に小結節がみられても，それが悪性腫瘍結節かどうか，さらには主腫瘍と同じ組織型であるか，二重癌を除外できるか，といった問題が常にある．このような場合は，反対側の肺も含めて，ほかの肺葉に小結節がないかどうかよく読影することが重要で，画像診断の重要な役割のひとつである．

T4 は充実成分径が 7 cm を超えるもの以外に，大きさと無関係に横隔膜，縦隔，心臓，大血管，気管，反回神経，食道，椎体，気管分岐部への浸潤するもの，同側の異なった肺葉への腫瘍結節（肺内転移）を有するものが相当する[1, 2, 4]．

縦隔浸潤など腫瘍の進展範囲診断には CT の横断像のみならず，MPR 像なども多用させて診断することで一般に診断精度が向上する[5]．しかし大血管浸潤などの画像診断に際しては，浸潤の有無に苦慮することが多い．大動脈浸潤診断に関しては，腫瘍と縦隔胸膜や大血管の接触範囲が広範なこと，血管壁の不鮮明化や圧排変形などが浸潤を示す所見として評価対象になっているが，これらは必ずしも信頼性が高いものではない．

横隔膜浸潤は TNM 分類（第 8 版）からは T4 として分類されるように変更された[1, 2]．肺癌で横隔膜浸潤が問題になる症例は，胸壁浸潤に比べて実際は少ない．特に横隔膜は CT 断面に対して斜めに走行する構造のため，画像での評価が難しいが，冠状断像や矢状断像の MPR で再構成すると腫瘍と横隔膜との関連がわかりやすくなる．

Ⅳ 胸膜播種と胸水貯留をどう診断するか

胸膜播種の CT 所見は胸壁に接する小結節，葉間胸膜面の小結節とされる．多数の小結節が CT で確認できる場合は診断が容易であるが，ひとつの小結節のみがみられる場合を胸膜播種と診断すると偽陽性が増えることになり，実際は診断に苦慮することがある．MDCT を用いた冠状断像や矢状断像では，葉間胸膜面

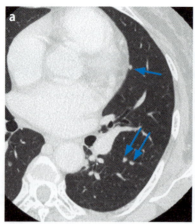 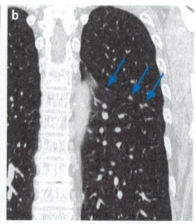

図2　胸膜播種
a：左上葉原発巣の肺腺癌．上下葉間の葉間胸膜上および縦隔側胸膜に小結節（矢印）がみられる
b：MPR冠状断像で，葉間胸膜上の多発小結節（矢印）がより明瞭に描出されている

の観察がこれまでの横断像よりも観察しやすく，胸膜播種の診断には有効である（図2）．

　悪性胸水および悪性心囊水もM1aに分類される．肺癌の主病巣と同側に片側性の胸水貯留をみた場合は悪性胸水の可能性が高いが，さらにその貯留した胸膜面によく造影される結節をみた場合はまず胸膜播種であり，診断に有用である．

V　リンパ節転移をどう診断するか

　リンパ節転移の診断は，治療方針決定に重要であるが，画像診断では限界がある．リンパ節腫大の診断はCTを用いて行い，短径1cm以上のときに腫大と判断する．しかしこの基準によるリンパ節転移の診断には感度，特異度共に限界があり，可能ならばFDG-PET/CTを併用することが望ましい．FDG-PET/CTでは，病変のサイズにより異常集積が影響を受けるため，リンパ節のサイズと集積程度の両方から総合的に診断することが必要である[2]．

私の隠し技　胸膜播種の診断

　胸膜播種の診断には，高分解能CTを用いて読影するが，壁側胸膜や縦隔側の胸膜よりも，葉間胸膜に的を絞って読影することが正確な読影への早道である．読影にあたっては，まず葉間胸膜上に小結節がないかどうかチェックし，そのうえで壁側胸膜や縦隔側の胸膜の読影に進むのがよい．

Ⅵ 腹部 CT と頭部 CT の役割

　腹部臓器への診断にも，CT は欠かせない．腹部臓器の検索は，胸部 CT の検査の際に腹部も連続して CT を撮影し診断することが通常である．肝転移の診断には，適切なタイミングで撮影された造影 CT や造影 MRI を追加すると診断能が向上することがある[2]．また副腎結節では CT では診断困難な場合があり，MRI の脂肪抑制画像や FDG-PET/CT を行うことで鑑別に寄与する場合がある．椎体や肋骨，骨盤骨の骨転移の診断にも CT はある程度有効であるが，FDG-PET/CT や骨シンチグラフィーを用いて骨転移の存在診断を行うのが通常である．むしろ CT では，これらの骨転移の経過や治療効果をみるうえで重要な役割を果たす．

　脳転移の検査を行う場合は，造影 MRI が最も勧められるが，頭部 CT は胸部 CT の検査の際に同時に行えるという運用上の利点がある．

■ 文　献

1) UICC：TNM classification of malignant tumors. Wiley-Blackwell, New York, 8th ed, p.105-1120, 2017
2) 肺癌取扱い規約，第 8 版，日本肺癌学会（編），金原出版，東京，2017
3) Travis WD et al：Proposals for Coding T Categories for Subsolid Nodules and Assessment of Tumor Size in Part-Solid Tumors in the Forthcoming Eighth Edition of the TNM Classification of Lung Cancer. J Thorac Oncol 11：1204-1223, 2016
4) Rami-Porta R et al：The IASLC Lung Cancer Staging Project：Proposals for the Revisions of the T Descriptors in the Forthcoming Eighth Edition of the TNM Classification for Lung Cancer. J Thorac Oncol 10：990-1003, 2015
5) Higashino T et al：Thin-section multiplanar reformats from multidetector-row CT data：utility for assessment of regional tumor extent in non-small cell lung cancer. Eur J Radiol 56：48-55, 2005

b. 脳 MRI

　肺癌患者の病期診断において，脳転移の有無は治療方針の決定に重要であり，その評価法として脳 MRI 検査が一般的に行われる．

　小細胞肺癌（SCLC）では 10～15％程度の症例で診断時から脳転移が同定されるが，その約 30％は無症状であるとされる．これらの脳転移例でも早期の治療により神経系の慢性障害を減少させることが可能である．放射線照射の適応を考えるうえで，早期診断が必要とされているため，たとえ，進展型の診断が確定している場合でも全例において脳転移検索を行うべきとされる．

　一方，同様の考え方から非小細胞肺癌（NSCLC）においても基本的に脳 MRI が推奨される．ただし，転移がほとんどみられない早期肺癌の症例［末梢型のⅠA 期の症例（NCCN），原発巣が 2 cm 以下で consolidation が 25％以下のすりガラス陰影を示す症例（「肺癌診療ガイドライン」）］については，脳転移検索のワークアップは必須ではないとされている[1]．

Ⅰ 脳 MRI 検査の基本

　脳 MRI 検査は脳転移検索のゴールドスタンダードである．たとえ，脳を含む全身の造影 CT 検査，全身の FDG-PET/CT 検査がすでに行われていた場合でも，微細な脳転移病変の検索には，本検査が必須である（図 1）．

◆memo
造影剤投与の禁忌にはアレルギー歴，喘息，腎機能障害などがある．

　また，脳 MRI を施行する際は，造影剤投与の禁忌がある患者を除いては Gd 造影剤を用いた MRI 検査が望ましい．この際の造影 MRI 検査として，近年は 3D 撮像にて脳転移の描出能が向上することが報告されており，多くの施設で導入されつつある[2]．さらに，造影剤の倍量投与や先端的な MRI シークエンスを組み合わせることで，微細脳転移の描出能が向上するとされ，わが国における実

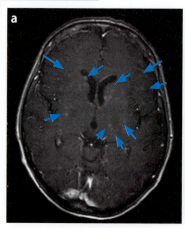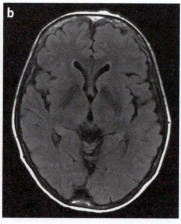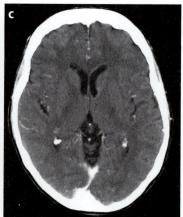

図 1 多発脳転移症例
　65 歳女性．肺腺癌に対する脳転移検索目的での精査．造影 T1WI では径 10 mm 以下の微細な転移性脳腫瘍を多数認めるが（矢印，a），FLAIR（b）や造影 CT（c）では，これらを同定することが難しい．脳転移検索のためには造影 MRI 検査が必須である

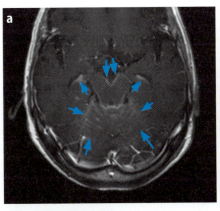 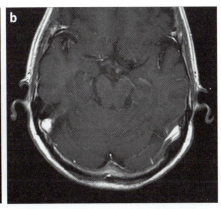

図2　髄膜癌腫症症例
　76歳女性，肺腺癌．ふらつきと嘔気の増悪があり，頭蓋内検索目的にて造影MRI実施．造影T1WIでは脳室壁，中脳の脳表，小脳の脳溝に沿って，線状の造影増強域を認め（矢印，**a**），髄膜癌腫症と考える．対象比較のため，髄膜癌腫症が存在しない半年前の造影T1WI所見を示す（**b**）
　本症例は2回髄液細胞診を行ったが，2度ともclass Ⅱであり，悪性細胞は検出されなかった．患者は本MRI検査の6ヵ月後に死亡した

臨床でも施行可能である[3,4]．ただし，これらの検査を用いて微細脳転移を発見することが予後に寄与するかについてはエビデンスに乏しい．
　脳転移評価用のMRIプロトコルについてはMRI検査室の標準プロトコルが定められている場合がほとんどで，呼吸器科医がこれにタッチすることはない．ただし，脳転移が単発であるか複数であるか，あるいは脳転移の個数により，手術やガンマナイフに代表される定位放射線治療の適応が決定される場合があり，このような治療を用いる機会が多い施設では自施設の脳MRIのプロトコルの感度について大まかな感覚を持っておくことが望ましい．

Ⅱ　髄膜癌腫症の診断

　肺癌においては，時に腫瘤形成性の脳転移以外に髄膜癌腫症をきたすことがある．臨床的には頭痛，嘔吐，運動失調，精神変容，複視などの複数の神経学的徴候が併発した際に疑われる．髄膜癌腫症と診断された際の予後は非常に不良とされており，平均余命は2～4ヵ月程度とされる．同疾病は確定診断が時に難しく，脳MRI所見，髄液細胞診の両者とも特異度は高いものの感度が十分でない[5]．このため，両者を組み合わせた診断が好ましいと考えられている．MRIでは脳溝に沿った線状・微細結節状の造影増強効果を伴うパターンが代表的だが（**図2**），悪性細胞が髄軟膜への癒着を伴わないために，造影MRIでもほとんど画像変化をきたさないパターンも存在する．また，bevacizumabを用いた治療を導入されている際は腫瘍の造影増強効果が減弱するために，さらにMRIの感度が低下し得るとされている[6]．
　頻度は低いものの，腰椎穿刺後に非特異的な髄膜の造影増強をきたすことがある．臨床上のワークフローを考えると困難な場合が多いが，これに伴う偽陽性を避けるために，造影脳MRIは腰椎穿刺の前に行うことが望ましい．

文　献

1) Suzuki K et al：A prospective radiological study of thin-section computed tomography to predict pathological noninvasiveness in peripheral clinical IA lung cancer（Japan Clinical Oncology Group 0201）. J Thorac Oncol **6**：751-756, 2011
2) Kakeda S et al：Detection of brain metastasis at 3T：comparison among SE, IR-FSE and 3D-GRE sequences. Eur Radiol **17**：2345-2351, 2007
3) Yuh WT et al：The effect of contrast dose, imaging time, and lesion size in the MR detection of intracerebral metastasis. AJNR Am J Neuroradiol **16**：373-380, 1995
4) Nagao E et al：3D turbo spin-echo sequence with motion-sensitized driven-equilibrium preparation for detection of brain metastases on 3T MR imaging. AJNR Am J Neuroradiol **32**：664-670, 2011
5) Clarke JL et al：Leptomeningeal metastases in the MRI era. Neurology **74**：1449-1454, 2010
6) Kleinschmidt-DeMasters BK et al：The imaging and neuropathological effects of Bevacizumab（Avastin）in patients with leptomeningeal carcinomatosis. J Neurooncol **96**：375-384, 2010

c. 骨シンチグラフィー

骨シンチグラフィーは全身が検査範囲に含まれるため，四肢も含めた広い範囲で，骨病変を検索することが可能である（図1）．ただし，疾患特異性の低い検査で，特に，肋骨や脊椎で集積亢進がみられた場合，しばしば，退行性変化や骨折などとの鑑別が問題となることがある．集積の形態や分布からある程度の鑑別は可能であるが[1]，SPECT/CT や直近の CT も併せて判定することにより診断能が改善されることが報告されている[2]．

SPECT/CT：single photon emission CT

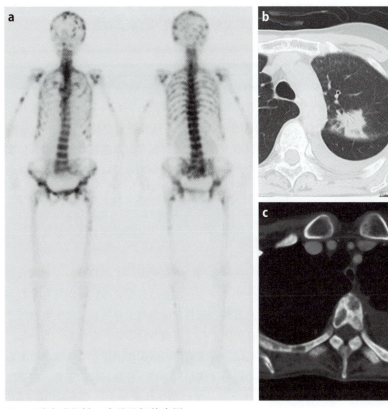

図1　肺癌（腺癌），多発骨転移症例
a：骨シンチグラフィー前面像（左），後面像（右）．体幹部，四肢近位の骨に不均一な集積を多数認める
b：胸部 CT 肺条件．左肺上葉に肺癌の原発巣を認める
c：胸部 CT 骨条件．脊椎骨，肋骨に骨硬化像，溶骨像を認める

I 骨シンチグラフィー検査の基本

Tc-99m MDP：methylene diphosphate
Tc-99m HMDP：hydroxymethylene diphosphate

骨シンチグラフィーに用いられる薬剤として，Tc-99m MDP または Tc-99m HMDP が知られている．これを約 555～740 MBq 程度静脈投与し，2～4 時間後に撮像する．集積機序としては，骨基質に沈着しているハイドロキシアパタイトに MDP または HMDP が化学的に吸着するといわれる．骨形成の亢進した部位

や血流の上昇した部位で，集積が亢進する．腫瘍自体への集積ではなく骨破壊に伴う主に造骨性変化を反映しているため，所見が存在しても疾患特異性は低い．

Ⅱ　骨シンチグラフィーの正常像

正常骨に対して，薬剤はほぼ左右対称性に集積する．特に頭蓋骨の縫合線や甲状軟骨，肩峰，烏口突起，肩甲骨下部，胸鎖関節，剣状突起，肋骨肋軟骨移行部，仙腸関節，股関節などでは集積増加がみられることがある．

また，アイソトープ製剤の排泄経路である，腎・腎盂，尿管，膀胱にも集積がみられるため，骨にこれらの集積が重なったときに，病変との判別に注意深い観察が必要となることがある．尿路と重なった部位と骨の異常集積の判別には，斜位像やSPECT/CTでの確認が有用となることがある．

Ⅲ　転移を見極める─骨病変の検索

骨転移は血行性の転移が主な経路といわれる．特に，椎体周囲や脊柱管内硬膜外の静脈からなるBatson静脈叢は弁構造を持たず，骨転移の進展に重要な役割を果たすといわれる．このため，転移巣は血流の豊富な部位である赤色骨髄の分布に一致するものが多い．このほか肺癌では，原発巣から骨への直接浸潤をきたす場合もある．

1. 転移性骨腫瘍

転移性骨腫瘍は病理学的に①造骨型，②溶骨型，③骨梁間型，④混合型に分類される．骨シンチグラフィー検査は骨形成の代謝が亢進した部位で集積が増加する．そのため，造骨型の転移では集積上昇として病変が検出される．溶骨型では病変が集積低下，欠損として描出されることがある．しかし，周囲の正常な集積に囲まれ，しばしば，異常集積の検出が困難となる場合がある．また，骨梁間型転移も，骨梁間の腫瘍浸潤が主体で，骨梁自体の造骨，溶骨性の変化が乏しいため，骨シンチグラフィーでは偽陰性を呈する．小細胞肺癌（SCLC）で，骨梁間型転移をきたすことが報告されている．これらの溶骨型，骨梁間型転移ではFDG-PET/CTやMRIでの評価が有用とされる[3~5]．

腫瘍による骨破壊と周囲の骨新生亢進が生じた場合には，ドーナツ型に集積がみられる．また，びまん性の骨転移をきたした場合は，beautiful bone scanまたはsuper bone scanとよばれて，正常像と類似した所見を呈することがある．腎集積の低下を伴う（absent kidney sign）場合は，このびまん性の転移を指摘する一助ともなるが，CTやMRIとの対比も有用となる．

化学療法の経過で，骨転移の集積が腫瘍の活動性を必ずしも反映せず一過性に増強することがある．Flare現象とよばれ，化学療法後約3ヵ月以内でみられることが，肺癌でも報告されている[6]．そのため，この期間に骨シンチグラフィー

で治療効果判定を行うときは注意が必要である.

2. 肺性肥厚性骨関節症

PHO：pulmonary hy-
pertrophic osteoar-
thropathy

　転移性骨腫瘍のほか，骨シンチグラフィーで肺癌患者にみられることのある病変として，肺性肥大性骨関節症（PHO）が挙げられる．肺疾患やチアノーゼなどの症例でもしばしば合併し，疼痛をきたすこともある．骨シンチグラフィーでは，下肢の骨皮質に沿う特徴的な集積増加がみられるため，骨転移との判別は可能である.

■ 文　献

1) 綾部善治ほか：癌患者における骨シンチグラフィでの肋骨異常像の鑑別．核医学 **20**：1467-1474, 1983
2) Utsunomiya D et al：Added Value of SPECT/CT Fusion in Assessing Suspected Bone Metastasis：Comparison with Scintigraphy Alone and Nonfused Scintigraphy and CT. Radiology **238**：264-271, 2006
3) Song JW et al：Efficacy comparison between ^{18}F-FDG PET/CT and bone scintigraphy in detecting. Lung Cancer **65**：333-338, 2009
4) Krüger S et al：Detection of bone metastases in patients with lung cancer ^{99m}Tc-MDP planar bone scintigraphy, ^{18}F-fluoride PET or ^{18}F-FDG PETCT. Eur J Nucl Med Mol Imaging **36**：1807-1812, 2009
5) Yamaguchi T et al：Intertrabecular Pattern of Tumors Metastatic to Bone. Cancer **78**：1388-1394, 1996
6) Chao HS et al：Bone Scan Flare Phenomenon in Non-Small-Cell Lung Cancer Patients Treated With Gefitinib. Clin Nucl Med **34**：346-349, 2009

d. FDG-PET の位置付け

　肺癌診療において今や FDG-PET は欠かせない検査のひとつであり，保険適用の問題はあるものの，良悪鑑別，病期診断，治療効果判定，再発診断，予後評価など患者マネージメントのさまざまな局面で利用されている．従来から施行されていた検査に FDG-PET を加えることによって，肺癌患者の 3 割で病期が正しく変更され治療方針に影響を及ぼすとされる．しかしながら，偽陽性や偽陰性所見も少なからず認められ正確な診断を妨げる要因となっている．

　本項ではこれまで蓄積された知見を集約し，肺癌診療における FDG-PET 検査の役割について概説する．

Ⅰ　良悪診断

　孤立性肺結節の良悪鑑別を目的にしばしば FDG-PET が施行される．2007 年の ACCP ガイドラインでは，検査前確率が 5〜60％かつ 8〜10 mm 大以上の結節に対して FDG-PET の施行が強く勧められている．近年のメタ解析によると，孤立性肺結節の良悪鑑別における FDG-PET の診断能は統合感度 89％（95％CI：86-91），統合特異度 75％（95％CI：71-79）であった[1]．悪性病変でも lepidic pattern が優位な高分化腺癌やカルチノイドなど，また 1 cm 以下の小さな肺癌や呼吸性移動の大きな部に位置する肺癌では偽陰性を，逆に良性病変でも結核をはじめとする炎症性疾患や肺乳頭腫などでは偽陽性を呈する場合がある．

　PET の撮像開始は通常 FDG 投与から約 1 時間後であるが，2〜3 時間後の後期相にも撮像を行い，集積程度の増減によって良悪の鑑別ができることがある．1 時間後に比べて SUV が 30％以上増加すれば悪性の可能性が高いとする報告があるが[2]，例外もみられる．

SUV：standardized uptake value

➡ Refer 「Case 5」 p.122

　呼吸性移動の大きい横隔膜上の病変では集積程度が過小評価される．レーザーや圧センサーにより呼吸波形をモニターして呼吸同期撮像を行う方法や，20 秒程度の息止め下での撮像を数回行いそれらを加算する方法などを用い，より正確な SUV の測定が試みられている（図1）．

Ⅱ　病期診断

1. リンパ節転移に対する診断

　リンパ節転移に対する FDG-PET/CT の診断能は，統合感度 62％（95％CI：54-70），統合特異度 92％（95％CI：88-95）と報告されている[3]．結核流行地と非流行地に分けると，感度はリンパ節単位で 56％対 68％，特異度は患者単位で 83％対 89％といずれも流行地で低く，慢性炎症性疾患の有無が診断能に大きく影響している．Shigemoto らは，肺門，縦隔のリンパ流を考慮に入れたリンパ節

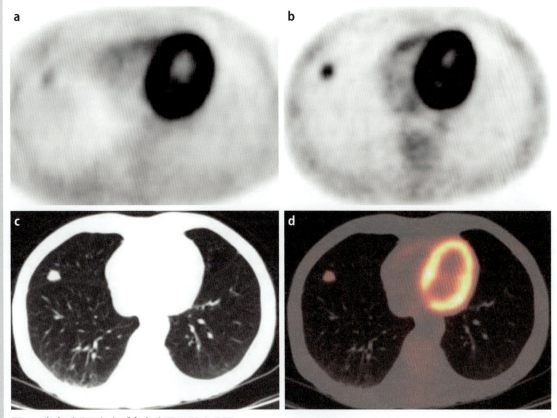

図1 自由呼吸下および息止め下のFDG-PET
60歳代男性，喉頭癌肺転移．自由呼吸下でのFDG-PETでは右肺中葉の転移巣のFDG集積はSUVmax＝2.2であった（a）．20秒間の深吸気息止めを5回行い，データを加算すると同病変の集積はSUVmax＝4.5であった（b）．同部のCT（c）および息止め下のFDG-PETとCTとの融合画像（d）を示す

転移診断の有用性を報告している[4]．肺門リンパ節を介する転移経路のほかに直接縦隔リンパ節に向かう経路が確認され，下葉肺癌から対側上縦隔リンパ節への転移例では全例で気管分岐下リンパ節転移が認められた．当然のことではあるが，N stage診断においては単に集積程度のみでなく，左右差やリンパ流を考慮して評価を行うべきである．

➡ Refer「Case 1」p.108
➡ Refer「Case 8」p.134

2. 遠隔転移の検出

一度に全身の検索ができるFDG-PETは遠隔転移の検出に有用である．Mac Manusらは，167例の肺癌患者の標準検査にPETを加えることによって，32例（19％）で遠隔転移が新たに見つかり治療方針に影響したと報告している[5]．溶骨性転移が多い肺癌の骨転移診断において，FDG-PETは骨シンチグラフィーに優るとされているが[6]，造骨性転移の診断能は骨シンチグラフィーが優れるという報告もあり注意が必要である．副腎転移の診断においては，脂肪の検出により陰性的中率の高いMRIに対してFDG-PETは陽性的中率が高い．生理的集積との鑑別は必ずしも容易ではないが，結節の大きさに比べて高度なFDG集積が見ら

れる場合は転移を疑う．一方，FDG-PET/CT の脳転移の検出能は低い．FDG の脳への生理的集積が高いためで，空間分解能の優れる MRI と比較すると検出感度は 24％対 88％と報告されている[7]．

III 治療計画，治療効果判定，再発診断

　FDG-PET は本質的に病変の活動性をみているため，腫瘍と非腫瘍を比較的明瞭に区別することができる．肺癌患者の放射線治療において FDG-PET の情報を加味すると，27〜100％の患者で照射範囲もしくは target volume が変更された[8]．適切な照射野の決定は局所再発の抑制や有害事象の低減に寄与する．
　肺癌を含めた固形癌の治療効果判定は，従来から CT，MRI 等を用いて腫瘍体積の変化を評価する RECIST 基準に基づき行われてきた．標準的な化学療法や放射線療法に加えて，分子標的治療薬や免疫チェックポイント阻害薬など治療の選択肢が大きく広がる可能性のある現在，治療効果を早期に判定することは有益である．FDG 集積は腫瘍の活動性を反映するため，腫瘍体積に変化が現れるよりも早期に治療効果判定が可能かもしれない（図 2）．Wahl らの提唱した PERCIST

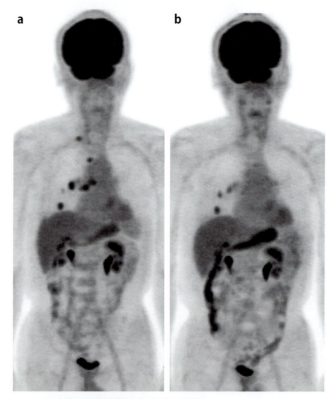

図 2　免疫チェックポイント阻害薬の治療効果判定
　60 歳代男性，右肺上葉腺癌（T1bN0M0，Stage IA）術後．再発（多発肺内転移）に対して化学療法を施行するも抵抗性で，腎機能障害も出現してきた．nivolumab 投与前の FDG-PET（**a**）では，右肺下葉に FDG 集積を伴う複数の結節（SUVmax＝5.1）がみられ，右縦隔や鎖骨上窩リンパ節にも FDG 集積（気管分岐下で SUVmax＝6.6）が認められた．約 1 ヵ月後の FDG-PET（**b**）では全体に集積の低下が認められた
　　　　　　　　　　　　　　　　　　　　　　　　　　　　　　　［群馬大学　樋口徹也先生のご厚意による］

MTV：metabolic tumor volume
TLG：total lesion glycolysis

は，除脂肪体重で補正した SUL を用いて治療前後の FDG 集積の程度を評価しようとするものである[9]．SUL，SUVmax に加え MTV，TLG など，どのような指標をどのような腫瘍のどのような時期に評価することがより治療効果や予後を反映するのか，今後のデータの集積が待たれる．

再発診断においても FDG-PET は有用で，感度 98％，特異度 87％で肺癌の局所再発を診断できるとされている[10]．早期の診断はより効果的な治療の選択を可能とし，予後改善につながる可能性がある．

FDG-PET は肺癌診療において非常に有用な検査手段であるが，小病変が偽陰性を，慢性炎症性病変が偽陽性を呈し得ることなど，その限界を理解して診療に臨むことが必要である．

■■■ 文　献

1) Deppen SA et al：Accuracy of FDG-PET to diagnose lung cancer in area with infectious lung disease. A meta-analysis. JAMA **312**：1227-1236, 2014
2) Lan XL et al：The value of dual time point ^{18}F-FDG PET imaging for the differentiation between malignant and benign lesions. Clin Radiol **63**：756-764, 2008
3) Pak K et al：Update on nodal staging in non-small cell lung cancer with integrated positron emission tomography/computed tomography：a meta-analysis. Ann Nucl Med **29**：409-419, 2015
4) Shigemoto Y et al：F-18-FDG-avid lymph node metastasis along preferential lymphatic drainage pathways from the tumor-bearing lung lobe on F-18-FDG PET/CT in patients with non-small-cell lung cancer. Ann Nucl Med **30**：287-297, 2016
5) Mac Manus MP et al：High rate of detection of unsuspected distant metastases by PET in apparent stage Ⅲ non-small-cell lung cancer：implications for radical radiation therapy. Int J Radiation Oncol Biol Phys **50**：287-293, 2001
6) Krüger S et al：Detection of bone metastases in patients with lung cancer：^{99m}Tc-MDP planar bone scintigraphy, ^{18}F-fluoride PET or ^{18}F-FDG PET/CT. Eur J Nucl Med Mol Imaging **36**：1807-1812, 2009
7) Lee HY et al：Diagnostic efficacy of PET/CT plus brain MR imaging for detection of extrathoracic metastases in patients with lung adenocarcinoma. J Korean Med Sci **24**：1132-1138, 2009
8) Mac Manus M et al：Use of PET and PET/CT for Radiation Therapy Planning：IAEA expert report 2006-2007. Radiother Oncol **91**：85-94, 2009
9) O JH et al：Practical PERCIST：a simplified guide to PET response criteria in solid tumors 1.01. Radiology **280**：576-584, 2016
10) Baum RP et al：Position of nuclear medicine modalities in the diagnostic workup of cancer patients：lung cancer. Q J Nucl Med Mol Imaging **48**：119-142, 2004

D ケースで鍛える！ 肺癌現場診断力

Case 1 この陰影をどう見逃さない？

[現病歴] 73歳，女性．心窩部痛を主訴に他院受診し，腹部CTにて左肺下葉に結節影を指摘された．心窩部痛は自然軽快し，胸部異常陰影の精査・加療目的に当院紹介受診となった．

[既往歴] 71歳時　右前庭神経炎

[アレルギー] なし

[嗜好歴] 喫煙歴　なし，飲酒歴　なし

[職業歴] 事務職

[吸入歴] なし

[入院時身体所見] 自覚症状なし，PS 0，バイタルサインは異常なし．胸部聴診では呼吸音正常，心雑音はなく，不整脈も認められなかった．表在リンパ節は触知せず，皮膚に異常なし．ばち状指は認めず，下腿浮腫を認めない．

診　断

画像検査
- 胸部単純X線：正面像では左下肺野に辺縁比較的整な約15 mm大の結節影を認める（図1a）．側面像でも，心陰影後面・下行大動脈前面に約15 mm大の結節影を同様に認める（図1b）．
- 胸部CT：左S^8に心膜・胸膜の嵌入を伴う辺縁整な17×17 mm大の結節影が明らかである（図2a）．#4Rリンパ節 短径8 mm，#4Lリンパ節 短径6 mmと腫大を認めた（図2b, c）．背景肺に明らかな所見はなかった．FDG-PET/CTにて，左S^8の結節影，#4Rリンパ節，#4LリンパにFDGの高集積を認めた（図3a〜c）．

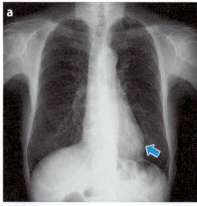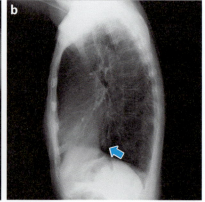

図1　胸部単純X線
a：正面像　左下肺野に15 mm大の結節影
b：側面像　心陰影後面，下行大動脈前面に結節影

Case 1　この陰影をどう見逃さない？　109

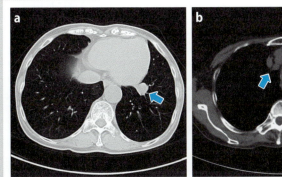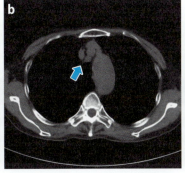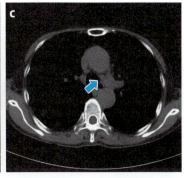

図2　胸部CT
a：左S⁸に原発巣　b：＃4Rリンパ節　c：＃4Lリンパ節

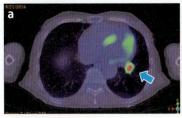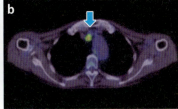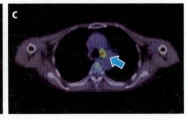

図3　FDG-PET/CT
a：原発巣にFDG高集積　b,c：＃4Rリンパ節，＃4Lリンパ節にFDG高集積

診断の経緯

- 気管支鏡検査を行いadenocarcinomaの診断を得た．
- 左S⁸原発肺腺癌　cT1bN3M0 stage ⅢBと診断．化学放射線療法の方針となった．

ここが落とし穴！

　胸部単純X線は，立体の身体を平面像に写すため，読影においては，平面像を読影者の脳のなかで立体に戻す作業が必要になる．また，胸部CTでは縦隔条件と肺野条件が存在するが，胸部単純X線は1条件のみである．簡便な胸部単純X線読影法では，まず縦隔のライン，①左右の心陰影，②大動脈弓～下行大動脈，③食道奇静脈陥凹のラインをチェックする．その後，気管分岐部から上方に気管をチェックする．引き続き，肋骨を1本ずつ観察していく．左右後肋骨を観察した後に前肋骨を観察する．その後，左右の上肺野，中肺野，下肺野の順に血管の走行を確認する．肝臓，心陰影と重なった部分の血管影も読影することが必要である．肺野に重なる肋骨と肺内の血管影を同時に読影することによって，訓練を積めば肺野が立体的にみえるようになってくる．胸部単純X線読影のポイントは，「異常陰影を探す」のではなく，「既存構造を観察する」ことである．既存構造を観察することで，異常陰影が存在する場合は，それが浮かび上がってくるように認められる．

→Refer「Ⅱ章-A-2」p.17

110 Ⅱ 肺癌を見つける・見極めるための診断法

→Refer「Ⅱ章-C-2-d」Ⅱ-1, p.104

→Refer「Ⅱ章-B-3-a」Ⅱ, p.46

　胸部 CT の縦隔リンパ節正診率は高くはない．縦隔リンパ節診断は慎重に行い，必要に応じて FDG-PET/CT，超音波気管支鏡ガイド下針生検（EBUS-TBNA）を検討する．

解決のコツ

　本症例は，前医で他疾患診療時に撮影した腹部 CT で胸部異常陰影が発見されている．対象部位ではない胸部も読影することによって見逃しを防げている．

鍛えよう！診断のポイント

▶ 胸部単純 X 線は，縦隔のライン，肋骨，肺野の血管影を読影することにより行う．側面にも注意する．

▶ 必要に応じて，FDG-PET/CT や EBUS-TBNA を検討する．

→Refer「Ⅱ章-A-2」Ⅱ, p.17

D ケースで鍛える！ 肺癌現場診断力

Case 2 症状はあるのに画像は一見正常…？

[現病歴] 65歳，男性．嚥下時に増強する前胸部の違和感を主訴に前医を受診．胸部単純X線写真で異常は指摘されず，自覚症状から逆流性食道炎が疑われ，プロトンポンプ阻害薬が処方された．しかし，症状は徐々に増悪傾向となり，精査・加療目的に当院へ紹介受診となった．

[既往歴] 50歳時，尿路結石で結石破砕術施行
[合併症] 高血圧，高尿酸血症
[嗜好歴] 喫煙 20～50歳，20本/日
[職 業] 会社員
[吸入歴] なし
[紹介時身体所見] 嚥下時に前胸部のつかえ感と鈍痛を自覚．バイタルサインに異常なし．胸部聴診で両肺野の呼吸音に異常を認めない．心雑音，不整脈は認めない．表在リンパ節触知せず，皮膚に異常なし．下腿浮腫を認めない．

診 断

画像検査

AP window：aortic pulmonic window

- 胸部単純X線：正面像では第一前肋骨に重なって指摘困難であるが，大動脈弓とシルエットサイン陰性の辺縁不明瞭な腫瘤影を認める．大動脈肺動脈窓（AP window）は消失し，右傍気管線が太くみられる（**図1a**）．側面像では胸骨後部の透過性が低下しており，腫瘤の存在が疑われる（**図1b**）．

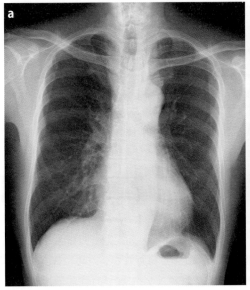
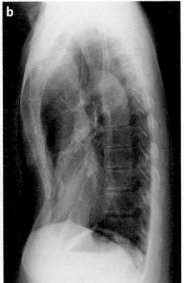

図1 胸部単純X線
a：正面像
b：側面像

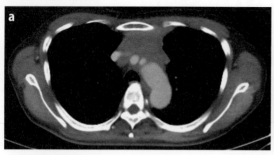 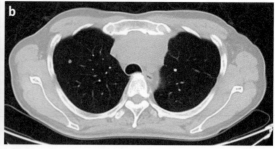

図2　胸部造影CT

- 胸部造影CT：前縦隔に長径約78 mmの内部やや不均一に造影される腫瘤影を認めた（図2a）．また，右肺上葉および中葉に最大約5 mmまでの結節影を複数認め（図2b）肺転移と考えられた．

診断の経緯

- CTガイド下経胸壁腫瘍生検を実施．組織診でsquamous cell carcinomaの診断を得た．免疫染色でCD5，bcl-2が陽性であることから，原発は胸腺と判断とした．
- 右肺への多発肺転移が認められた．

治療

- 右肺に転移を認めることから，化学療法単独の適応と判断し，carboplatin + paclitaxelによる一次治療を開始した．計4コース施行後，特記すべき有害事象もなく，部分奏効を得た．症状も改善し，現在は外来経過観察中である．

確定診断

- 本症例は，胸腺癌（扁平上皮癌）正岡分類ステージIVbの診断であった．

※本書は肺癌診断のためのものであるが，「肺癌診療ガイドライン2016年版」では胸腺腫瘍も含まれており，本項では胸骨裏の腫瘍の典型例としてあえて胸腺癌を提示することとした．

ここが落とし穴！

　受診時に明らかな自覚症状があるにもかかわらず，胸部単純X線写真は一見正常で，「症状と画像にギャップ」がある典型例である．逆流性食道炎や肋間神経痛として経過観察され，改善が得られないために胸部CTが施行される場合が多い．初診時における胸部単純X線写真での見落としがなければ，肺癌や胸腺癌に対するより早期の治療開始が可能になると考えられる．

　肋骨と重なる異常陰影は見落としやすいため健康診断では慎重に読影されてお

り，実際には異常がないにもかかわらず肋骨に重なる陰影を指摘されて受診するケースは多い．しかし，胸骨裏は腫瘍が相当な大きさになるまで発見されにくいため，見落した場合には治療の遅れ，いわゆる"doctor's delay"となる可能性が高い．本症例では，上記に指摘したように胸部単純X線正面像でも異常陰影の把握は可能である．胸骨後部は特に側面像で異常陰影を指摘しやすい．側面像は正面像に比較すると得られる情報は少ないが，胸骨後部，心陰影後部は正面像で指摘困難な陰影が明瞭に描出されることがある．正面像でなんらかの異常が疑われた場合には，まずは正面AP像および側面像を確認すべきである．本症例は側面像で腫瘍が明らかであり，側面像は単なる補助ではないことを学ぶ格好の症例である．

→Refer「Ⅱ章-A-2」Ⅲ，p.19

胸部単純X線写真読影においては，縦隔と肺野を分けて読影する．縦隔は胸部大動脈，心陰影，食道奇静脈管陥凹のラインは必ず読影する．肺野はdensityが異なる肋骨と血管影を共に意識して観察することにより，異常陰影が自然に認められるようになる．胸部単純X線写真読影においては，上記の習慣を身に付けることによってその能力向上が得られる．

解決のコツ

本症例は胸腺癌であるが，特に見逃しやすい場所に存在する腫瘍である．胸部単純X線写真で異常があればCTを撮影する．本症例に類似する場面でこの道筋を立てられるかどうかが勝負である．肺癌でも左右上葉の縦隔側であればやはり胸骨裏に隠れるケースはあるだろう．有症状であればなお一層の読影力が試される．なお，本症例は治療後のCTでは実際に腫瘍は残存しているものの，胸部単純X線写真ではほとんど同定できなくなった．

鍛えよう！診断のポイント

▶ 胸部単純X線写真では正面像のみならず側面像の確認を怠らない．

▶ 画像所見が一見正常でも前胸部の違和感や疼痛など症状とのギャップに留意する．

▶ 胸骨裏は読影に注意すべき箇所であるが，判断を迷う場合には胸部造影CT施行を考慮する．

D ケースで鍛える！ 肺癌現場診断力

Case 3 間質性肺炎の治療中に注意していても…

[現病歴] 77歳，男性．主訴は労作時呼吸困難．数年前より動悸，労作時呼吸困難を自覚し，近医を受診した．循環器内科にて心房細動の指摘あり，加えて胸部単純X線，CTで間質性肺炎を指摘された．同院呼吸器内科精査にて臨床的に特発性線維症と診断し，Acetylcysteine 吸入療法を開始した．しかし，呼吸機能および動脈血酸素分圧の低下傾向が顕著となり，診断から1年半後，在宅酸素療法導入および pirfenidone 治療が開始された．さらに1ヵ月後の胸部CT定期検査にて右S10末梢に30mm大結節影が確認され，肺癌疑いにて当科紹介となった．

[既往歴] 左下肢静脈瘤術後（5年前）

[合併症] 高血圧，心房細動，肺高血圧，肺気腫

[嗜好歴] 喫煙 18〜63歳，10本/日

[職業] プレス加工

[吸入歴] なし

[入院時身体所見] バイタルサインは異常を認めず，酸素飽和度（SpO2）94%（O2 2L経鼻吸入）．胸部聴診では両側背部下肺野優位に捻髪音を聴取，不整脈を認めるが心雑音なし．下腿浮腫，頸動脈怒張なし．ばち状指を認める．

診 断

画像検査
- 胸部単純X線：正面像では胸膜直下，両側肺底部優位に網状影および心拡大を認め，横隔膜に重なり不明瞭であるが腫瘤影が確認でき，側面像では背側網状影のため腫瘤影は指摘困難であった（**図1a**）．
- 胸部CT：両側下肺野背側優位に典型的な蜂巣肺と牽引性気管支拡張を認め，右S10末梢に境界明瞭な30×25mm大の結節影が確認された（**図1b**）．また，両側上肺野有意に気腫性変化も顕著である．

呼吸機能検査
- VC 2.95L（90.8%），FEV1 2.33L，FEV1% 78.5%，%D$_{LCO}$ 33.7%

血液学的検査
- 動脈血ガス分析（室内気）pH 7.441，PCO2 34.7 Torr，PO2 60.3 Torr，HCO3⁻ 23.1，LDH 272 U/L，CRP 10.28 mg/dL，KL-6 626 U/mL，SP-D 60.7 ng/mL，BNP 235.8 pg/mL，各種自己抗体は陰性

診断の経緯

- 気管支鏡検査にて，右S10腫瘍より生検を実施，非小細胞肺癌（NSCLC）の診断を得た．呼吸状態が悪く，気管支肺胞洗浄（BAL）および間質性肺病変に対

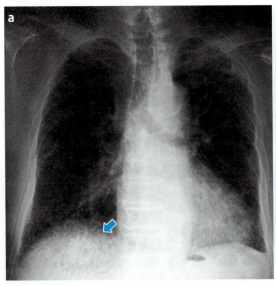
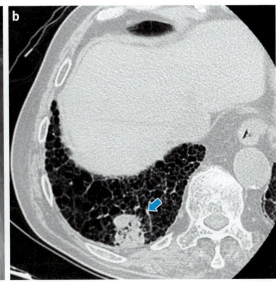

図1 肺癌認識時の胸部単純X線およびCT所見
a：右横隔膜に重なり，30 mm 大腫瘤影（矢印）
b：両側下肺野背側優位に典型的な蜂巣肺を認め，右S10末梢に30×25 mm 大の結節

する生検は実施せず．
- 胸部CTにて気管分岐下リンパ節腫大，骨シンチグラフィーにて肋骨・脊椎・骨盤に転移が確認され，臨床病期 IVc 期 cT1cN2M1b（TNM 分類 第8版）と診断した．
- HRCT 所見は，UIP パターンであり，自己免疫疾患など肺線維化をきたす明らかな原因がないことから，臨床的に特発性肺線維症（IPF）と診断した．6分間歩行テスト SpO$_2$ 76％であり，IPF 重症度分類Ⅳ度であった．

UIP：usual interstitial pneumonia
IPF：idiopathic pulmonary fibrosis

治療

- 肺癌に関しては，best supportive care（BSC）．高齢，低酸素血症，IPF が進行性であることから，化学療法による IPF の急性増悪リスクが高く，かつ IPF 自体の予後も不良と判断され，BSC がより良好な臨床経過が得られると結論付けた．
- IPF に対しては，pirfenidone 治療および在宅酸素療法の継続．

経過

- 誤嚥性肺炎合併などの影響もあり，肺癌確認から4ヵ月後，呼吸不全にて死亡した．

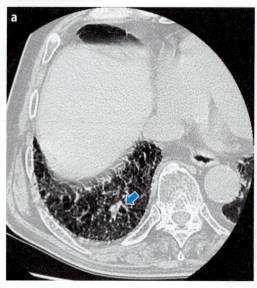 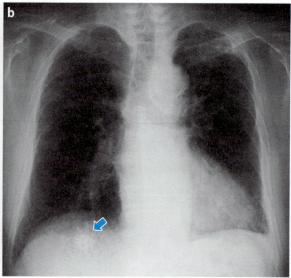

図2 肺癌認識前の胸部単純X線およびCT所見
a：肺癌を認識する6ヵ月前の胸部CTでは肺癌と一致する位置に不整形陰影を認める（矢印）
b：肺癌を認識する1ヵ月前の胸部単純X線でも結節影が認識できた（矢印）

ここが落とし穴！

　本症例では，定期的に胸部CTで経過観察が実施されており，腫瘤影が確認される6ヵ月前にもCTが実施されていた．同CTでは，右S10にそれ以前のCTでは確認できない小さな不整形陰影が認められ，初期の病巣を見ている可能性はあるが，この時点で肺癌を積極的に疑うことは困難であったと思われる（図2a）．しかし，その5ヵ月後の胸部単純X線を振り返ると横隔膜に重なり，不明瞭ながら結節影が確認できる（図2b）．

　間質性肺炎に合併する肺癌の発生部位は，間質性肺病変内部もしくはその隣接部に多いとされる．このため，今回の症例のように肺底部や心陰影の裏，胸膜直下など通常でも見落とされやすい部位に発生する可能性が高い．さらに周囲の間質性陰影により辺縁の不整，境界が不明瞭となり，より検出が困難になる．胸部CTにおいても隣接する間質性肺病変により発生早期には典型的な結節を形成しにくく，不整形陰影や囊胞壁の肥厚といった形態をとることも多く，間質性肺病変の進行や局所の炎症と混同されやすい．

　本症例においても定期的にCTを実施していたにもかかわらず，発見時は進行癌であった．

解決のコツ

　間質性肺炎には高頻度に肺癌が合併することは広く知られるところである．このため，肺癌の発生を念頭に置いた慎重な画像検索が必要となるが，胸部単純X線のみでは間質性肺病変による修飾のため，早期に肺癌病巣を検出することは難

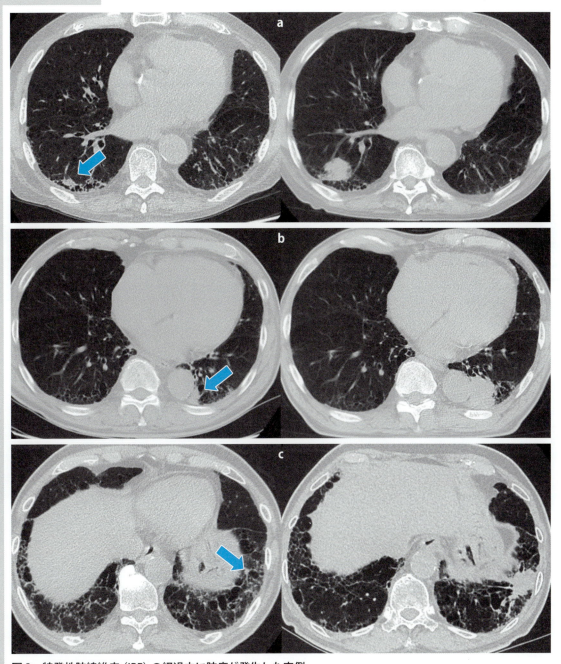

図3　特発性肺線維症(IPF)の経過中に肺癌が発生した実例
a：IPF病変辺縁部に小結節出現，右：9ヵ月後
b：下行大動脈に接して小結節出現，右：3ヵ月後
c：左肺底部に小結節出現，右：10ヵ月後

しい．このため，胸部CTによる定期的な評価が必要となる．しかし，間質性肺病変の経時的進行や局所の炎症によりCTにおいても早期の検出は容易ではない（図3）．CT上，変化が認められた場合，まず肺癌病変の可能性を疑い，より間隔を狭めて胸部CTを再検することが早い段階での肺癌発見のコツといえる．

間質性肺炎合併肺癌の治療方針決定には，期待できる効果と急性増悪のリスク

→ Refer 「Ⅱ章-A-3」Ⅲ-2, p.31

118　Ⅱ　肺癌を見つける・見極めるための診断法

だけではなく，間質性肺炎の予後を考慮することも重要である．本症例では IPF の進行も速く，肺癌のみならず，IPF も同程度に予後不良と考えられた．

鍛えよう！診断のポイント

▶ 間質性肺炎，特に IPF では高率に肺癌の発症がみられるため，肺癌発生を念頭に診療を行う．

▶ 胸部単純 X 線では，間質性陰影の修飾や発生部位によっては肺癌の早期検出が困難であり，間質性肺炎症例では CT を用いた経過観察が必要である．

▶ 間質性病変やその辺縁部に発生した肺癌は非典型的な CT 所見を呈することも多く，過去画像との比較読影が重要である．

➡ Refer「Ⅱ章-B-4-e」p.86
➡ Refer「Ⅱ章-A-3」Ⅱ-2, p.28

D ケースで鍛える！ 肺癌現場診断力

Case 4 増大するすりガラス陰影

[現病歴] 90歳，男性．早期胃癌の術前精査の際，胸部CTで右上葉にすりガラス陰影（GGN）を指摘された．フォローアップで増大傾向を認め，精査加療目的にて当院へ紹介となった．

[既往歴] 89歳時　胃癌

[併存症] C型肝炎，脂質異常症

[嗜好歴] 喫煙　20〜40歳，20本/日

[吸引歴] なし

[入院時身体所見] 自覚症状なし，PS 0，バイタルサインは異常なし．胸部聴診では異常音を聴取せず．心雑音はなく，不整脈を認めず．表在リンパ節は触知せず，皮膚に異常なし，ばち状指は認めず，下腿浮腫を認めない．

診　断

画像検査
- 胸部単純X線：明らかな異常所見は認めず．

→ Refer「II章-A-3」 I-4, p.26
- 胸部CT：右上葉に20×15 mm大のpart-solid noduleを認める（図1a）．以前の胸部CTと比して病変は緩徐に増大し，内部の吸収値もわずかに上昇している．
- ごく微細な気腫性変化も認める．明らかなリンパ節の腫大，衛星病変は認めず．

血液学的検査
- 血液生化学所見で異常所見なし．
- 腫瘍マーカーはCEA 2.9 ng/mL，SCC 1.5 mg/mL，NSE 12.0 ng/mLと有意な上昇は認めず．

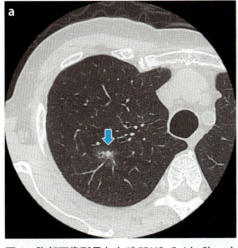 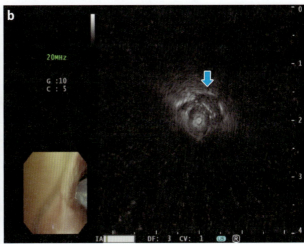

図1　胸部画像所見およびEBUS-Guide Sheath
a：右上葉に20×15 mm大のpart-solid noduleを認める（矢印）
b：EBUS-Guide SheathにてB2aiiβより観察しwithinの所見（矢印）

120　Ⅱ　肺癌を見つける・見極めるための診断法

気管支鏡検査

- 左右亜区域気管支まで観察し，可視範囲に異常所見を認めず．
- EBUS-Guide Sheath にて B2ai より観察するも adjacent to のため，B2aiiβ より観察し within の所見を得た（**図1b**）．Guide Sheath 下に生検，擦過，洗浄を施行した．

診断の経緯

- 気管支鏡検査の検体は肺胞領域に N/C 比の高い異型上皮細胞の増生がみられ，免疫染色では CK7 陽性，Napsin A 陽性，TTF-1 陽性で不均一に CEA 陽性であり，肺原発の adenocarcinoma の診断を得た．

→Refer「Ⅱ章-C-1」
表2，p.91

- 全身精査で明らかな転移を認めず，臨床病期 IA 期（cT1aN0M0）と診断した．
- 高齢であり，耐術能を十分に評価したうえで，手術を勧めた．

ここが落とし穴！

　経過中に増大傾向を認めた mixed GGN に対して，いかに診断を付けるかがポイントである．

　実際に GGN がみつかった場合，National Comprehensive Cancer Network（NCCN）のガイドラインでは，5 mm 以下では，12 ヵ月以内に低線量 CT を施行し，変化がない場合，年1回低線量 CT を施行する．増大もしくは充実性成分が出現した場合は，3〜6 ヵ月以内に低線量 CT，または外科的切除を考慮する．GGN が5〜10 mm の場合，6 ヵ月以内に低線量 CT を施行し変化が見られない場合，年に1回施行する．10 mm より大きい場合，3〜6 ヵ月以内に低線量 CT を施行し，変化がない場合は生検または外科的切除を考慮する．増大もしくは充実性成分が出現した場合は，診断加療目的に外科的切除を行う[1]としている．

→Refer「Ⅱ章-A-3」
Ⅲ-2，p.31

　また，2013 年に Fleischner Society はすりガラス陰影部分を含む結節の取り扱いに関するガイドラインで，径5 mm 以下の Pure GGN の経過観察は不要であり，径5 mm を超える場合には，炎症性変化を除外するために3ヵ月後の CT 画像の再建を推奨している．消退しない場合には，最低3年間の経過観察を推奨している．一方で，孤立性の PSN では，3ヵ月後の再建を推奨し，消退しない場合には充実性部分が径5 mm 未満の場合には最低3年間の経過観察を推奨し，径5 mm 以上の場合には積極的に生検や切除を推奨している[2]．

　さらに，日本 CT 検診学会では，GGN を含む結節の判断基準および経過観察の指標を示している[3]．

　近年 CT 検診の普及に伴い，偶発的に発見される GGN 病変も増加している．腫瘍径が 20 mm 以下の肺腺癌はその予後が良好であるので，GGN 病変の慎重なフォローアップと確実な診断が重要である[4,5]．病変の辺縁の性状，内部構造，周囲の既存構造との関係など，GGN 病変に対し画像所見で肺癌か否かを評価するうえで，本症例のように内部に充実性成分を伴い，なおかつ増大傾向を認める GGN の場合は，積極的に肺癌を疑って診断，治療を行うべきである[6,7]．

本症例で用いた EBUS-Guide Sheath であるが，Kurimoto らの外径 2.5 mm の Guide Sheath を用いた 150 例での診断率は全体で 77% と高く，20 mm 以下の病変でも 74% の高い診断率を示しており，透視で見えない病変でも診断できる可能性が十分にある[8]．

解決のコツ

本症例では肺癌を疑う mixed GGN に対して，EBUS-Guide Sheath による診断を施行した．本症例のような X 線透視で肺末梢病変の位置を確認することが困難な GGN 病変や，縦隔，横隔膜に隠れる病変，小さい病変などに対して，EBUS はプローブで病変を明瞭に描出でき，大変有用である[9]．

➡ Refer「Ⅱ章-B-3-a」Ⅱ，p.46

➡ Refer「Ⅱ章-B-3-e」Ⅱ，p.68

また，近年では仮想気管支画像を用いて，気管支鏡を誘導する仮想気管支鏡ナビゲーション（VBN）を併用することで，高い診断率を示したとの報告も散見され，これらを活用した末梢病変に対する気管支鏡診断がますます重要になっていくものと考えられる．

鍛えよう！ 診断のポイント

▶ 充実性成分＋増大傾向は肺癌を積極的に疑う．

▶ 腫瘍径が 20 mm 以下の肺腺癌はその予後が良好であるので，GGN 病変の慎重なフォローアップと確実な診断をすべきである．

▶ 個々の病変，患者背景に合わせた診断，治療を行うことが重要である．

■■ 文　献

1) 臼田実男：腫瘍．EBM　呼吸器疾患の治療　2016-2017，永井厚志（監），一ノ瀬正和ほか（編），中外医学社，東京，354-358 頁，2016
2) Naidich DP et al：Recommendation for the management of subsolid pulmonary nodules detected at CT：a statement from the Fleischner Society. Radiology 266：304-317, 2013
3) 低線量 CT による肺がん検診の肺結節の判定基準と経過観察の考え方．肺がん CT 検診ガイドライン，第 5 版，日本 CT 検診学会肺癌診断基準部会（編），2017（http://www.jscts.org/pdf/guideline/gls5th201710.pdf）（2018 年 4 月 10 日閲覧）
4) National Lung Screening Trial Research Team et al：Reduced lung cancer mortality with low-dose computed tomographic screening. N Engl J Med 365：395-409, 2011
5) Could MK et al：Evaluation of individuals with pulmonary nodules：when is it lung cancer? Diagnosis and management of lung cancer, 3rd ed：American College of Chest Physicians evidence-based clinical practice guidelines. Chest 143：e93S-120S, 2013
6) Suzuki K et al：A prospective radiological study of thin-section computed tomography to predict pathological noninvasiveness in peripheral clinical IA lung cancer (Japan Clinical Oncology Group 0201). J Thorac Oncol 4：751-756, 2011
7) Travis WD et al：New pathologic classification of lung cancer：relevance for clinical practice and clinical trials. J Clin Oncol 31：992-1001, 2013
8) 栗本典昭：Guide sheath を用いた気管支腔内超音波断層法：EBUS-GS. 気管支鏡ベストテクニック，改訂 2 版，浅野文祐ほか（編），中外医学社，東京，109-122 頁，2017
9) Kurimoto N et al：Endobronchial ultrasonography using a guide sheath increases the ability to diagnose peripheral pulmonary lesions endoscopically. Chest 126：959-965, 2004

D ケースで鍛える！ 肺癌現場診断力

Case 5 増大かつ FDG-PET/CT で集積を認める結節性病変

[現病歴] 49 歳，男性．健康診断の胸部単純 X 線で異常を指摘されたため，当院呼吸器内科を紹介受診．経過中に増大傾向であり，FDG-PET/CT で集積を認め，肺癌を否定できず，精査加療目的にて当科へ紹介となった．

[既往歴] 16 歳時　虫垂炎，45 歳時　扁桃腺炎

[併存症] なし

[嗜好歴] 喫煙　18〜49 歳，10 本/日

[吸引歴] なし

[入院時身体所見] 自覚症状なし，PS 0，バイタルサインは異常なし．
胸部聴診では異常音を聴取せず．心雑音はなく，不整脈を認めず．表在リンパ節は触知せず，皮膚に異常なし．ばち状指は認めず，下腿浮腫を認めない．

診　断

画像検査
- 胸部単純 X 線：左上肺野に境界明瞭な 10 mm 大の結節影を認める（**図 1a**）．
- 胸部 CT：左上葉 S1＋2 に 11×7 mm の周囲に索状影を伴う結節を認める（**図 1b**）．以前の胸部 CT と比して病変は緩徐に増大している．明らかなリンパ節の腫大，衛星病変は認めず．
- FDG-PET/CT：同部位に SUVmax 2.89 の集積を認める（**図 1c**）．

血液学的検査
- 血液生化学所見で異常所見なし．
- 腫瘍マーカーは CEA 2.2 ng/mL と有意な上昇は認めず．結核陰性．クリプトコックス陰性．

診断の経緯

- 気管支鏡での腫瘍へのアプローチは困難であり，FDG-PET/CT で集積を認め，肺癌を否定できないことから，診断・治療目的に外科的切除を行うこととした．腫瘍を部分切除し，術中迅速診断で肺癌であれば，左上葉切除＋リンパ節郭清を行う方針とした．
- 全身精査で明らかな転移を認めず，臨床病期 IA2 期（cT1bN0M0）と診断した．
- 病変が小さく，胸膜と離れており，術中に触知困難な場合を想定して術前に CT ガイド下マーキングを行う方針とした．

治　療

- 術当日，CT ガイド下で左肺尖部の結節性病変の頭側外側近傍にガイディング

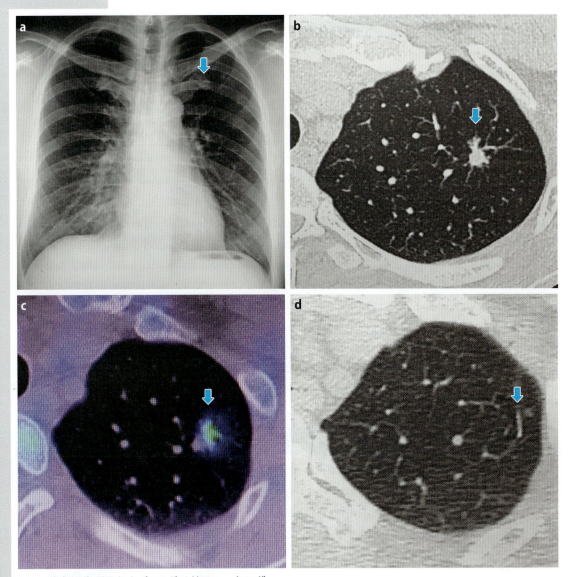

図1 胸部画像所見およびCTガイド下マーキング
a：左上肺野，10 mm大の結節影（矢印）
b：左上葉S1＋2に11×7 mmの周囲に索状影を伴う結節（矢印）
c：FDG-PET/CTでは同部位にSUVmax 2.89の集積を認める（矢印）
d：CTガイド下で左肺尖部の結節性病変の頭側外側近傍にガイディングマーカーシステムを留置（矢印）

マーカーシステムを留置し，固定した（図1d）.
- 胸腔鏡を挿入し，マーカー糸を確認した．同部位を触知し，十分なマージンを確保して切除した（左上葉部分切除）．術中迅速診断では悪性細胞は認めず，壊死を伴わない肉芽腫性病変が主体であり，肺癌ではなく炎症性肉芽腫と診断し，部分切除で手術を終了した．
- 明らかな有害事象なく経過し，第4病日に退院となった．

ここが落とし穴！

　増大傾向かつ FDG-PET/CT で集積を認めた結節性病変に対し，いかに診断，治療を行うかがポイントである.

　肺癌に特徴的な画像所見として，①周辺既存肺との境界が比較的明瞭である，②周囲の血管や気管支の収束を伴いながら進展するため，辺縁が不整である，③内部に石灰化を伴わない，などが挙げられる[1]. このような特徴を認める病変に対しては，肺癌を疑い積極的に気管支鏡や外科的切除を考慮する必要があるが，肺癌であっても上記の所見に乏しい場合もあり，議論の分かれるところである.

　本症例では結節に FDG-PET/CT で集積を認めた. 一般的に SUVmax 2.5 が最適な感度と特異度を有する cut off とされているが，活動性の炎症，結核腫などの肉芽腫性病変にはマクロファージなどへの取り込みがあるため偽陽性となることが知られている[2,3]. FDG-PET/CT に関しても，あくまでも診断の一助であるという程度である.

➡Refer「II章-C-2-d」p.104

　診断が困難な結節性病変に対しては T-spot など結核やそのほかの感染症の検査をルーチンで行う. 画像所見や FDG-PET/CT などの補助診断を踏まえたうえで，それでも診断がつかず，肺癌の可能性が否定できない場合は，診断・治療目的に外科的切除を考慮することが望ましい.

解決のコツ

　本症例では増大傾向かつ FDG-PET/CT で集積を認めた結節性病変に対し，肺癌疑いで診断治療目的に手術を施行した. 種々の検査で診断困難な結節に対しては外科的切除による診断的治療が必要になる場合もあり，患者背景や画像的特徴を含め検討する必要がある. また，本症例のよう触知困難な結節において CT ガイド下マーキングは有用であるが，CT ガイド下経皮針生検と同様に，気胸，出血，特に空気塞栓症などの合併症のリスクがあることを念頭に置く必要がある[4~7].

➡Refer「II章-B-3-b」I-2, p.54

鍛えよう！診断のポイント

▶ 肺癌，非肺癌の画像的特徴を理解する.

▶ 悪性腫瘍のみが FDG-PET/CT で集積を認めるわけではない.

▶ 各種検査で診断が困難な場合は，診断・治療目的に外科的切除を行うことが有用である.

■■■ 文　献

1) 本田　健ほか：肺癌の診断. 肺癌診療 Q&A 一つ上を行く診療の実践, 弦間昭彦（編）, 中外医学社, 東京, 59-62頁, 2011
2) Lowe VJ et al：Semiquantitative and visual analysis of FDG-PET images in pulmonary abnormalities. J Nucl Med **35**：1771-1776, 1994

3) Kim SK et al：Accuracy of PET/CT in characterization of solitary pulmonary lesions. J Nucl Med **48**：214-220, 2007
4) Kamiyoshihara M et al：Cerebral arterial air embolism following CT-guided lung needle marking. J Cardiovasc Surg **42**：699-700, 2001
5) 森　勇樹ほか：術前 CT ガイド下マーキングを契機に空気塞栓症を発症した 3 症例．日呼吸誌 **5**：226-229, 2016
6) Lu CH et al：Perctaneous computed tomography-guided coaxial core biopsy for small pulmonary lesions with ground-glass attenuation. J Thorac Oncol **7**：143-150, 2012
7) Yamaguchi Y et al：Diagnostic performance of percutaneous core needle lung biopsy under multi-CT fluoroscopic guidance for ground-glass opacity pulmonary lesions. Eur J Radiol **79**：e85-e89, 2011

D ケースで鍛える！ 肺癌現場診断力

Case 6 インフルエンザ＋肺炎かと思ったら…？

CTRX：ceftriaxone sodium hydrate
GRNX：garenoxacin mesilate hydrate

[現病歴] 67歳，男性．1ヵ月続く乾性咳嗽あり．前医にてインフルエンザB型と細菌性肺炎の診断（図1a，2a）にて抗菌薬（CTRX→GRNX）投与され，咳嗽および炎症反応改善を認めたが，胸部単純X線上右肺浸潤影残存あり，精査目的に当院紹介となった．

[既往歴] 特記すべき事項なし
[合併症] 特記すべき事項なし
[嗜好歴] 喫煙 20〜48歳，20本/日
[初診時身体所見] PS 0．体温 36.7℃．SpO_2 98％（室内気）．胸部聴診にて明らかな副雑音なし，心雑音聴取せず．表在リンパ節触知せず．ばち状指なし．下腿浮腫なし．

診 断

画像検査
- 胸部単純X線：右上肺野および下肺野の縦隔側と左中肺野に浸潤影を認める（図1b）．
- 胸部CT：右S2，右S6-10および左S4に浸潤影を認める（図2b）．いずれも1ヵ月前の前医受診時と比べ改善傾向にあり．

血液学的検査
- WBC 6,800/μL（好中球75％，リンパ球17％，好酸球3.2％），CRP 0.83 mg/dL．
- 腫瘍マーカーはCEA 3.4，CYFRA，ProGRPと有意な上昇なし．KL-6 552 U/mL．

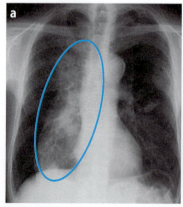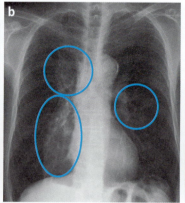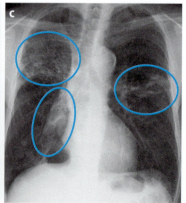

図1 胸部単純X線所見
a：前医受診時（1ヵ月前） b：当院初診時 c：4ヵ月後

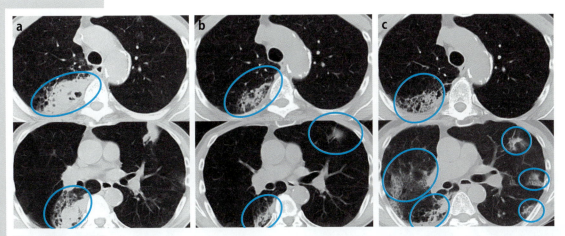

図2 胸部CT所見
a：前医受診時（1ヵ月前）　b：当院初診時　c：4ヵ月後

診断の経緯

- 画像上は改善傾向にあったが，浸潤影が残存するため，気管支鏡検査を施行．内腔所見は異常なく，右B6b，B6c，B10cより経気管支肺生検（TBLB）を施行するも，いずれもclass IIであった．気管支肺胞洗浄液（BALF）の細菌検査および抗酸菌検査も陰性であった．
- 4ヵ月後，乾性咳嗽継続，胸部単純X線/CTにて右S2および右S6-10の浸潤影悪化と両側多発性に新規の浸潤影/すりガラス陰影を認めた（図1c，2c）．体温36.5℃．
- WBC 6,500/μL（好中球62％，リンパ球31％，好酸球2.5％），CRP 0.97 mg/dL．喀痰細菌常在菌のみ．喀痰および胃液抗酸菌陰性．結核菌特異的IFN-γ陰性．β-Dグルカン＜5.0 pg/mL．アスペルギルス抗原陰性．確定診断のため再度気管支鏡検査を施行．右B2aよりTBLB施行し，class V（invasive mucinous adenocarcinoma）．
- TTF1−，CK7＋，CK20−，PAS＋，MUC-5AC＋，KL-6＋（図3）を認め，原発性肺腺癌と診断した．

確定診断

- 原発性肺腺癌（浸潤性粘液性腺癌）
- 臨床病期：cT4N1M1a（IVA）（TNM分類第8版）
- *EGFR*遺伝子変異陰性，ALK転座陰性

治療

- 1次治療として，プラチナ併用療法＋bevacizumabを4コース施行．腫瘍縮小効果（PR）を認めたが，その後，経気道的な両側性肺内転移が増悪し，13ヵ

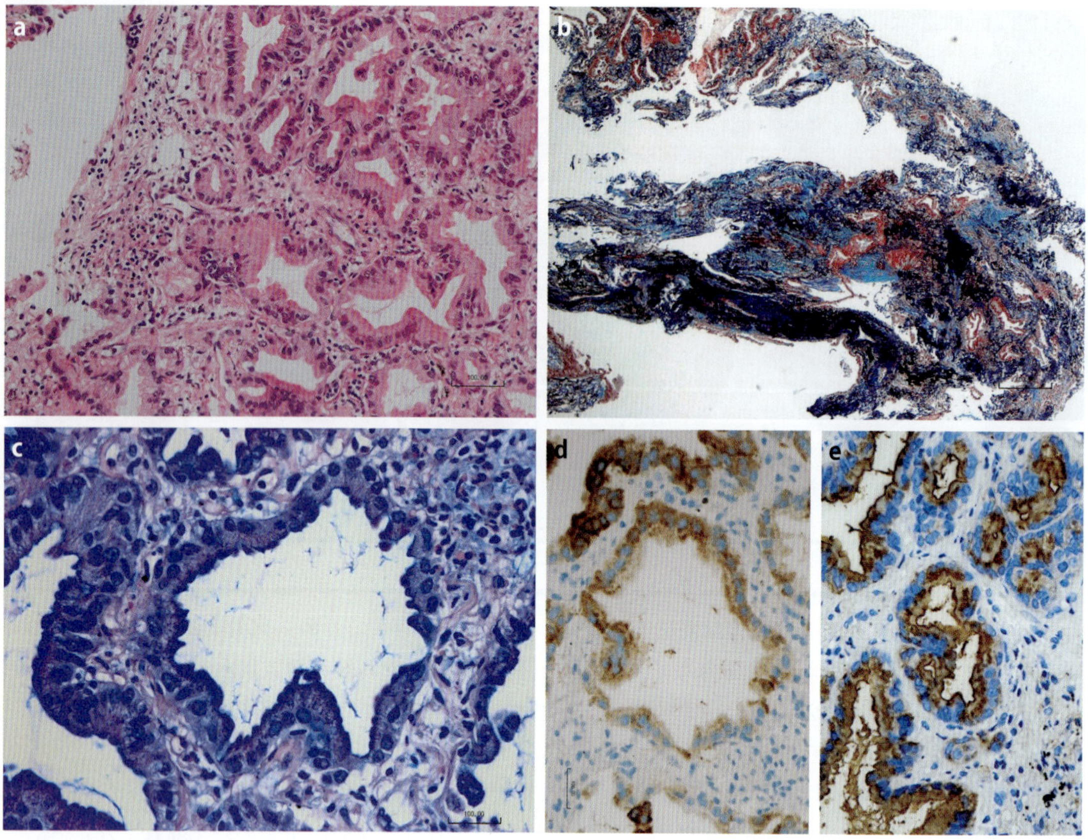

128　Ⅱ　肺癌を見つける・見極めるための診断法

図3　TBLB組織検体
a：HE染色　**b**：EMG染色　**c**：アルシアンブルー染色　**d**：MUC-5A染色　**e**：KL-6染色
　PAS陽性の粘液を有する円柱状の異型細胞は，腫瘍腺腔様構造を形成しながら増殖

月後に永眠となった.

ここが落とし穴！

　インフルエンザと細菌性肺炎にて発見され，一時浸潤影の改善傾向を認めたため，診断に苦慮した症例である．1度目の気管支鏡検査にて悪性所見を認めなかったため，経過観察となったが，両側浸潤影の増悪があり，悪性腫瘍の鑑別のため2度目の気管支鏡検査を施行し，確定診断となった．本症例は経過中乾性咳嗽のみで，発熱などの炎症症状やWBC，CRP等の炎症反応の上昇に乏しく，非区域性の進展を示していることから悪性腫瘍を鑑別に入れて精査を行う必要がある.

→Refer「Ⅱ章-A-3」
Ⅱ-3, p.28

解決のコツ

　非区域性に進展する浸潤影に対しては，非定型肺炎（マイコプラズマ，レジオネラ肺炎，クラミジア肺炎），抗酸菌感染，真菌感染等の感染症，薬剤性肺炎，好酸球性肺炎，特発性器質化肺炎（COP）などに加え，炎症所見に乏しいケース

COP：cryptogenic organizing pneumonia

では，浸潤性粘液性腺癌や悪性リンパ腫等の悪性腫瘍も鑑別に挙げる必要があり，積極的に組織診を試みる必要がある．

鍛えよう！診断のポイント

▶ 非区域性に進展する浸潤影を呈する疾患の画像的特徴を理解する．

▶ 浸潤性粘液性腺癌の臨床経過および画像的特徴を理解する．

▶ 確定診断には積極的に組織診を行うことを考慮する．

D　ケースで鍛える！　肺癌現場診断力

Case 7　すべての病変を肺癌としてよいか？

[現病歴]　79歳，女性．検診にて胸部単純X線上，異常を指摘されたため前医を受診，精査にて中葉原発肺癌，縦隔・肺門リンパ節転移，胸膜播種が疑われた．加えて，既存肺に間質性陰影が確認されたため，同院での治療困難と判断され，精査・加療目的にて当院へ紹介となった．

[既往歴]　36歳時 頸部リンパ節結核，55歳時 悪性黒色腫

[合併症]　気管支喘息，心房細動，糖尿病

[嗜好歴]　喫煙歴なし，飲酒歴なし

[職業]　医師

[吸入歴]　なし

[入院時身体所見]　自覚症状なし，PS 0，バイタルサインは異常なし．

胸部聴診では，両側肺底部でわずかに捻髪音を聴取した．心雑音はなく，不整脈を認める．表在リンパ節は触知せず，皮膚に異常なし．ばち状指は認めず，下腿浮腫を認めない．

診　断

画像検査
- 胸部単純X線：右中肺野に境界やや不鮮明な30mm大の腫瘤影および両側肺門リンパ節腫大を認める．
- 胸部造影CT：中葉に境界明瞭で比較的強い胸膜陥入を伴う35×25mm大の充実性腫瘤を認める（**図1a**）．また，両側肺門リンパ節および気管分岐下・気管前リンパ節の腫大（**図1b，c**），原発巣近傍の葉間に小結節の散在が確認された（**図1a**）．さらに両側下肺野有意に汎小葉性のすりガラス陰影を認めたが，粒状影や蜂巣肺は認めなかった．
- FDG-PET/CT：中葉腫瘤および肺門・縦隔リンパ節にFDGの高集積が確認された（**図1d**）．

血液学的検査
- KL-6 3566と異常高値，ACE 29.3と有意な上昇あり．そのほか，抗核抗体160倍陽性（特異抗体の上昇は認めず）以外に有意な異常は認めず．
- 腫瘍マーカーでは，CEAとSLXが有意に上昇していた．

診断の経緯

- 気管支鏡検査を実施，右中葉腫瘤より生検を行い adenocarcinoma, acinar and lepidic growth pattern の診断を得た．肺癌周囲の肺野にはランゲルハンス細胞を伴う肉芽腫が多数確認された．
- 気管支肺胞洗浄液（BALF）では，III液でリンパ球優位（74％）の細胞数増多と

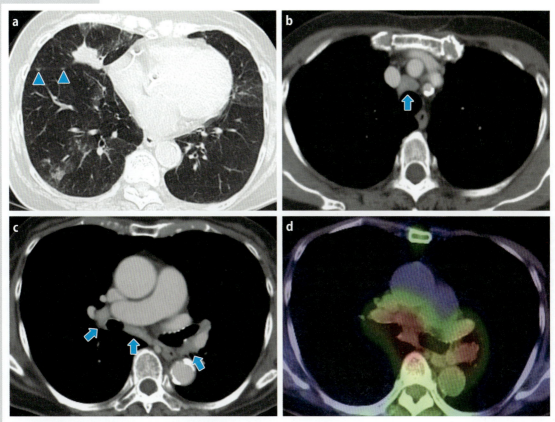

図1 胸部造影CTおよびFDG-PET/CT所見
a：中葉原発巣 胸膜陥入を伴う35×25 mm腫瘤影 中下葉葉間に小結節（矢頭）
b, c：縦隔・両側肺門リンパ節腫脹（矢印） d：FDG-PET/CT 縦隔・肺門リンパ節にFDG高集積

CD4/CD8比の上昇（7.1）が確認された．

- 以上よりサルコイドーシス合併肺腺癌と診断，病期診断確定のため，超音波気管支鏡下縦隔リンパ節生検（EBUS-TBNA）を実施したが，悪性細胞は確認できず，非特異的肉芽腫病変が認められた（図2a）．本結果からリンパ節病変は肺癌の転移ではなく，サルコイドーシスの病変と判断，さらに胸膜小結節も同病変の可能性が高いと考え，臨床病期はⅠB期（cT2aN0M0）と判断し，外科的切除の方針とした．

▶ Refer「Ⅱ章-B-3-a」p.45

治療

- 術式は，中葉切除＋縦隔リンパ節郭清および右下葉部分切除（臓側胸膜に小結節）であった．縦隔・肺門リンパ節には悪性細胞は認めず，壊死を伴わない肉芽腫性病変が主体であり，抗酸菌染色も陰性であった（図2b）．原発巣周辺および腫瘍から離れた肺野にも肉芽腫の散在を認め（図2c, d），胸膜播種が疑われた小結節も肉芽腫であることが確認された．

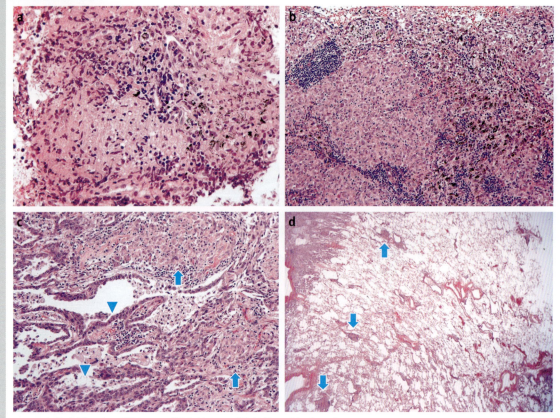

図2 気管支鏡による縦隔リンパ節生検および外科的切除標本の病理所見
a：気管分岐下リンパ節（EBUS標本）肉芽腫　b：縦隔リンパ節（手術標本）肉芽腫
c：中葉原発部位（手術標本）肺胞上皮置換型腺癌（矢頭），肉芽腫（矢印）　d：正常肺（手術標本）散在性に肉芽腫（矢印）

確定診断

- 以上より本症例は，サルコイドーシス合併肺腺癌，同一肺葉内に転移を認めたことから最終病理病期は，ⅡB期（pT3N0M0）であった．

ここが落とし穴！

　すべての病変を肺癌の転移（播種）と考えず，ほかの疾患の合併を疑うことができるかがポイントとなる．
　対側肺門リンパ節腫脹を転移と判断するとN因子はN3，葉間小結節を胸膜播種と判断するとM因子はM1aとなり，臨床病期はⅢBもしくはⅣ期であり，標準治療は化学療法となる．しかし，化学療法単独治療では治癒を期待することは難しいため，本症例の場合，病期診断は生死を左右することになる．
　さらに間質性肺疾患の存在は，化学療法を行ううえで重要な治療制限因子でもある．化学療法により惹起される重篤な呼吸不全（急性増悪）のリスクは，既存の肺疾患により大きく異なることが知られている．つまり，特発性肺線維症であ

れば，急性増悪の危険性は高く，予後も不良であるが，サルコイドーシスや特発性器質化肺炎，石綿肺などであれば危険性は低い．既存の間質性肺疾患の診断も今後の抗癌治療の危険性を正確に見積もるうえで重要となる．

解決のコツ

　　本症例では，サルコイドーシスの特徴である両側肺門リンパ節腫脹と典型的ではないもののなんらかの間質性肺疾患の存在が診断を進めるうえで重要であり，リンパ節腫脹を伴う間質性肺疾患の合併を前提に精査を行わなければならない．本症例では，スクリーニングで ACE 高値が確認されており，サルコイドーシスを疑われ，BALF，EBUS-TBNA が立案された．

➡Refer 「Ⅱ章-B-3-a」p.45

　　臨床病期を過大評価することで根治の機会を逸することのないように，慎重に病期診断を行わなければならない．本症例では胸膜播種は術前に否定できていないが，根治性を期待して手術を実施している．術中迅速診断にて播種が否定されたため，根治切除が実施された．

鍛えよう！ 診断のポイント

▶ 根治の機会を逸することのないよう病期診断を行う．

▶ 合併する間質性肺疾患をリンパ節腫脹と関連付け，精査を立案する．

▶ 超音波気管支鏡はリンパ節診断に有用であり積極的に活用すべきである．

▶ 間質性肺疾患の鑑別は，抗癌治療のリスクを正確に見積もるうえで重要である．

D ケースで鍛える！ 肺癌現場診断力

Case 8 経過観察中のリンパ節腫大

[現病歴] 66歳，男性．X－2年に労作時息切れを主訴に初診，CTにて両肺の気腫性変化と左肺下葉の17 mm大の結節影を指摘され，左肺下葉切除＋縦隔リンパ節郭清術を施行，肺腺癌pT1bN2M0 stage ⅢAと診断され，術後補助化学療法CDDP＋VNR 4コースを行い，その後は定期画像フォローを行っていた．
X－7ヵ月に右頸部腫瘤を認め受診，触診では有痛性で弾性硬，可動性あり．CTにて28 mm大の右浅頸部リンパ節腫大を確認した（図1a, b）．リンパ節穿刺吸引液の細胞診でclass Ⅱ，壊死物質を背景に，炎症細胞を認め（図1c），一般細菌・抗酸菌検査では塗抹・培養とも陰性，結核菌PCR陽性，末梢血インターフェロン-γ遊離試験陽性を認め，頸部リンパ節結核の診断，抗結核薬加療を行った．
6ヵ月間の結核治療完遂時に施行されたCTにて，右浅頸部リンパ節の縮小を得たが，新たに左頸部，縦隔リンパ節の腫大を認め，精査・加療を行った．

CDDP：cisplatin
VNR：vinorelbine

COPD：chronic obstructive pulmonary disease

[既往症・併存症] 慢性閉塞性肺疾患（COPD），2型糖尿病，ヨード造影剤アレルギー
[嗜好歴] 喫煙 20～62歳，30本/日　飲酒 20～61歳，日本酒1～2合/日
[職業] 自営業（建築資材販売・卸業）
[入院時身体所見] 左頸部リンパ節は母指頭大に腫脹し，硬，可動性なし．右頸部・両側鎖骨上窩リンパ節は触知せず．左胸部にVATS手術痕あり．胸部聴診上，呼吸音は両側とも減弱．手指にばち状指を認めた．

診　断

画像検査
- 胸部単純X線：両肺とも過膨張，左肺は下葉切除後（図2a）．
- 胸部CT：左深頸部，右鎖骨上窩，血管前リンパ節の腫大を認めた（図2b）．
- FDG-PET/CT：CTで指摘されたリンパ節に，SUV最大値で早期相38.2→後期相42.9のFDGの集積が認められ，さらに有意な腫大を呈していない左鎖骨上窩・右上部気管傍リンパ節へも異常集積を認めた（図2c，d）．

血液学的検査
- 血清腫瘍マーカーCEAに関しては，全経過中で上昇を示さず．

診断の経緯

- FDG-PET/CTでは，左頸部から縦隔リンパ節にかけ異常集積を認めたことから悪性病変を疑い，左深頸部リンパ節穿刺吸引細胞診を実施，class Ⅴ肺腺癌を確認した（図2e）．全身検索と手術標本組織像（図2f, g）との比較検討の結果，術後再発rT0N3M1c（LYM）と診断した．

▶Refer「Ⅱ章-C-2-d」Ⅱ-1, p.104

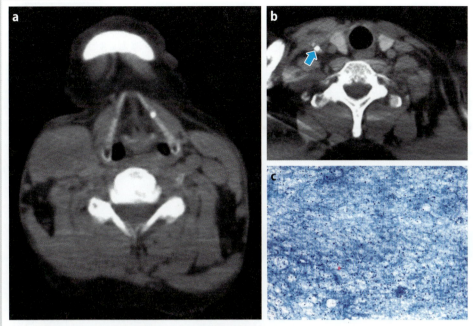

図1 頸部 CT および右浅頸部リンパ節穿刺吸引細胞診
a：右浅頸部リンパ節腫大と内部濃度の低下を認める
b：a の尾側辺縁に石灰化小結節を認める（矢印）
c：穿刺吸引細胞診 細胞の変性・壊死を背景に組織球，好中球が散見されるが，悪性細胞，抗酸菌は確認されなかった

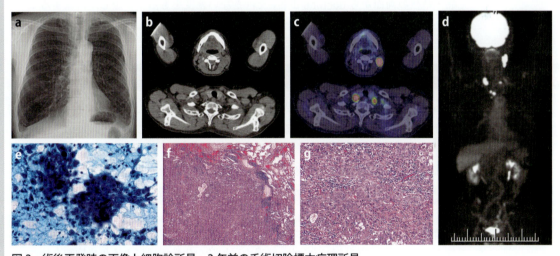

図2 術後再発時の画像と細胞診所見，2 年前の手術切除標本病理所見
a：胸部単純 X 線写真 両側肺過膨張所見が有意で肺内病変は認めず
b：胸部 CT
c：FDG-PET/CT 左浅頸部リンパ節と両側鎖骨上窩リンパ節に FDG の異常集積を認める
d：FDG-PET 左深頸部・両側鎖骨上窩・血管前・右上部気管傍リンパ節の FDG の異常集積を認めた
e：左深頸部リンパ節穿刺吸引細胞診 核小体が明瞭な大型の核と豊富な胞体を有する異型細胞が集塊状，孤在性に認められる
f：手術標本原発巣の弱拡大所見
g：同上，強拡大所見 異型細胞が充実性胞巣を形成，一部に腺腔形成，乳頭状増生を認める

136　Ⅱ　肺癌を見つける・見極めるための診断法

治　療

PEM：pemetrexed

- 術後再発に対して，初回全身化学療法CDDP＋PEMを導入，3コース終了時点でRECIST PRを確認，4コースの導入化学療法を完遂した後，PEM単剤による維持化学療法を継続中である．

確定診断

- 以上より本症例は，肺腺癌術後に頸部リンパ節結核を発症，その加療直後に発見・診断された術後リンパ節転移再発であった．

ここが落とし穴！

　肺癌経過観察中にリンパ節腫大をみたとき，時に転移性病変の以外の疾患を鑑別しなければならない．術後補助化学療法後で，有痛性リンパ節腫大であったこと，CT所見で内部壊死と石灰化を伴っていたことから，感染性リンパ節炎が想起された．診断確定のために，病変部からの組織採取を積極的に行い，組織細胞学的検査と細菌学的検査，遺伝子検査を適切に行い鑑別する．

　肺癌治療中の結核感染については，診断・治療の遅れが問題になるため，肺癌・結核の両面からdoctor's delayを許さない態度をもって診療し，治療することが求められる．

解決のコツ

　わが国における結核罹患率（人口10万対，2016年）は13.9人[1]であり，世界的には「中まん延国」とみなされる現状において，結核は決して過去の疾患ではない．

　肺，胸水，リンパ節など病変が重複すること，喫煙者や高齢者などの発症・罹患の危険因子が重複することから，肺癌と結核の合併例の報告や，鑑別に苦慮する症例がしばしばみられる[2~4]．

　肺結核患者における肺癌発症のハザード比は4.37との報告があり[5]，結核の既往を有する肺癌症例においては，経過中に加齢や化学療法による免疫抑制を機に発症する内因性再燃に注意が必要である．

　治療上の側面からは，特に進行肺癌と肺結核の合併において，全身化学療法と抗結核薬治療とを同時に施行する場合もあり，薬物相互作用や副作用マネージメントに注意が必要であることから，結核治療についての知識を持つことが重要である．

鍛えよう！診断のポイント

▶ 結核は過去の病気ではない．

▶ 肺癌の診断時にも経過中にも，同時性・異時性に，結核を発症し得る．

▶ 組織採取を行うとき，組織細胞学的検査だけでなく，細菌検査・感染関連遺伝子検査なども併せて提出する．

文 献

1) 結核予防会結核研究所疫学情報センター：結核の統計 2016（http://www.jata.or.jp/rit/ekigaku/toukei）（2018 年 4 月 10 日閲覧）

2) 杉野圭史ほか：肺結核と原発性肺癌合併症例の臨床的特徴と問題点の分析．肺癌 **47**：97-103, 2007

3) 桂田直子ほか：EBUS-TBNA が肺癌術後再発との鑑別に有用であった縦隔リンパ節結核の 1 例．気管支学 **38**：42-47, 2016

4) 芳野　充ほか：導入化学療法後に手術を施行し，肺結核合併と診断された肺癌の 1 例．肺癌 **56**：114-118, 2016

5) Yu YH et al：Increased lung cancer risk among patients with pulmonary tuberculosis：a population cohort study. J Thorac Oncol **6**：32-37, 2011

D ケースで鍛える！ 肺癌現場診断力

Case 9 CT 所見は気管支壁肥厚のみだが…？

[現病歴] 60 歳，男性．3 ヵ月前に咳嗽，喀痰が出現．近医を複数回受診し，抗菌薬，鎮咳薬，気管支拡張薬などの処方を受けるも改善を認めないため，精査加療目的に当科へ紹介となった．

[既往歴] 55 歳時 痛風

[嗜好歴] 喫煙 20～28 歳，60 本/日，飲酒 30 歳ごろ～現在まで，ビール 350 mL/日

[職業] 会社経営

[吸入歴] なし

[入院時身体所見] PS 0，身長 165 cm，体重 80 kg，血圧 140/90 mmHg，脈拍数 72 回/分・整，呼吸数 16 回/分，体温 36.5℃，SpO₂ 96％．胸部聴診にて，呼吸音は左右差なく，明らかなラ音も聴取しない．心音は清．表在リンパ節を触知しない．皮膚に異常所見なし．ばち状指を認めない．下腿浮腫を認めない．

診 断

画像検査
- 胸部単純 X 線：明らかな異常所見を認めない（図 1a）．
- 胸部 CT：左 B³b の気管支壁の肥厚像を認める（図 1b）．

血液学的検査
- Hb 12.2 g/dL，Ht 36.2％と軽度の貧血あり．
- 生化学一般項目は基準値範囲内．
- 腫瘍マーカーは，SCC 1.7 ng/mL，可溶性 IL-2 受容体 600 U/mL とそれぞれ軽度上昇を認める．

気管支鏡検査・病理検査・そのほか
- 気管支鏡検査にて，左上幹入口部に広基性の結節，表面の粘膜不整および内

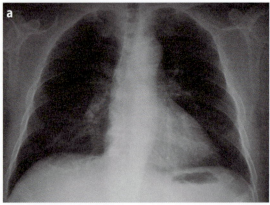
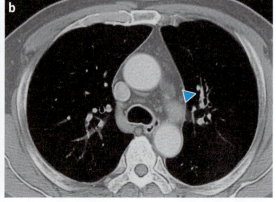

図 1 胸部単純 X 線写真および CT
a：胸部単純 X 線 異常なし．
b：胸部 CT 左 B³b 壁の肥厚（矢頭）．

Case 9　CT所見は気管支壁肥厚のみだが…?　139

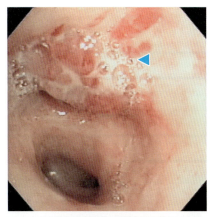

図2　気管支鏡による気管支内腔の所見
左上幹入口部　粘膜不整および内腔狭窄（矢頭）

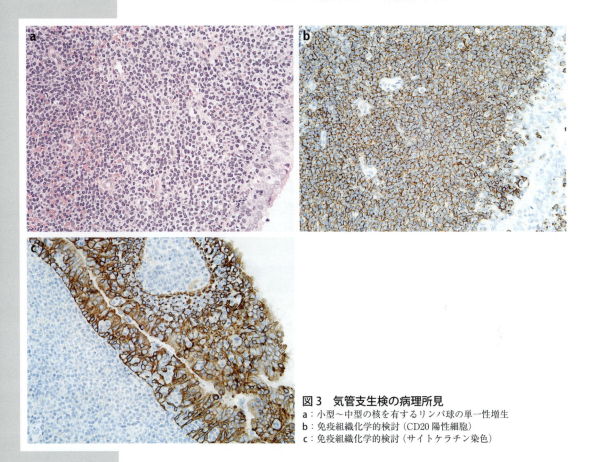

図3　気管支生検の病理所見
a：小型〜中型の核を有するリンパ球の単一性増生
b：免疫組織化学的検討（CD20陽性細胞）
c：免疫組織化学的検討（サイトケラチン染色）

腔狭窄を認めた（図2）．左主気管支はほぼ全域にわたる粘膜面の腫脹，不整，一部に発赤を認めた．左上幹入口部の粘膜不整部からの生検にて，小型〜中型で切れ込みのある核を有するリンパ球の単一性増生を認めた（図3a）．免疫組織化学染色では，浸潤リンパ球のほとんどをCD20陽性細胞が占めた（図3b）．サイトケラチン染色ではlymphoepithelial lesion（LEL）を認めた（図3c）．
- 免疫電気泳動法にて，免疫グロブリン重鎖 *JH* 遺伝子の再構成バンドが検出さ

140　II　肺癌を見つける・見極めるための診断法

れた.

確定診断

BALT：bronchus-associated lymphoid tissue

- 以上より，BALT リンパ腫と診断した.

治　療

- 病変は，気管支鏡にて左主気管支のほぼ全域と左上幹入口部までは確認できたが，左上幹の末梢はどこまで及んでいるか確認できていない．したがって，放射線療法では照射野選定が不適切になり得るため，治療は化学療法を選択した．CD20 陽性であったため，CHOP＋rituximab を 6 コース行った.

ここが落とし穴

本症例の CT 所見は気管支壁の肥厚のみで，肺実質や縦郭・肺門リンパ節には異常を認めていない．実際には，BALT リンパ腫は肺実質にも病変を認める場合が多く，本症例のように気管支病変だけであれば気管支炎や気管支拡張症と考えがちと思われる．その場合，患者に気管支鏡検査という，'負担'を提案することは少ないであろう.

➡ Refer「II章-B-3-a」p.45

落とし穴は，このように良性疾患と思い込んでしまうことである．このような症例で正しい診断に至るには，悪性腫瘍をどれだけ真剣に疑うことができるかにかかっている.

解決のコツ

本症例は，受診後早々に気管支鏡検査を行ったため，重症化する以前に BALT リンパ腫と診断することができた．CT 所見は局所の気管支壁肥厚のみではあったが，咳嗽の期間が 3 ヵ月と長く，しかも治療抵抗性であったことから，CT 以上の精査，すなわち気管支鏡検査を選択した．さらに，軽度であっても貧血や腫瘍マーカーの上昇もあり，悪性腫瘍を念頭に置いて精査をしていく必要があった症例である.

鍛えよう！診断のポイント

- ▶ 咳嗽の期間が長く，しかも治療抵抗性の場合は，必ず悪性腫瘍を鑑別に挙げよう.
- ▶ 軽度であっても，貧血，腫瘍マーカーの上昇など腫瘍を示唆する所見があれば，悪性腫瘍を真剣に疑う姿勢が重要である.
- ▶ 画像所見が気管支壁の肥厚だけでも，腫瘍が疑われると解釈できる場合は，気管支鏡検査を積極的に実施するべきである.

D ケースで鍛える！ 肺癌現場診断力

Case 10 診断の難しいHIV陽性の多発結節影は…？

[現病歴] 61歳，男性．主訴は，発熱，全身倦怠感，乾性咳嗽．2ヵ月前から37℃台の発熱，全身倦怠感が持続していた．受診の20日前から乾性咳嗽が出現していた．胸部単純X線にて両肺に多発結節影を認めたため精査目的で当科入院となった．

[既往歴] EBウイルス感染症，三叉神経痛

[家族歴] 母：盲腸癌，関節リウマチ

[嗜好歴] 喫煙 20～50歳，10本/日

[入院時身体所見] 意識清明，体温37.8℃，表在リンパ節を触知せず，胸部聴診上異常なし，腹部所見異常なし，左下腹部に弾性・軟，可動性良好な腫瘤を触知．

診 断

画像検査
- 胸部単純X線：両肺に大小不同の不整な多発結節（矢頭）・腫瘤影（矢印）を認めた（図1）．
- 胸部造影CT：右S8に3cm大の造影効果があり，壊死と思われる内部が一部低吸収域な腫瘤影を認め，心室壁にも4cm大の腫瘤を認めた（図2）．
- 骨盤部造影MRI：T2強調画像において内部低信号で辺縁に造影効果を伴う腹腔内腫瘤を認めた（図3）．
- FDG-PET/CT：右S8：SUVmax 8.65，心室壁：SUVmax 12.3，左腹腔内腫瘤：SUVmax 16.0の高集積を認めた（図4a，b）．

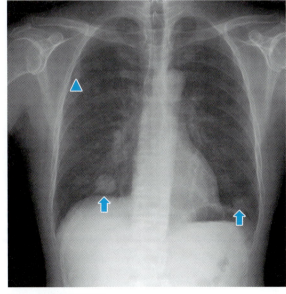

図1 胸部単純X線

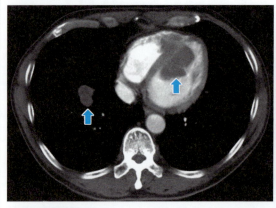

図2 胸部造影 CT

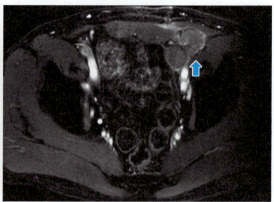

図3 骨盤部造影 MRI

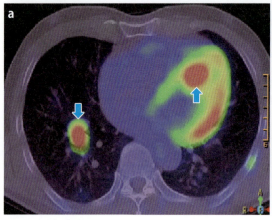

図4 FDG-PET/CT

血液学的検査	・WBC 4,900/μL（neutrophil 3,376/μL，lymphocyte 809/μL，CD4＋83/μL）
	・TP 7.9 g/dL，Alb 2.9 g/dL，CRP 1.52 mg/dL，HIV-1 抗原陽性，HIV RNA 24,000 copies/mL，HHV-8 PCR 陰性，可溶性 IL-2 受容体 1,614 U/mL，アスペルギルス抗原陰性，クリプトコックス抗原陰性，トキソプラズマ抗原陰性，結核菌陰性
免疫組織学的検査	・左下腹部腫瘍の術中迅速診断を行ったところ，HE 染色では，異型性が強く，不定形な核と，豊富な細胞質を持つ異型細胞が集簇している（図5a，b）．免疫染色では組織球系マーカーである CD68 陽性で（図5c），S-100 陽性（図5d），ランゲルハンス細胞系マーカーである CD1a は陰性（図5e）であった．

確定診断

・以上より histiocytic sarcoma と診断した．

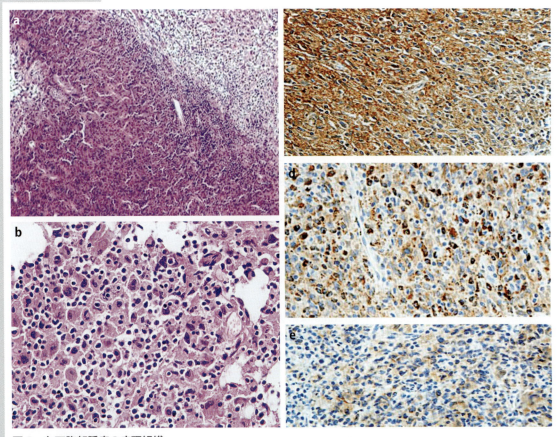

図5 左下腹部腫瘤の病理組織
a, b：左下腹部腹部腫瘤　HE染色，弱拡大(a)，強拡大(b)
c：左下腹部腹部腫瘤　CD68染色
d：左下腹部腹部腫瘤　S-100染色
e：左下腹部腹部腫瘤　CD1a染色

治療

- 標準的治療はなく，文献[1]を参考に，初回治療としてCHOP療法(CPA 600 mg/m², VCR 1.4 mg/m², ADR 50 mg/m², day 1；PSL 100 mg/d p.o., day 1～5)を施行した．化学療法施行中もHAART療法を施行した．CD4上昇およびHIV-RNA陰性化した．また6コース化学療法により腫瘍消失し，5年経過した現在も再発を認めていない[2]．

ここが落とし穴

HIV陽性の免疫不全の状況下における多発結節影の鑑別である．HIV感染による悪性腫瘍の発症リスクの増加に関するデータを示す(**表1**)[3]．同様な多発結節影をきたす疾患ではカポジ肉腫，悪性リンパ腫，肺癌が知られ，CD4陽性リンパ球が減少すると発症リスクが増加することが知られている．また本症例は心臓内腫瘤も存在し，心臓原発の横紋筋肉腫なども鑑別に挙がった．

144 　Ⅱ　肺癌を見つける・見極めるための診断法

表1　HIV 患者における CD4 値と発癌リスク

レート比	CD4 細胞/mL		
	<200	201〜499	P 値
カポジ肉腫	7.5 (5.6〜10.2)	1.9 (1.4〜2.5)	<0.001
非ホジキンリンパ腫	6.8 (4.2〜10.9)	2.9 (1.8〜4.6)	<0.001
ホジキンリンパ腫	3.7 (1.8〜7.8)	0.9 (0.4〜1.8)	<0.001
肛門癌	3.1 (1.6〜6.1)	2.0 (1.2〜3.4)	0.005
口腔咽頭癌	5.9 (1.8〜19.4)	2.6 (0.9〜7.4)	0.065
肝癌	4.3 (1.2〜15.0)	2.5 (0.9〜7.1)	0.17
前立腺癌	0.7 (0.3〜1.6)	1.1 (0.7〜1.7)	0.21
肺癌	2.0 (0.9〜4.1)	0.9 (0.5〜1.6)	0.078
大腸 (直腸癌)	4.8 (1.9〜12.3)	1.7 (0.7〜3.9)	0.028
悪性黒色腫	1.8 (0.6〜6.0)	2.3 (1.0〜5.3)	0.092

［文献 3 を参考に著者作成］

→Refer「Ⅱ章-B-3-c」Ⅰ，p.58

　複数回の経気管支肺生検（TBLB）や CT ガイド下肺生検も行ったが確定診断が得られず，左下腹部腫瘤の外科的生検により，免疫組織学検査を行うことにより確定診断が得られた．

　また histiocytic sarcoma は病因が不明で，ウイルス感染が発症に関与しているという報告はないが，HIV 感染が発症になんらかの影響を与えた可能性も推測され，今後，症例の蓄積が必要であると考えられる．

解決のコツ

　本症例は HIV 陽性の免疫不全の状況下における多発結節影の鑑別であり，合併する悪性腫瘍はカポジ肉腫や悪性リンパ腫をまず考慮する．しかし，本症例のように非常にまれな治癒の可能性のある腫瘍も存在する．免疫不全の状況下では通常の常識にとらわれない姿勢が必要である．最終的には組織検査が決め手であり，確定診断がつかない場合は，大きな組織検体を採取し免疫組織学検査が必要である．本人の全身状態にもよるが，侵襲的な外科的検査も時期を逃さないことが重要であると痛感した．

鍛えよう！診断のポイント

▶ HIV 陽性患者の多発結節影を見たら，カポジ肉腫や悪性リンパ腫を考慮する．
▶ 確定診断が難しい場合は外科的生検まで考慮する．

■■■ 文　献

1) Chen X et al：Complete response after chemotherapy and radiotherapy of a tonsillar histiocytic sarcoma with regional lymph node involvement：a case report and review of the literature. Int J Clin Exp Med **8**：16808-16812, 2015
2) Narita K et al：Successful treatment of histiocytic sarcoma and concurrent HIV infection using a combination of CHOP and antiretroviral therapy. Intern Med **52**：2805-2809, 2013
3) Silverberg MJ et al：HIV infection, immunodeficiency, viral replication, and the risk of cancer. Cancer Epidemiol Biomarkers Prev **20**：2551-2559, 2011

III

肺癌治療に活きる診断法・ストラテジー

A 肺癌の基本的治療戦略

1 非小細胞肺癌に対する基本的治療戦略

肺癌は非小細胞肺癌（NSCLC）と小細胞肺癌（SCLC）に分けられ，いずれに対しても治療の3本柱は外科的切除，放射線治療，化学療法とされてきた．本項ではそのうち約85％と大多数を占め，かつ近年薬物療法が長足の進歩を遂げつつあるNSCLCについて基本的な治療戦略を概説する．

I 早期（臨床病期Ⅰ～Ⅱ期）症例の基本的治療戦略

根治が期待できる早期症例（臨床病期Ⅰ～Ⅱ期）では外科的切除や放射線治療が行われる．しかしこれらの局所治療のみでは治療成績が十分でないことから，完全切除例では術後補助化学療法を行うことで根治率が有意に改善することがメタアナリシスで示されている（図1）[1]．

II 局所進行期（臨床病期Ⅲ期）の基本的治療戦略

胸腔内に病変が限局する局所進行期（臨床病期Ⅲ期）はさまざまなモダリティを組み合わせた集学的治療が力を発揮する病期である．診断時点で切除可能か否かに分けて治療方針を検討していく．

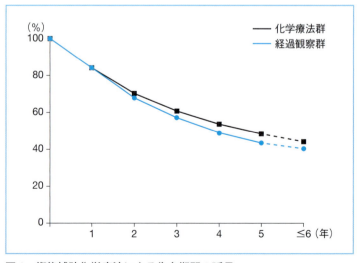

図1 術後補助化学療法による生存期間の延長

［文献1より引用］

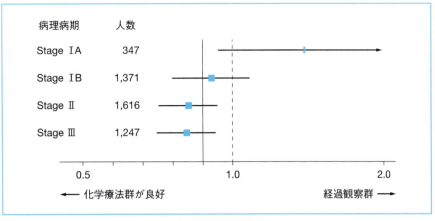

図 2　術後補助化学療法の効果は病期が高いほど大きい

[文献 1 より引用]

1. 切除可能例

　外科的切除を先行した後に補助化学療法を行う場合と術前化学（放射線）療法の後に外科的切除を行う場合がある．メタアナリシスによる両者比較では有効性はほぼ同程度とされているが[2]，基になった報告のエビデンスレベルという観点からすると，術後補助化学療法において質の高い報告が数多く存在している．また，術後補助化学療法のメタアナリシスでは，病理病期が進むほど術後補助化学療法のメリットが大きいことが示されており（**図 2**），外科的切除を先行することで病理病期が正確になるメリットは大きい．

2. 切除不能例

　NSCLC においては，（胃癌などと異なり）切除不能例に対する術前治療によるダウンステージング，という治療戦略は否定されている[3,4]．よって，切除不能例に対する標準治療は内科治療のなかで最強の効果が現れる化学放射線療法となる．化学療法のレジメンとしては，わが国で行われた第Ⅲ相試験を基に，carboplatin + paclitaxel もしくは cisplatin + docetaxel が標準的と考えられている[5,6]．放射線の線量については 60 Gy と 74 Gy の比較試験が行われ，後者による死亡率の増加が報告された[7]ことから，従来どおり 60 Gy が標準的と考えられている．

Ⅲ　進行期の治療戦略

　根治が難しい進行期症例では症状緩和・延命を目的とした化学療法が中心となる．従来，プラチナ併用療法が主役を担っていたが，2000 年代の *EGFR* 遺伝子変異の発見を皮切りに，*ALK/ROS1/RET/BRAF* など多くのドライバーと称される遺伝子変異が発見され，それに対する特異的阻害薬の開発が進行している．さらに 2010 年代には PD-1/PD-L1 などの免疫チェックポイント分子を標的とし

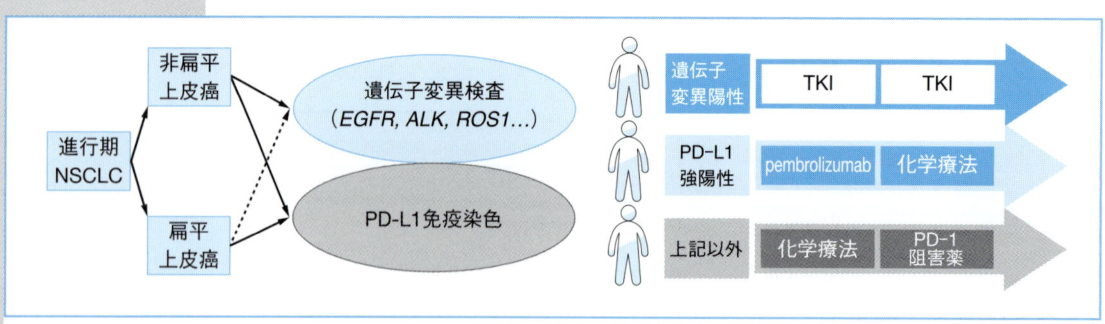

図3　進行期肺癌に対する治療戦略の概念図

た nivolumab, pembrolizumab などの薬剤が登場し, 治療成績はさらに改善している. 進行期に対する現在の治療戦略は NSCLC と一括りにして考えることがはなはだ困難であり, ①遺伝子変異陽性, ②PD-L1（強）陽性, ③それ以外の3つに分けて概説されることが多い（**図3**）.

➡ Refer 「Ⅲ章-B-1」
p.151

1. 遺伝子変異陽性例

EGFR 遺伝子変異陽性例では EGFR チロシンキナーゼ阻害薬（EGFR-TKI）がキードラッグとなるため, 治療の早い段階で使用タイミングを逃さないことが重要である. そのほかの遺伝子変異陽性例でも同様の考え方で治療を選択する. 現在, さらなる治療成績改善を期待して多くの併用療法が検討されている. 例えば erlotinib では bevacizumab との併用[8]やプラチナ併用との組み合わせ[9]が第Ⅱ相試験ではあるものの, すでに報告されている.

従来の懸念事項であった耐性化についても近年進展が見られた. *EGFR* 遺伝子変異陽性例については, 耐性の約半数を占める T790M 変異に対する阻害薬として osimertinib が良好な治療成績を収め[10], 2016 年にわが国でも承認された. また T790M 変異の確認方法として従来の組織採取より低侵襲な手法として末梢血中の癌由来 cell-free DNA を用いた検査が承認されたことも日常臨床に大きなインパクトを与えている.

➡ Refer 「Case 13」
p.222

2. PD-L1 強陽性例

化学療法未治療の PD-L1 強陽性 NSCLC に対して pembrolizumab とプラチナ併用療法の比較試験が行われた[11]. 結果, 奏効率（45% vs 28%）や無増悪期間（中央値：10.3 ヵ月 vs 6.0 ヵ月）において pembrolizumab が有意に良好な成績を収めた. さらにこの試験ではプラチナ併用療法群で病勢増悪後に一定の割合で pembrolizumab へのクロスオーバーが行われたものの, 生存期間は pembrolizumab 群で有意に良好であった（**図4**）. この点は分子標的治療薬でみられた結果と異なっており, 重要なポイントである. 原因は明確でないものの, 免疫チェックポイント阻害薬は治療ラインの早い段階で使用した方が効果が高い可能

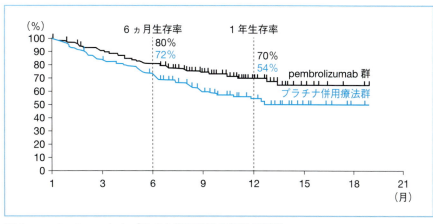

図4 pembrolizumabとプラチナ併用療法の第Ⅲ相試験

［文献11より引用］

性がこれまでにも示されており，薬剤としてなんらかの特性を反映しているのかもしれない．免疫チェックポイント阻害薬についても化学療法や分子標的治療薬などとの併用の治療戦略が数多く検討されている．

→Refer「Case 15」p.229

Ⅳ 早期・局所進行期における今後の展望

これまでに述べたように，化学療法には作用機序が大きく異なる新規薬剤が続々と登場している．早期・局所進行期の治療戦略においてもこれらの薬剤を導入する試みがなされているが，現時点では成功していない．術後補助化学療法については，erlotinibのネガティブデータが報告されており，局所進行期に対しては新規細胞障害性薬剤であるpemetrexedを用いた化学放射線療法が行われたが，生存期間の延長は示されなかった．現在，免疫チェックポイント阻害薬を用いた治験が複数進行しており，注目が集まっている．

肺癌の治療戦略について述べた．肺癌は難治性疾患であり，単独の治療で良好な成績を得られることは少なく，多くの病期で治療方法を組み合わせることが標準的となっている．なかでも化学療法は近年の発展が目覚しく，今後も標準治療が劇的に変遷していく可能性が高い．

■ 文 献

1) Pignon JP et al：Lung adjuvant cisplatin evaluation：a pooled analysis by the LACE collaborative group. J Clin Oncol **26**：3552-3559, 2008
2) Lim E et al：Preoperative versus postoperative chemotherapy in patients with resectable non-small cell lung cancer：systematic review and indirect comparison meta-analysis of randomized trials. J Thorac Oncol **4**：1380-1388, 2009
3) van Meerbeeck JP et al：Randomized controlled trial of resection versus radiotherapy after induction chemotherapy in stage ⅢA-N2 non-small-cell lung cancer. J Natl Cancer Inst **99**：442-450, 2007
4) Thomas M et al：Effect of preoperative chemoradiation in addition to preoperative

chemotherapy：a randomised trial in stage Ⅲ non-small-cell lung cancer. Lancet Oncol **9**：636-648, 2008

5) Yamamoto N et al：Phase Ⅲ study comparing second- and third-generation regimens with concurrent thoracic radiotherapy in patients with unresectable stage Ⅲ non-small-cell lung cancer：West Japan Thoracic Oncology Group WJTOG0105. J Clin Oncol **28**：3739-3745, 2010

6) Segawa Y et al：Phase Ⅲ trial comparing docetaxel and cisplatin combination chemotherapy with mitomycin, vindesine, and cisplatin combination chemotherapy with concurrent thoracic radiotherapy in locally advanced non-small-cell lung cancer：OLCSG 0007. J Clin Oncol **28**：3299-3306, 2010

7) Bradley JD et al：Standard-dose versus high-dose conformal radiotherapy with concurrent and consolidation carboplatin plus paclitaxel with or without cetuximab for patients with stage ⅢA or ⅢB non-small-cell lung cancer (RTOG 0617)：a randomised, two-by-two factorial phase 3 study. Lancet Oncol **16**：187-199, 2015

8) Seto T et al：Erlotinib alone or with bevacizumab as first-line therapy in patients with advanced non-squamous non-small-cell lung cancer harbouring EGFR mutations (JO25567)：an open-label, randomised, multicentre, phase 2 study. Lancet Oncol **15**：1236-1244, 2014

9) Sugawara S et al：Randomized phase Ⅱ study of concurrent versus sequential alternating gefitinib and chemotherapy in previously untreated non-small cell lung cancer with sensitive EGFR mutations：NEJ005/TCOG0902. Ann Oncol **26**：888-894, 2015

10) Mok T et al：Osimertinib or platinum-pemetrexed in EGFR T790M-positive lung cancer. N Engl J Med **376**：629-640, 2017

11) Reck M et al：Pembrolizumab versus Chemotherapy for PD-L1-Positive Non-Small-Cell Lung Cancer. N Engl J Med **375**：1823-1833, 2016

B 治療方針を決める診断

1 初期治療方針決定のための診断

　組織型と臨床病期の組み合わせによって肺癌初期治療の基本方針が決定される．すなわち非小細胞肺癌（NSCLC）であればⅠ〜ⅢAの一部（N2陽性例を除く）が初回切除対象であり，ⅢAの一部（N2陽性例など）では術前補助療法併用切除または化学放射線療法が適応となる．ⅢAの一部とⅢB期は化学放射線療法が，Ⅳ期は薬物療法の適応となる．Ⅳ期で薬物療法の適応を選択するために腫瘍のバイオマーカー診断が必須となる．小細胞肺癌（SCLC）であればⅠ期が初回切除対象，それ以外のlimited disease（LD）では化学放射線療法，extensive disease（ED）では薬物療法の適応となる．支持療法・緩和ケアはすべての組織型・臨床病期において適応となる．さらに年齢を加味した全身状態の把握，認知能力を含めた臓器機能の評価を行い，それぞれ適応となる治療が可能かどうかを検討するが，その際，患者・家族の希望を尊重することが重要である．

Ⅰ 初期治療方針決定の基本的な考え方

　これらの診断・評価はそれぞれ独立して順番を決めて行うわけではなく，包括的に行う必要がある．すなわち既往歴から重篤な合併症がすでに判明している場合，初診時の診察にて高度な悪液質・サルコペニアが存在する場合など，支持療法・緩和ケア以外にはいずれの治療モダリティも不耐容と判断可能な場合があり，こうした患者には正確な臨床病期診断，バイオマーカー診断を行っても治療方針に寄与することはなく，感染症など他疾患との鑑別が問題にならない限り確定診断すら適応にならない．初診時に高度な認知機能障害がある場合も，確定診断・病期診断のプロセスを開始する前に社会的側面を考慮しつつ家族などと抗癌治療の適否について十分協議しておく必要がある．臓器機能障害のなかでも低肺機能（間質性肺炎によるものを除く）では，薬物療法を予定する場合と，外科的切除や化学放射線療法を予定する場合では判断規準が異なる．

　患者・家族の希望も重要である．正確な意向確認は治療方針が決定してから行うことが多いと考えられる．しかし初診時に遠隔転移が明らかになることもあり，その場合，そのほかの遠隔転移の有無，組織型にかかわらず治癒は期待できず，治療の目的はQOLの向上と生存期間の延長となる．十分な情報が提供されればこの時点で緩和ケアのみを選択する患者もいる一方，ドライバー遺伝子変異が陽性で分子標的治療薬の適応になる場合に限って抗癌治療を希望する患者もいる．このように，組織型診断，臨床病期診断，バイオマーカー診断，全身状態・臓器機能の評価，患者・家族の希望の評価はそれぞれ独立して行うのではなく，包括的に行い，不要な検査を避けること，選ばれる治療モダリティに応じて特異

的な臓器機能の評価を行うなど，個々の患者に則した対応が重要である．

Ⅱ　全身状態の把握・臓器機能の評価（表1）

1. 全身状態の把握

ECOG：Eastern Cooperative Oncology Group
PS：performance status

全身状態の評価はECOGのPSにより行う．PSが0ないし1であれば標準的治療を行う対象となるが，PSが2であれば，臨床病期に応じたそれぞれの治療適応は制限される．一般にPSが3または4であれば抗癌治療の適応にならないが，PS3についてはNSCLCのⅣ期でドライバー遺伝子変異が陽性の場合，SCLCの場合は抗癌治療を行うことを検討する．PSは医師による診察時，特に初診時には一般的に過大評価（実際より全身状態が良いと評価）する傾向があるため，問診にあたって日常生活の様子を本人から聴取し，可能であれば家族にも確認する．PS評価結果は治療方針を決定するうえできわめて重要な因子であり，可能なら複数の医師，看護師，薬剤師を含めた観察者による評価が望ましい．

2. 臓器機能・合併症の評価

問診により既往歴・現病歴（食欲不振の有無，体重減少の有無を含む）・喫煙歴・飲酒歴を聴取し，臓器機能・合併症のスクリーニングを行う．切除予定症例に対しては術前評価として呼吸機能検査と心電図検査を行うことが「肺癌診療ガイドライン」[1]により強く推奨されている．わが国で必ずしも普及しているとはいえないが，切除予定症例に対してはAmerican College of Cardiology/American Heart Associationによるガイドラインに沿った循環機能評価を行うこと，また呼吸機能検査結果が境界域の場合は負荷試験による推定最大酸素消費量などの評価が術後合併症の予測に有用である．血液・尿検査による肝機能・腎

CGA：comprehensive geriatric assessment

表1　全身状態・臓器機能把握のための主な評価項目

すべての患者
　　　治療に対する患者・家族の意志
　　　PS
　　　既往歴・現病歴・喫煙歴
　　　体重減少の有無
　　　一般血液・尿検査
　　　　　肝機能・腎機能・骨髄機能・糖尿病の有無など
　　　心電図
　　　呼吸機能検査
　　　胸部CT（間質性肺疾患の有無）
手術予定患者
　　　動脈血液ガス分析
　　　循環器負荷試験（呼吸機能検査が境界域の患者）
細胞障害性抗癌剤使用予定患者
　　　アルコール不耐症の有無
　　　B型肝炎ウイルス不顕性感染の有無
　　　　　HBs抗原・HBc抗体・HBs抗体など（陽性者にはHBV-DNA定量）
　　　高齢者総合機能評価（CGA）

機能・骨髄機能の評価は緩和ケアを含めたいずれの治療モダリティにも必須である.

肺癌の診断にあたって胸部 CT は必須検査のひとつであるが，原発巣，リンパ節転移評価と同時に，肺気腫を疑う low attenuation area，間質性肺疾患（ILD）を疑うすりガラス陰影，fibrosis の所見をスクリーニングし慢性閉塞性肺疾患（COPD），ILD の有無・重症度，ILD であればその病型を評価することが重要である．COPD の存在はそれだけで労作時呼吸困難などの症状を呈することによる QOL の悪化をもたらすだけでなく，さまざまな治療モダリティにおいて気管支・肺感染症のリスクを高める．ILD（特に IPF）の存在はいずれの治療モダリティにおいても急性増悪，急性肺障害のリスクを著しく高め，発症時の致死率は高い.

細胞障害性抗癌剤を投与する場合は，不顕性感染例におけるウイルス再活性化を予防するため，HBs 抗原をスクリーニングし，陽性であれば HBe 抗原，HBe 抗体，HBV DNA 定量を行う．HBs 抗原が陰性でも HBc 抗体，HBs 抗体をスクリーニングし，いずれかが陽性であれば HBV DNA 定量を行う．HBV DNA が陽性であれば核酸アナログによる治療を行う．HBs 抗原，HBc 抗体，HBs 抗体のひとつでも陽性であれば日本肝臓学会のガイドラインに則した治療・経過観察を行うことになるので，この 3 つを同時にスクリーニングすると便利である.

喫煙歴がある患者は禁煙することが治療中の気管支・肺感染症の予防に有用である．NSCLC の薬物療法に頻用される docetaxel，paclitaxel は製剤としてアルコールを含むため，飲酒歴の聴取によりアルコール不耐症を同定する必要がある.

3. 高齢者の問題

「肺癌診療ガイドライン」[1] では，暦年齢のみで薬物療法の対象外とすべきではないと推奨する一方で，75 歳以上を高齢者と定義し，特に臨床病期Ⅳ期では非高齢者とは異なる治療アルゴリズムを推奨している．暦年齢のみによって治療方針を決定できないことは当然であるが，高齢者は見かけは元気でも予備能が低下している場合が多く，臓器機能の評価は必ずしも容易ではない．個々の患者に則して判断することが重要である.

高齢者総合機能評価（CGA）はフレイル，高齢者の医学的，精神社会的，機能的能力の総合的な評価・治療プロセスであり，その結果は予期せぬ健康障害を発見し，治療による毒性や，場合によっては生存期間も予測できる可能性が期待されている.

CGA を高齢者における肺癌の治療方針決定に応用しようとする試みがあり，多くの観察研究が報告されてきた．しかし現在唯一のランダム化比較試験においては，主要評価項目である treatment failure-free survival 期間や副次的評価項目である全生存期間，無増悪生存期間，QOL，毒性などにおいて CGA の有用性を示すことはできなかった[2]．この試験では 70 歳以上 PS 0〜2 のⅣ期 NSCLC 症例 494 例をランダム化し，コントロール群では PS（0〜1 vs. 2）と年齢（75 歳以

上 vs. 未満）の組み合わせ結果に従い，carboplatin を含む 2 剤併用療法か docetaxel 単剤療法を行い，CGA 群では CGA 結果に従って，carboplatin を含む 2 剤併用療法，docetaxel 単剤療法，best supportive care（BSC）のみのいずれかを行うこととした．上述のように定められた評価項目のいずれにおいても CGA の有用性を示すことはできなかったが，実際に行われた治療はコントロール群でプラチナ併用療法 35.1％，docetaxel 単剤 64.9％に対し，CGA 群ではプラチナ併用療法 45.7％，docetaxel 単剤 31.3％，BSC 23.0％であった．CGA を評価することにより約 1/4 の症例で化学療法を行わなくても全体の生存期間を損なわないという結果とも解釈可能であり，もし再現性があるのならば有望な評価方法といえよう．主要評価項目を変えてさらなる検討をする価値があるかもしれない．一方で，CGA を行うには手間と時間がかかる懸念がある．本試験において CGA に費やされた時間の中央値は 35 分/人であった．

Ⅲ 組織型診断

原発巣，肺門・縦隔リンパ節転移巣，遠隔転移巣を生検し癌組織・癌細胞を証明することで確定診断を行うが，同時に組織型（腺癌，扁平上皮癌，大細胞癌，小細胞癌，そのほか）の診断を行う．確定診断，組織型診断のみであれば細胞診でも可能であるが，正確な組織型診断には組織診が望ましく，特にⅣ期 NSCLC 症例に対する薬物療法選択にあたってはバイオマーカー診断も必要になるため，組織診断を行うことが重要である．分子標的治療，免疫チェックポイント阻害治療の進歩に伴い，治療方針決定のために検索すべきバイオマーカーは多岐にわたるため，豊富な検体採取が可能な部位からの生検が優先される．必ずしも気管支鏡による原発巣からの生検にこだわることなく，遠隔転移巣からの生検も積極的に検討すべきである．

→ Refer「Ⅰ章-1」
表 1，p.3

組織型分類は 2015 年に発表された WHO 分類（第 4 版）が最新であるが，臨床的必要度も合わせ，まず SCLC と NSCLC に分類し，後者はさらに扁平上皮癌と非扁平上皮癌（腺癌，大細胞癌，腺扁平上皮癌からなる）に分類する．HE 染色での組織構築のスクリーニングに基づき，必要に応じてさまざまな免疫組織染色を追加し，より正確な組織型診断を行う．腺癌マーカーとしては TTF-1，Napsin-A，粘液染色が，扁平上皮癌マーカーとしては p40，および CK5/6 が推奨される．小細胞癌を含む神経内分泌癌を疑う場合は CD56，chromogranin A，synaptophysin などで確認する．特にⅣ期非扁平上皮 NSCLC の場合，バイオマーカー診断の重要性から，微小な標本の場合には免疫染色を必要最小限（4 種類程度）に留め，バイオマーカー診断用に検体を残すことが勧められ，免疫染色を行う際にバイオマーカー診断用に検体をあらかじめ用意しておくことも考慮する[3]．

IV 病期診断

→ Refer「Ⅱ章-C-1」
p.90

2017年1月より第8版のTNM分類（UICC/IASLC）に基づいて病期診断を行う[3]．T因子診断は胸部CTにて行う．病変径≦3cmの場合は性状の詳細な読影を可能とするため高分解能CT撮影が望ましい．周辺臓器への浸潤が疑われる場合には造影CT撮影が望ましく，MRIの併用が有用なこともある．N因子診断の基本は胸部CT（可能な限り造影）によるが，必要に応じて超音波気管支鏡ガイド下針生検（EBUS-TBN），FDG-PET/CTを併用する．M因子診断には全身造影CTを基本に，可能な限り造影脳MRIを併用し，必要に応じてFDG-PET/CT，骨シンチグラフィー（特にFDG-PET/CTを行わない場合に必要）などを併用する．臨床病期に基づき，完全切除可能例，局所進行例（根治照射可能例），進行例の判断を行う．

V バイオマーカー診断

→ Refer「Ⅱ章-B-
4-a」p.71

肺癌に対する薬物療法には完全切除可能症例に対する術前後の補助化学療法，局所進行症例に対する化学放射線療法，進行症例に対する薬物療法があるが，現時点のエビデンスで治療方針決定にバイオマーカー診断が必要になるのは，進行NSCLCで薬物療法の適応になる場合のみである．しかしNSCLCのそれ以外の病期において外科的切除，化学放射線療法が初回治療として選択される場合でも再発時の治療においてバイオマーカー診断が必要になる可能性が高いため，初回治療時に検索する必要はないが再発したときに検索できるよう検体は可能な限り良好な状態で保存することが重要である．

→ Refer「Ⅲ章-A-1」
p.146

進行NSCLC症例において検索が必要なバイオマーカーは大きく分けてドライバー遺伝子とよばれる*EGFR*（点突然変異または欠失），*ALK*（転座），*ROS1*（転座）の各遺伝子変異と，免疫チェックポイント分子であるPD-L1のタンパク発現がある．日本人の肺腺癌症例におけるドライバー遺伝子変異の頻度を**表2**[4]に示す．治療薬の保険適用の現状から検索が必要なのは*EGFR*，*ALK*，*ROS1*のみであるが，*BRAF*変異（点突然変異）症例に対する有効な治療法はすでに報告（第Ⅱ相試験）されており，*RET*（転座）変異症例に対する臨床試験も行われ

表2 日本人肺腺癌患者におけるドライバー遺伝子変異頻度

変異遺伝子	頻度（%）	特異的阻害薬（TKI*）
EGFR	53.0	gefitinib, erlotinib, afatinib (osimertinib)
ALK	3.4	crizotinib, alectinib (ceritinib)
ROS1	0.9	crizotinib
BRAF	0.3	dabrafenib＋trametinib
RET	1.9	vandetanib?　cabozanitib?
HER2	1.9	不明
KRAS	9.4	不明
Unknown	29.2	―

＊tyrosin kinase inhibitor（括弧内は現在2次治療のみに適用）

［文献4より引用］

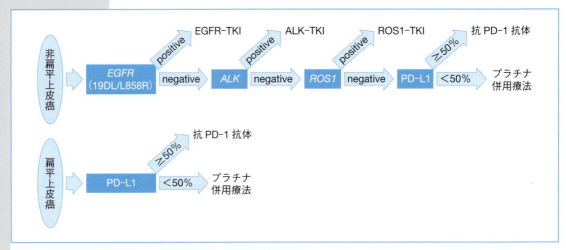

図1 進行非小細胞肺癌に対するバイオマーカー診断のフロー
理論的フローを示すものであり，必ずしも前段階の検査で陰性であることを確認しなければ次の検査をしないという意味ではない

ていることから，今後検索が必要なドライバー遺伝子はさらに増える可能性が高い．NSCLCのうち，扁平上皮癌においてはこれら遺伝子変異の頻度が低いこと，たとえ遺伝子変異が陽性であっても腺癌症例と同様の特異的阻害薬による治療効果が得られるというエビデンスがないことから，扁平上皮癌における検索は必須ではない．

一方，腺癌のうちいずれのドライバー遺伝子変異も認めない症例と扁平上皮癌のすべての症例においては初回治療として PD-1 阻害薬の適応を決めるために PD-L1 発現を調べる必要がある．図1にバイオマーカー検索のフローを示す．これは検査費用を最小化するフローであるが，それぞれの結果を待ってから次のステップに移行していると進行症例の初回治療を開始するタイミングを逸する危惧がある．有効な治療を少しでも早期に開始できるよう医療保険制度の柔軟な運用を切に望む．

➡ Refer「Ⅲ章-A-1」図3, p.148

VI 腫瘍マーカー

➡ Refer「Ⅲ章-B-7」p.197

肺癌における血清中腫瘍マーカーは，連続的に測定することによる治療効果，治療後再発のモニタリングとして有用なことがある．初回治療方針を決定する際にも時に補助診断として有用である．proGRP，NSE は SCLC など神経内分泌癌に特異的なマーカーであり，これらが極端に高ければ組織型診断の有力な補助診断となる．男性における PSA の極端な高値，特異性は低いが女性における CA15-3，CA125 の極端な高値を認めた場合，それぞれ前立腺癌，乳癌，卵巣癌などからの転移，あるいは合併について検索しておいた方がよい．

■ 文　献

1) EBM の手法による肺癌診療ガイドライン 2016 年版，第 4 版，日本肺癌学会（編），金原出版，東京，2016
2) Gajra A et al : Comprehensive geriatric assessment-guided therapy does improve

outcomes of older patients with advanced lung cancer. J Clin Oncol **34**：4047-4048, 2016
3）肺癌取扱い規約，第 8 版，日本肺癌学会（編），金原出版，東京，2017
4）Kohno T et al：*RET* fusion gene：Translation to personalized lung cancer therapy. Cancer Sci **104**：1396-1400, 2013

B 治療方針を決める診断

2 コンパニオン診断薬とその問題点

CODX：companion diagnostics

　肺癌における *EGFR* 遺伝子変異および *ALK* 遺伝子再構成を検出する検査は，分子標的治療薬の選択に必須である．さまざまな遺伝子検査法が存在するなかで，有効性と安全性の観点からそれぞれの薬剤に対応するコンパニオン診断薬（CODX）の需要が高まり，近年特に注目されている．本項では，肺癌におけるチロシンキナーゼ阻害薬（TKI）の開発経緯と CODX についての知見をまとめる．

I 薬事承認体外診断薬とコンパニオン診断薬（図1）

PMDA：Pharmaceuticals and Medical Devices Agency

　体外診断用医薬品は，薬事法で「専ら疾病の診断に使用されることが目的とされている医薬品のうち，人または動物の身体に直接使用されることのないもの」と定義されている．クラス I～III に分類されるうち，癌に関するものは診断情報の正確さが生命維持に与える影響が最も大きいクラス III に該当し，医薬品医療機器総合機構（PMDA）の承認が必要である．一方，自家開発の薬事未承認検査法は laboratory developed test（LDT），home-brew 法などとよばれている．

　米国食品医薬品局（FDA）は，2011 年に "Draft Guidance for Industry and Food and Drug Administartion Staff-*In vitro* Companion Diagnostic Devices" を公表し，CODX を「対応する薬剤の安全で効果的な使用に不可欠な情報を提供する体外診断薬/体外診断機器」と定義した．具体的には，治療効果が期待される患者の特定，重篤な副作用のリスクが高い患者の特定，用法・用量の調節など治療に関する反応のモニターに関する情報を提供するもので，FDA による承認

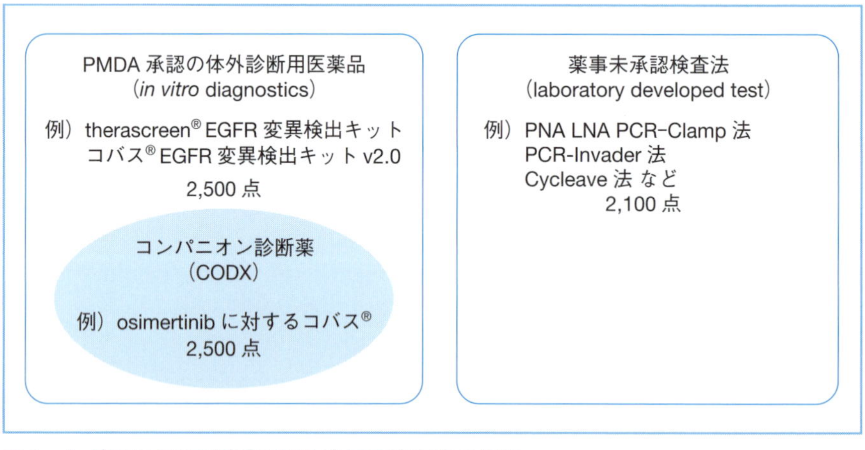

PMDA 承認の体外診断用医薬品
（*in vitro* diagnostics）

例）therascreen® EGFR 変異検出キット
　　コバス® EGFR 変異検出キット v2.0
　　　　2,500 点

コンパニオン診断薬
（CODX）

例）osimertinib に対するコバス®
　　　　2,500 点

薬事未承認検査法
（laboratory developed test）

例）PNA LNA PCR-Clamp 法
　　PCR-Invader 法
　　Cycleave 法 など
　　　　2,100 点

図1　わが国における肺癌 *EGFR* 遺伝子検査法の分類

が必要である. 医薬品の添付文書には CODX の使用を規定すると同時に CODX の添付文書には対象となる医薬品を特定するように求めている. その後, 2014 年に "Guidance for Industry : *In Vitro* Companion Diagnostic Devices", 2016 年に "Principles for Codevelopment of an *In Vitro* Companion Diagnostic Device with a Therapeutic Product" を公表し, 治療薬と CODX が同時に承認されることを推奨している. 治験で得られた有効性と安全性を一般臨床で再現するためには, 治験で使用されたものと同じ検査試薬が用いられる必要があるという合理的な考え方に基づいている.

　わが国でも, CODX の開発推進は 2012 年より厚生労働省の推進すべき事業として挙げられており, 2013 年には PMDA より「コンパニオン診断薬および関連する医薬品の開発に関する技術的ガイダンス」が公表された. PMDA でも, FDA とほぼ同様に「特定の医薬品の有効性や安全性を一層高めるために, その使用対象患者に該当するかどうかなどをあらかじめ検査する目的で使用される診断薬」と定義され, 新規に開発される医薬品は, 薬効や副作用を投薬前に予測するための CODX も同時に開発し承認を受けることを推奨している.

Ⅱ EGFR チロシンキナーゼ阻害薬 (EGFR-TKI) 開発の経緯と遺伝子診断薬 (表1)

　2002 年, 世界に先駆けてわが国で gefitinib が承認された. 一部の患者で劇的に奏効する一方, 有害事象としての致死的な間質性肺炎は社会問題となり, 米国では承認取り下げとなった. 臨床背景として腺癌, 女性, 非喫煙者, アジア人により奏効しやすいことがわかった後, 2004 年に *EGFR* 遺伝子変異が発見され gefitinib の有効性との関連が報告された[1,2].

　同年より一部の施設で高度先進医療として *EGFR* 遺伝子変異の検索が行われた. 直接塩基配列を決定するダイレクトシークエンス法は検出感度が 10% 程度であるため, アカデミアが主体となってより高感度のさまざまな LDT が考案された[3]. これらの EGFR 検査は, 体外診断薬としての承認がない状態で 2007 年に保険収載 (2,000 点) された. 同年, gefitinib に続いて erlotinib が承認された. 複数の第Ⅲ相比較試験の結果, 効果予測因子としての *EGFR* 遺伝子変異の意義が確立され, 2011 年に添付文書が「*EGFR* 遺伝子変異陽性の手術不能または再発非小細胞肺癌」と改訂され, 2012 年には EGFR 検査が 2,100 点に引き上げられた. 同年 therascreen® EGFR RGQ PCR Kit が, 2013 年にはコバス® EGFR 変異検出キットも体外診断用医薬品として薬事承認され, これらを使用した場合は 2,500 点算定できることとなった. 2016 年, osimertinib 承認の際にコバス® EGFR 変異検出キット v2.0 が CODX として同時承認された. なお, 従来の PNA LNA PCR-Clamp 法, PCR-Invader 法, Cycleave 法などの LDT も, 引き続き 2,100 点が算定されている.

➡ Refer 「Case 11」 p.216

　このように, わが国における EGFR 肺癌に関してはまず薬剤が承認され, 後に効果予測因子としてのバイオマーカーが明らかとなり, さまざまな検査が実臨

表1　日米における EGFR-TKI とコンパニオン診断薬（CODX）一覧

日本

EGFR-TKI	承認年	CODX	承認年
gefitinib	2002	なし	—
erlotinib	2007	なし	—
afatinib	2014	なし	—
osimertinib	2016	コバス® EGFR 変異検出キット v2.0	2016 同時

米国

EGFR-TKI	承認年	CODX	承認年
gefitinib	2015	therascreen® EGFR RGQ PCR Kit	2015 同時
erlotinib	2004	cobas® EGFR Mutation Test v2	2013 2016 (plasma)
afatinib	2013	therascreen® EGFR RGQ PCR Kit	2013 同時
osimertinib	2015	cobas® EGFR Mutation Test v2	2015 同時 2016 (plasma)

床で行われた後で CODX が承認されたという経緯である．一見すると複雑な保険算定であるが，有効な薬剤が適切な患者に迅速に行きわたるようにという患者の利益を最優先に考えて検査法が発展してきたためである．

　一方，米国においては erlotinib を除く afatinib，gefitinib，osimertinib の三剤はいずれもそれぞれの CODX と同時承認された．

→ Refer「Case 11」
p.216
→ Refer「Ⅱ章-B-4-a」表 1，p.71

　近年，より非侵襲的なリキッドバイオプシーが注目されており，FDA は血漿検体を用いたコバス® EGFR 変異検出キット v2.0 を erlotinib と osimertinib の CODX として承認した．また，わが国でも osimertinib 投与に必要な T790M 変異を検索する体外診断薬としては 2017 年 7 月に保険適用が承認された．

Ⅲ　ALK チロシンキナーゼ阻害薬（ALK-TKI）開発の経緯と遺伝子診断薬（表2）

→ Refer「Ⅲ章-B-3」
Ⅰ，p.164

　ALK-TKI の歴史は EGFR-TKI と対照的で，まず 2007 年に肺癌のドライバー遺伝子として *ALK* 遺伝子再構成が発見された[4]．*ALK* 転座の診断方法は，主に蛍光 *in situ* ハイブリダイゼーション（FISH），高感度検出法を用いた免疫組織化学（IHC），融合点をはさんだ逆転写ポリメラーゼ連鎖反応（RT-PCR）の 3 種類

→ Refer「Ⅲ章-B-3」
表 1，p.165
→ Refer「Ⅲ章-B-3」
図 1，p.166
→ Refer「Case 14」
p.225

ある．単一の検査方法では偽陽性，偽陰性が問題となるため，原則として IHCと FISH 両方での確認が推奨されている[5]．

　ALK 阻害作用を持つ crizotinib がすでに他疾患に対して臨床試験が進行中であったこと，また，当初から crizotinib の臨床試験の対象を *ALK* 陽性肺癌患者に限定して有望な結果が得られたことにより，発見から 4 年という短期間で2011 年に米国で承認された．CODX としては，2013 年にまず Vysis® ALK Break Apart FISH が FDA で承認された後，2015 年に PROFILE 試験の検体を

表2　日米における ALK-TKI とコンパニオン診断薬（CODX）一覧

日本

ALK-TKI	承認年	CODX	承認年
crizotinib	2012	Vysis® ALK Break Apart FISH ベンタナ Opti View ALK（D5F3）	2012 同時 2017
alectinib	2014	ヒストファイン ALK iAEP® IHC キット かつ Vysis® ALK Break Apart FISH	2014 同時 2014 同時
ceritinib	2016	ベンタナ Opti View ALK（D5F3）	2017

米国

ALK-TKI	承認年	CODX	承認年
crizotinib	2011	Vysis® ALK Break Apart FISH または VENTANA ALK IHC（D5F3）	2013 2015
alectinib	2015	VENTANA ALK IHC（D5F3）	2017
ceritinib	2014	VENTANA ALK IHC（D5F3）	2017

用いた同等性試験の結果から VENTANA ALK IHC（D5F3）も承認され，いずれかで陽性になることが投与の条件となっている．一方わが国では，2012 年に crizotinib とその CODX である Vysis® ALK Break Apart FISH が同時承認された．

わが国で行われた alectinib の AF-001JP 試験において，IHC と FISH の両方で ALK 陽性の患者が対象となった[6]．同試験で用いられたのはヒストファイン ALK iAEP IHC 法と LDT の FISH 法であるが，この LDT の FISH 法と Vysis® ALK Break Apart FISH との同等性試験の結果に基づいて，ヒストファイン ALK iAEP® IHC キット および Vysis® ALK Break Apart FISH が CODX として alectinib と同時に承認された．

日米両国における ceritinib と米国における alectinib は，当初 crizotinib 抵抗性または不耐容の 2 次治療以降の適応であったため，ALK 診断のための追加検査は不要とされていた．その後 2017 年に，米国では alectinib と ceritinib の両方に VENTANA ALK IHC（D5F3）が，日本でも crizotinib および ceritinb の CODX としてベンタナ Opti View ALK（D5F3）が承認された．

➡ Refer 「Ⅱ章-B-4-a」表1とⅠ-2, p.71, 72

Ⅳ　コンパニオン診断薬の問題点

1. 一薬剤一診断薬の原則

ALK 肺癌に対する crizotinib と alectinib では，CODX が異なる．CODX の概念が過剰に強調されすぎると，同一疾患であるにもかかわらず薬剤使用ごとに追加検査が必要となる．例えば，Vysis® ALK Break Apart FISH 陽性の診断に基づいて crizotinib を投与したところ奏効した患者が徐々に増悪して耐性を獲得し

162　Ⅲ　肺癌治療に活きる診断法・ストラテジー

た際に，alectinib を投与するにはまずヒストファイン ALK iAEP® キットで検査を行い陽性の結果を待ってからしか投与できないことになる．FISH 陽性でなおかつ実際に crizotinib が奏効したのであれば臨床的にも ALK 陽性は間違いなく，追加検査による治療開始のタイミングの遅れは患者にとってデメリットでしかない．

2. CODX で見逃されるまれな *EGFR* 変異を持つ患者群

EGFR 遺伝子変異検査において，CODX や LDT の多くは Del19，L858R，Ins20 の一部，G719X，L861Q，T790M など特定の変異のみ検出可能である．大部分は網羅されているが，約 4～5％のほかの *EGFR* 変異陽性患者は必然的に見逃されてしまい，基礎研究および少数例の臨床データから治療標的となり得ることがわかっている Del18，Ins19，Ins20 の A763_Y764insFQEA なども含まれる[7]．一方，LDT のなかでもダイレクトシークエンスや次世代シークエンサー（NGS）はターゲット領域を包括的に調べられる．

3. ALK IHC と FISH の不一致例

crizotinib が 2012 年にわが国で承認された際，薬価基準収載までの期間ファイザー社により ALK 検査が無償提供された．2,337 検体で FISH 法と高感度 IHC 法が行われ，2,289 検体（98％）では両者が一致したが，48 検体で結果の不一致がみられた[8]．このうち FISH 陽性かつ IHC 陰性は 36 例あり，crizotinib の効果判定がなされた 12 例の奏効率は 17％にしか過ぎなかった．不一致例のうち検体が入手可能であった症例について愛知県がんセンターで再解析を行っても，FISH 陽性 10 例の奏効率は 20％であった．このことは，crizotinib の CODX である Vysis® ALK Break Apart FISH 単独が必ずしも最善の検査法ではないことを意味する．

➡ Refer「Ⅲ章-B-3」
Ⅳ，p.169

CODX の概念は当初合理的と思われたが，実臨床において上述のようにさまざまな問題点を含んでいる．CODX はあくまでも薬剤承認に至った臨床試験で使われた検査法という位置付けであり，実臨床で広く使用されてから得られたデータを基に改良する柔軟性や，少数ではあってもまれな変異を持つ患者群を正しく検索するための LDT との調和が求められる．

EGFR と *ALK* に続いて *ROS1*，*RET*，*BRAF*，*MET* など治療標的となり得るドライバー遺伝子が次々と明らかになり検索が必要な遺伝子数は増えていく一方で，個々の遺伝子変異が検出される頻度は低い．特に生検検体はサンプル量が限られている場合も多く，また，ひとつひとつの検査結果を待ちながら次の遺伝子検査を行うには時間を要するため，NGS で複数の遺伝子を同時に解析することは非常に有用である．異なるドライバー変異を持つ肺癌という意味での多疾患一診断薬となり，特定の遺伝子の検出目的に行った NGS でほかの遺伝子変異陽

性が判明することも想定され，現在の一薬剤一診断薬という CODX の原則を堅持することは不可能である．実際，2017 年 6 月に Oncoming Dx が EGFR では gefitinib，ALK-TKI では crizotinib の CODX として，同年 11 月に Foundation One CDx が EGFR-TKI では gefitinib，erlotinib，afatinib，osimertinib，ALK-TKI では crizotinib，alectinib，ceritinib の CODX として FDA で承認された．

　有効な薬剤が適切な患者に迅速に投与されるという本質を担保したうえでのルール作りが望まれる．

■ 文　献

1) Lynch TJ et al：Activating mutations in the epidermal growth factor receptor underlying responsiveness of non-small-cell lung cancer to gefitinib. N Engl J Med **350**：2129-2139, 2004
2) Paez JG et al：*EGFR* mutations in lung cancer：correlation with clinical response to gefitinib therapy. Science **304**：1497-1500, 2004
3) 日本肺癌学会バイオマーカー委員会：肺癌患者における *EGFR* 遺伝子変異検査の手引き第 3.0 版．（https://www.haigan.gr.jp/uploads/photos/1329.pdf）（2018 年 4 月 10 日閲覧）
4) Soda M et al：Identification of the transforming EML4-ALK fusion gene in non-small-cell lung cancer. Nature **448**：561-566, 2007
5) 日本肺癌学会・日本病理学会合同 ALK-IHC 精度管理ワーキンググループ：肺癌における ALK 免疫染色 プラクティカルガイド第 1.2 版．（https://www.haigan.gr.jp/uploads/photos/1341.pdf）（2018 年 4 月 10 日閲覧）
6) Seto T et al：CH5424802（RO5424802）for patients with ALK-rearranged advanced non-small-cell lung cancer（AF-001JP study）：a single-arm, open-label, phase 1-2 study. Lancet Oncol **14**：590-598, 2013
7) Kobayashi Y et al：Not all epidermal growth factor receptor mutations in lung cancer are created equal：Perspectives for individualized treatment strategy. Cancer Sci **107**：1179-1186, 2016
8) 日本肺癌学会バイオマーカー委員会：ALK 遺伝子検査における FISH 法と高感度 IHC 法の不一致についてのお知らせと対応（第 2 報）．（https://www.haigan.gr.jp/uploads/photos/589.pdf）（2018 年 4 月 10 日閲覧）

B　治療方針を決める診断

3 ALK 融合遺伝子同定における検査モダリティの不一致

　ALK 融合遺伝子陽性肺癌（ALK＋肺癌）が肺癌全体に占める割合は決して多くはないが，ALK チロシンキナーゼ阻害薬（ALK-TKI）により高い奏効率が期待でき，適切な患者選択は重要である．今後，より一層適切な診断法の確立が期待される．EGFR チロシンキナーゼ阻害薬（EGFR-TKI）と同様に，ALK-TKIにより長期生存が得られる症例が増加するに伴い，今後，ALK-TKI の耐性機序の解明が重要となると考えられる．また，variant による ALK-TKI の治療効果の違いも報告されており[1]，IHC や FISH だけでなく，RT-PCR や次世代シークエンサー（NGS）も重要性が増すと考えられる．

　本項では ALK 融合遺伝子の診断に関する問題点のひとつである検査モダリティの不一致について解説する．

Ⅰ ALK 融合遺伝子と ALK-TKI

　ALK 融合遺伝子は 2007 年にわが国で同定された肺癌の原因遺伝子であり，非小細胞肺癌（NSCLC）の 4～6％にみられ，肺癌治療における重要な治療ターゲットである[2]．若年者，非・軽喫煙者および腺癌に多く，EGFR などのほかのドライバー遺伝子変異とは排他的とされている．

1. 第 1 世代 ALK-TKI

　crizotinib は PROFILE1001 試験において 60％の奏効率と 9.7 ヵ月の無増悪生存期間（PFS）が報告された[3]．PROFILE1007 試験ではプラチナ併用療法歴のある ALK＋肺癌を対象とし，2 次治療として既存の化学療法（pemetrexed あるいは docetaxel）に対する crizotinib の優越性が示された[4]．さらに，PROFILE1014試験では，ALK＋肺癌においてプラチナ併用療法（pemetrexed＋cisplatin もしくは carboplatin）に対する 1 次治療としての crizotinib の優越性が示され，ALK＋肺癌の標準治療薬となった[5]．

2. 第 2 世代 ALK-TKI

　alectinib は国内第 I/Ⅱ 相試験である AF-001JP 試験において，93.5％と高い奏効率が報告された[6]．ceritinib は ASCEND-1 試験において ALK-TKI 未治療群で 72％，既治療群で 56％の奏効率が報告された[7]．また，alectinib および ceritinib はいずれも crizotinib 耐性例や脳転移に対しても有効である[7,8]．さらにJ-ALEX 試験の結果，ALK-TKI 未投与症例において alectinib は crizotinib と比

較して有意に PFS を延長することが示され[9]，2017 年版「肺癌診療ガイドライン」では *ALK* ＋肺癌における 1 次治療（グレード 1A），crizotinib 耐性後の 2 次治療（グレード 1C）において alectinib 投与が推奨され，*ALK* ＋肺癌に対する ALK-TKI は肺癌治療における標準治療として確立した．

Ⅱ *ALK* 融合遺伝子の診断法

ALK-TKI の使用に際しては，適切な患者選択が重要である．*ALK* 融合遺伝子の診断法には①免疫組織化学（IHC）法，②蛍光 *in situ* ハイブリダイゼーション（FISH）法，③逆転写ポリメラーゼ連鎖反応（RT-PCR）法があり，いずれも長所，短所を持ち合わせている（**表 1**）．日本肺癌学会は上記 3 つの検査から最低 2 つ以上の検査法での *ALK* 融合遺伝子陽性を確認することを推奨しており，診断のためのアルゴリズムが考案されている（**図 1**）[10]．多くの施設では IHC 法によるスクリーニングと FISH 法による *ALK* 融合遺伝子の確認が行われている．

わが国では現在，crizotinib を使用する場合には FISH による確認が，alectinib を使用する場合には IHC によるスクリーニングと FISH による判定が必要とされている．FDA では Vysis® ALK Break Apart FISH プローブキットに加え，VENTANA ALK（D5F3）CDx assay が認可されている．ceritinib は crizotinib 耐性の *ALK* ＋肺癌が適応であり，診断においても crizotinib と同様に FISH での診断が必要であるが，crizotinib を投与された既往があれば無条件に使用可能である．

▶ Refer「Ⅲ章-B-2」表2，p.161

これまでの ALK-TKI が承認に至った臨床試験においては，crizotinib および ceritinib では FISH のみ陽性症例を，alectinib では IHC でスクリーニングされ，FISH で陽性が確認された症例を対象とし，前述したような奏効率や PFS が報告されてきた．alectinib において高い奏効率が報告された背景として，IHC で ALK 融合タンパクの発現が認められた症例のみを対象にしたことが影響している可能性も示唆され，正確な *ALK* 診断が重要である．

表 1 *ALK* 診断法の長所，短所

	IHC	FISH	PCR
長所	・比較的簡便 ・FFPE での評価が可能 ・腫瘍細胞の有無の判定が可能	・FFPE での評価が可能 ・未知の fusion も検出が可能	・感度，特異度が高い
短所	・抗体，検出系により結果に差が出る ・*ALK* 融合遺伝子を直接確認できない	・コストが高い ・時間がかかる ・転座の種類により判定困難な場合がある	・RNA が必要であり，FFPE での評価が困難 ・腫瘍細胞の有無が確認できない ・未知の fusion の検出ができない

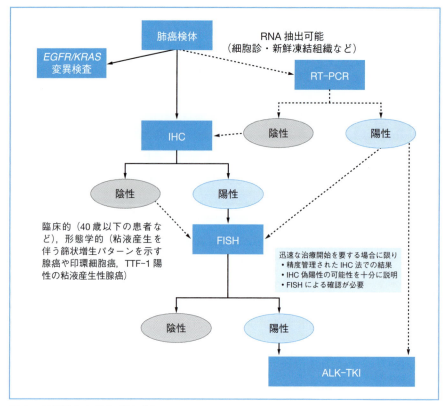

図1 *ALK* 検査のアルゴリズム

［文献9より引用］

III 各検査モダリティの特徴

1. IHC 法

IHC は簡便な方法であり，*ALK* 診断のスクリーニングとして広く用いられている．感度，特異度はいずれも高く，FISH との一致率も高いことから，単独でも *ALK* 融合遺伝子の診断が可能との報告もある．一方で，FISH との不一致についても多く検討されている．

ALK 抗体には ALK1, 5A4, D5F3, SP8 などが挙げられ，抗体や検出法による感度，特異度の違いが報告されている．日本肺癌学会・日本病理学会合同ワーキンググループは 5A4 もしくは D5F3 による診断を推奨している．

Cabillic らは 3,244 例の NSCLC を検討し，IHC（5A4）および/または FISH で陽性と診断された 150 例の *ALK* +肺癌のうち，IHC，FISH ともに陽性であったのは 80 例（2.5％）であり，IHC 陰性/FISH 陽性が 36 例（1.1％），IHC 陽性/FISH 陰性が 19 例（0.6％）と報告している[11]．Ali らは 523 例の NSCLC のうち，IHC（D5F3）と FISH の不一致は 2 例（0.3％）としており[12]，高い一致率が報告されている．

Takeuchi らが AF-001JP 試験に登録された 436 例を対象に行った検討では，

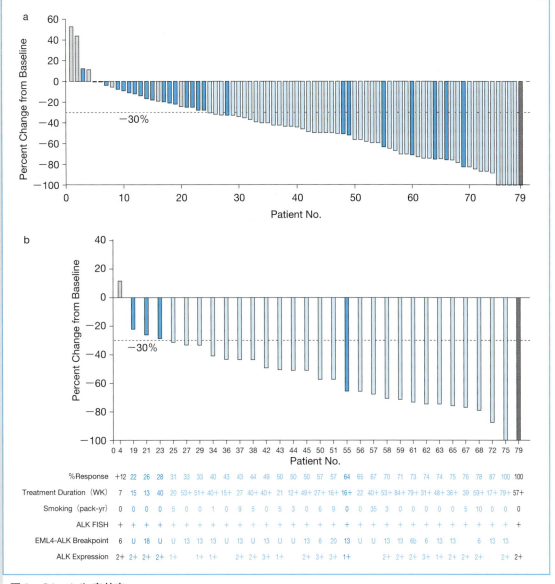

図2 Crizotinib 奏効率
a：FISH のみで ALK+ と判定した患者における crizotinib 奏効率
b：FISH+IHC もしくは RT-PCR にて ALK+ と判定した患者における crizotinib 奏効率

　IHC（5A4）と FISH の一致率は 99.4％であり，IHC 陽性/FISH 陰性症例においても alectinib が奏効した．さらに，IHC での発現強度は alectinib の奏効率とは一致せず，IHC は単独で ALK-TKI 適応の判断材料となり得るとしている[13]．

　同様の検討は crizotinib に対しても行われている．crizotinib の第 I 相試験において，FISH のみでスクリーニングを行った ALK+ 肺癌患者における奏効率は 57％であったのに対し[14]（**図 2a**），FISH 陽性に加えて IHC 陽性もしくは RT-PCR 陽性であった場合の奏効率は 81％と報告されており，FISH のみでは偽陽性症例が含まれることが示唆される[15]（**図 2b**）．Thorne-Nuzzo らは ALK+ 肺癌

HR：hazard ratio

に対する1次治療としての crizotinib と標準化学療法である cisplatin/carboplatin + pemetrexed を比較した第Ⅲ相非盲検試験である PROFILE1014 に登録された933例の検討を行った[16]．IHC（D5F3）と FISH の一致率は94.3％であり，53例（5.7％）で不一致を認めた．さらに，crizotinib 群とプラチナ併用療法群における PFS のハザード比（HR）を比較したところ，FISH 陽性/IHC 陽性と FISH 陰性/IHC 陽性では HR が同程度に低く，臨床的な観点から crizotinib 投与においても IHC 単独での患者選択が可能としている．さらに，van der Wekken らは29例のⅣ期 *ALK*＋肺癌に対する検討を行い，IHC 陽性症例では全例 crizotinib への感受性があり，奏効率が69％であったのに対し，FISH 陽性/IHC 陰性例では crizotinib への感受性を示したものはなく，奏効率は0％と報告している[17]．

　また，*ALK*＋肺癌患者の1次治療における ceritinib とプラチナ併用療法（cisplatin + pemetrexed もしくは carboplatin + pemetrexed）の比較を行った第Ⅲ相試験である ASCEND-4 では，患者選択を IHC 法のみで行い，72.5％の高い奏効率と化学療法と比較して有意に PFS を延長させることを示した[18]．これらの結果から1次治療における *ALK* 診断は IHC で十分と考えられる．

2. FISH 法

　FISH は crizotinib 承認の臨床試験において *ALK* 融合遺伝子を検出する方法として用いられたことから，現在でも *ALK* 診断におけるゴールドスタンダードとされている．しかし，FISH の判定はシグナルの不安定性や，スコアリングの難しさといった技術的な問題がある．

　FISH 陽性の判定基準は陽性細胞数が15％以上とされているが，IHC と FISH の不一致は陽性細胞数が10〜20％の"ボーダーライン"とされる症例に多いと報告されている．von Laffert らは753例の NSCLC を対象に IHC と FISH での検討を行い，43例（5.7％）が FISH においてボーダーラインであった．このうち40例（93％）が IHC 陰性であり，FISH においてボーダーラインの症例は FISH 単独でなく，他の検査法との併用など注意が必要である[19]．また，3′doublets fused with 5′signals や 3′-5′-3′ red doublet といった非定型シグナルも，FISH 偽陰性を生み出す要因となる．

3. RT-PCR 法

　RT-PCR は感度，特異度いずれも高く，*ALK* 診断において非常に有用な検査法である．RT-PCR には良質な RNA が必要であるが，細胞診の検体から抽出した RNA においても組織診と同様の *ALK* 検出率を示し，crizotinib の奏効率，PFS においても有意差はなかったと報告されている[20]．しかし，RT-PCR はホルマリン固定された標本では検出困難であり，実臨床において第1選択となりにくいことや，未知の fusion を検出することができないといった問題点がある．

Ⅳ IHC と FISH で検査結果に不一致が生じたとき

　IHC と FISH の不一致が生じた場合に，ALK-TKI の適応を判断するには難渋する．RT-PCR やシークエンスによる評価が可能な場合には併用も検討できるが，実臨床では検体の問題などから必ずしも併用が可能とは限らない．

　これまでにも IHC 陽性/FISH 陰性の症例に対して crizotinib を投与し，奏効した症例が報告されている[21~23]．これらはいずれも先に述べたような非定型シグナルによる FISH 偽陰性や陽性細胞数がボーダーライン上であることが要因であった．そのほかにも複数の IHC，FISH の不一致症例に対して ALK-TKI の投与を行い，特に IHC 陽性/FISH 陰性症例において 60% 以上と一定の奏効率が報告されている（**表2**）[24~26]．

　Ilie らは 176 例の *ALK* + NSCLC のうち，7 例の IHC と FISH の不一致症例（IHC 陰性/FISH 陽性：5 例，IHC 陽性/FISH 陰性：2 例）について検討を行った．IHC 陰性/FISH 陽性のうち，crizotinib に感受性のあった 3 例は cMET の過剰発現があったが，crizotinib に感受性のない 2 例は cMET の過剰発現はなかった[24]．crizotinib は MET 阻害薬として開発された multi kinase inhibitor であり，このような症例においては ALK 阻害ではなく，MET 阻害により抗腫瘍効果を発揮している可能性も示唆される．より ALK への選択性が高いとされる alectinib や ceritinib における同様の報告はまだないが，今後，さらなる検討が必要である．

→Refer「Ⅲ章-B-5」p.181

　また，ALK-TKI の耐性機序として *ALK* 遺伝子の二次変異や *EGFR*，*KRAS* および *MET* といったほかの bypass track の活性化によるものが知られている[27]．二次変異の種類により有効な ALK-TKI が異なることも複数の変異において報告されており，耐性機序の解明を行うことで有効な次治療への移行が可能となる．したがって，今後，rebiopsy を必要とする症例が増加することが予測され，EGFR と同様に，ALK においてもリキッドバイオプシーについて検討される可能性がある．

表2　IHC，FISH の不一致のある症例に対する ALK-TKI の投与報告例

	IHC 陽性/FISH 陰性 症例数/奏効率（%）	IHC 陰性/FISH 陽性 症例数/奏効率（%）	ALK-TKI
文献 24	5/60	2/0	crizotinib
文献 25	6/66.7	—	crizotinib
文献 26	7/100	28/46.4	crizotinib

［文献 24〜26 を参考に筆者作成］

■ 文 献

1) Yoshida T et al：Differential crizotinib response duration among ALK fusion variants in ALK-positive non-small-cell lung cancer. J Clin Oncol **34**：3383-3389, 2016

2) Soda M et al：Identification of the transforming *EML4-ALK* fusion gene in non-small-cell lung cancer. Nature **448**：561-566, 2007

3) Camidge DR et al：Activity and safety of crizotinib in patients with ALK-positive non-small-cell lung cancer：updated results from a phase 1 study. Lancet Oncol **13**：1011-1019, 2012

4) Shaw AT et al：Crizotinib versus chemotherapy in advanced ALK-positive lung cancer. N Engl J Med **368**：2385-2394, 2013

5) Solomon BJ et al：First-line crizotinib versus chemotherapy in ALK-positive lung cancer. N Engl J Med **371**：2167-2177, 2014

6) Seto T et al：CH5424802 (RO5424802) for patients with ALK-rearranged advanced non-small-cell lung cancer (AF-001JP study)：a single-arm, open-label, phase 1-2 study. Lancet Oncol **14**：590-598, 2013

7) Kim DW et al：Activity and safety of ceritinib in patients with ALK-rearranged non-small-cell lung cancer (ASCEND-1)：updated results from the multicentre, open-label, phase 1 trial. Lancet Oncol **17**：452-463, 2016

8) Gadgeel SM et al：Safety and activity of alectinib against systemic disease and brain metastases in patients with crizotinib-resistant ALK-rearranged non-small-cell lung cancer (AF-002JG)：results from the dose-finding portion of a phase 1/2 study. Lancet Oncol **15**：1119-1128, 2014

9) Nokihara H et al：Alectinib (ALC) versus crizotinib (CRZ) in ALK-inhibitor naive *ALK*-positive non-small cell lung cancer (*ALK*＋NSCLC)：Primary results from the J-ALEX study. J Clin Oncol **34**, 2016 (suppl abstr 9008)

10) 日本肺癌学会：肺癌患者における *ALK* 融合遺伝子検査の手引き（https://www.haigan. gr.jp/uploads/photos/1039.pdf）（2018 年 4 月 10 日閲覧）

11) Cabillic F et al：Parallel FISH and immunohistochemical studies of ALK status in 3244 non-small-cell lung cancers reveal major discordances. J Thorac Oncol **9**：295-306, 2014

12) Ali G et al：ALK rearrangement in a large series of consecutive non-small cell lung cancers：comparison between a new immunohistochemical approach and fluorescence *in situ* hybridization for the screening of patients eligible for crizotinib treatment. Arch Pathol Lab Med **138**：1449-1458, 2014

13) Takeuchi K et al：Prospective and clinical validation of ALK immunohistochemistry：results from the phase I/II study of alectinib for ALK-positive lung cancer (AF-001JP study). Ann Oncol **27**：185-192, 2016

14) Kwak EL et al：Anaplastic lymphoma kinase inhibition in non-small-cell lung cancer. N Engl J Med **363**：1693-1703, 2010

15) Chihara D et al：More on crizotinib. N Engl J Med **364**：776-777, 2011

16) Thorne-Nuzzo T et al：A sensitive ALK immunohistochemistry companion Diagnostic test identifies patients eligible for treatment with crizotinib. J Thorac Oncol **12**：804-813, 2017

17) van der Wekken A et al：Dichotomous ALK-IHC is a better predictor for ALK inhibition outcome than traditional ALK-FISH in advanced non-small cell lung cancer. Clin Cancer Res **23**：4251-4258, 2017

18) Soria JC et al.：First-line ceritinib versus platinum-based chemotherapy in advanced ALK-rearranged non-small-cell lung cancer (ASCEND-4)：a randomised, open-label, phase 3 study. Lancet **389**：917-929, 2017

19) von Laffert M et al：ALK-FISH borderline cases in non-small cell lung cancer：Implications for diagnostics and clinical decision making. Lung Cancer **90**：465-471, 2015

20) Wang Y et al：Feasibility of cytological specimens for ALK fusion detection in patients with advanced NSCLC using the method of RT-PCR. Lung Cancer **94**：28-34, 2016

21) Peled N et al：Next-generation sequencing identifies and immunohistochemistry confirms a novel crizotinib-sensitive ALK rearrangement in a patient with metastatic non-small-cell lung cancer. J Thorac Oncol **7**：e14-16, 2012

22) Sun JM et al：A dramatic response to crizotinib in a non-small-cell lung cancer patient with IHC-positive and FISH-negative ALK. J Thorac Oncol **7**：e36-38, 2012

23) Rosoux A et al：Effectiveness of crizotinib in a patient with ALK IHC-positive/FISH-negative metastatic lung adenocarcinoma. Lung Cancer **98**：118-121, 2016

24) Ilie MI et al：Discrepancies between FISH and immunohistochemistry for assessment of the ALK status are associated with ALK 'borderline'-positive rearrangements or a high copy number：a potential major issue for anti-ALK therapeutic strategies. Ann Oncol **26**：238-244, 2015

25) Ma D et al：Responses to crizotinib in patients with ALK-positive lung adenocarcinoma who tested immunohistochemistry (IHC)-positive and fluorescence *in situ* hybridization (FISH)-negative. Oncotarget **7**：64410-64420, 2016

26) Marchetti A et al：ALK Protein Analysis by IHC Staining after Recent Regulatory Changes：A Comparison of Two Widely Used Approaches, Revision of the Literature, and a New Testing Algorithm. J Thorac Oncol **11**：487-495, 2016

27) Toyokawa G et al：Updated evidence on the mechanisms of resistance to ALK inhibitors and strategies to overcome such resistance：clinical and preclinical data. Oncol Res Treat **38**：291-298, 2015

B 治療方針を決める診断

4 治療後，どの検査を いつ行うか？

　stage I期の術後5年生存率は83%程度であり，II期49%と病期が進むに従い低下する．術後5年以上経過した再発例もまれではなく，術後無再発の確率はさらに低いものと考えられる．手術後フォローアップの主な目的は，再度根治的治療が可能な早期に再発を診断すること，および肺癌発生リスクの高い症例における二次癌としての肺癌を根治治療可能な早期に発見することにある．いくつかの前向き試験により，標準治療として手術±術後アジュバント化学療法を受けたI，II期非小細胞肺癌（NSCLC）で，残存病変が認められていない場合，病歴聴取・身体診察＋CT（造影は問わない）を2年間6ヵ月ごとに行い，その後は年1回の低線量胸部CT（造影なし）を行うことが推奨されている[1,2]．一方，腫瘍マーカーは治癒切除を受けたNSCLC患者の経過観察に推奨されていない．

　進行期NSCLC患者を対象とした細胞障害性抗癌剤の比較を目的としたE1594臨床試験は，生存期間中央値7.9ヵ月，1年生存率33%，2年生存率11%という結果を示した．この時代には進行期NSCLCの治療後長期経過観察という概念は生まれようがなかった．しかし，上皮細胞成長因子受容体（EGFR）遺伝子変異陽性肺癌に対するEGFRチロシンキナーゼ阻害薬（EGFR-TKI）により生存期間中央値30.5ヵ月，2年生存率61.4%が得られることが示され[3]，さらに第2世代，第3世代EGFR-TKIが臨床応用され，ALK転座変異陽性肺癌の発見とALK-TKIの開発がなされた結果，3年以上の長期生存例が数多く得られるようになった[4]．また，ドライバー遺伝子変異陰性NSCLCでも，免疫チェックポイント阻害薬により5年を超える長期生存症例が報告されるようになっている．このようにして，進行期NSCLCでも長期フォローアップ戦略の検討が必要とされている[5]．

I stage I，II期根治的治療後の検査はどう行うか

　ACCPのガイドライン（表1）では標準治療として手術±術後アジュバント化学療法を受けたI，II期非小細胞肺癌（NSCLC）で，残存病変が認められていない場合，病歴聴取・身体診察＋CT（造影は問わない）を2年間6ヵ月ごとに行い，その後は年1回の低線量胸部CT（造影なし）を行うことが推奨されている[1]．

　一方，FDG-PETは，NSCLC術後のルーチン検査としては容認されていない．しかし，良性病変として無気肺やコンソリデーション陰影が残存しているような通常のCTで鑑別が難しい場合には，FDG-PET/CTを用いることが容認されるとしている．

　腫瘍マーカーは治癒切除を受けたNSCLC患者の経過観察に推奨されない．ただし，カルチノイド切除例に限りchromogranin Aを3〜6ヵ月ごとに10年間測

表1　各種ガイドライン

	推奨内容
ACCP	関連合併症に対する治療等のため，治療後3〜6ヵ月は適切な専門医による経過観察をすべきである．その後の経過観察はキャンサーボードによる検討結果に従う．（グレード2C） 全身状態，呼吸機能良好な患者に対しては，診察，胸部単純X線またはCTを最初の2年間は6ヵ月ごと，その後は年1回行うべきである．治療後再発再燃の経過観察は，術後経過観察期間を俯瞰した肺癌治療を行うヘルスケアチームによる，多職種的アプローチにより行うべきである．（グレード2C） 血液検査，PET，喀痰細胞診，腫瘍マーカー，蛍光気管支鏡は術後経過観察としては推奨されない．（グレード2C） 喫煙肺癌患者に対しては，禁煙補助薬物治療や行動療法を含めて禁煙を強く勧めるべきである．（グレード1A）
ESMO	治療後合併症に対する経過観察を3ヵ月後，6ヵ月後に行う．（グレード2C） 病歴聴取，身体診察とCT検査を，最初の2年間は6ヵ月ごと，その後は年1回行う．（グレード1C） PET-CTは早期再発発見や生存ベネフィットを認められておらず，経過観察に用いるべきでない．（グレード2C） 禁煙治療が推奨される．（グレード1A）
GCS	臨床症状に対する多職種チームによる経過観察について，社会心理的，社会的カウンセリングが加わるべきである．（専門家による拡散能，呼吸機能検査を術後4〜6週間後に行うべきである．（弱い推奨，グレードC） 病歴聴取，身体所見，画像評価を最初の2年間は3ヵ月ごと，3〜5年目までは6ヵ月ごと，その後5年は年1回行う．（弱い推奨） 脳転移スクリーニング検査は推奨されない．（専門家による意見） 禁煙治療が推奨される．（グレードB）
NICE	治療完了後6週間以内に専門医による経過観察を行う．その後，患者の症状がなくとも定期的に経過観察を行うべきである． 3ヵ月以上の予後が見込める患者では，プロトコールに則った肺癌専門看護師による経過観察がなされるべきである． 定期的受診以外に経過観察プログラム専門医療者にどのようにコンタクトするのか患者がわかるようにすべきである．
NCCN	病歴聴取，身体診察，造影CTを2年間は，4〜6ヵ月ごとに行い，その後は病歴聴取，身体診察，単純CTを年1回行う．（グレード2B） PET，脳MRIは経過観察のルーチン検査として適応がない． 禁煙治療が推奨される．年1回のインフルエンザおよび肺炎球菌ワクチン（複数回）を行うことが適切である．

ACCP：American College of Chest Physicians, ESMO：European Society of Medical Oncology, NCCN：National Comprehensive Chancer Network, NICE：National Institute for Health and Clinical Excellence

［文献1, 5より筆者作成］

定することは推奨されている（ESMOガイドライン）．

PDT：photodynamic therapy

　根治的光線力学治療（PDT）を受けた早期中枢気管支扁平上皮肺癌については PDT後1, 2, 3ヵ月目，その後1年目までは3ヵ月ごと，2〜5年目まで6ヵ月ごとに気管支鏡検査を行うことが推奨される．

➡Refer「Case 8」
p.134

◆memo
肺癌術後2年間は6ヵ月ごとの病歴聴取，身体診察に加えてCTを行う．

1. 画像診断

a CT

　Nakamuraらは，stageⅠ〜ⅢB期のNSCLC手術例1,398症例の後方視的検討を報告している[6]．このなかで，846名は理学所見と胸部X線，552名はこれにCTを追加してフォローアップを受けた．この結果，CTを用いて経過観察さ

れた群が生存期間および5年生存率において優れていた（$p=0.0009$）．しかし，局所再発が見つかっても根治的治療に持ち込めるのは30%程度に過ぎなかったという検討結果もあり，再発の早期発見により根治を得られている可能性を明確に証明したものはない．生存期間に寄与する別の可能性は，第二癌を早期に発見できることである．治療後，新規肺癌発症頻度は年2%程度とされており，これが早期発見され根治的治療につながることで生存期間が延長されている可能性がある．

b FDG-PET

Monteil らは stage Ⅰ～Ⅲ期 NSCLC 完全切除69例を無作為に6ヵ月間隔の FDG-PET または CT で経過観察する2群に割付けた研究を行った[7]．この結果，FDG-PET を用いた群では無症状再発の検出率が有意に高かったが，生存期間の差は認められなかった（FDG-PET群：26.5±19.6ヵ月，CT群：29±17.1ヵ月）．その後，FDG-PET/CT を用いた検討も行われたが，感度，特異度ともに従来の検査法と有意差を認められなかった．FDG-PET による再発発見感度の改善が生存期間延長に寄与することが示されない限り，コストを考慮すればルーチンのフォローアップ検査として CT に代わるものではないと考えられている．

c そのほかの画像診断

Aokage らは腹部超音波検査をフォローアップに用いる検討を行っている[8]が，術後経過観察には役立たないと結論付けている．Bini らはソマトスタチン受容体シンチグラフィー（SRS）と CT を気管支カルチノイド術後症例に対して12ヵ月ごとに施行し，16例中2例で SRS により再発を発見できたとしている[9]．しかし，現在のところ SRS はルーチンのフォローアップに用いるべきとは考えられていない．

SRS：somatostatin receptor scintigraphy

2. 腫瘍マーカー

NSCLC は多様・多彩な癌を総称しているため，再発の早期発見に有用であるということを十分に証明された単一の腫瘍マーカーはない．

3. 気管支鏡検査

根治的治療後の肺癌症例において気管支鏡検査をフォローアップに用いることについての詳細な検討はない．しかし，マージンが少なく局所再発リスクの高い場合や気管支上皮異形成，carcinoma *in situ* を有する場合には気管支鏡検査を用いた経過観察が有用である可能性がある．

a 気管支内病変に対するフォローアップへの有用性

PDT を受けた中枢気管支の早期扁平上皮癌患者13例に対して自家蛍光気管支鏡検査を用いた検討では，感度は69%から100%に上がったが，特異度は通常気管支鏡検査74%であり自家蛍光気管支鏡検査の41%よりも良好であった．Furukawa らは，PDT後1, 2, 3ヵ月目，その後3ヵ月ごとに1年間，2年目

からは6ヵ月ごとに5年目まで気管支鏡検査を行った結果，77病変中9病変に再発を認め，再度PDTを行うことで再寛解を得たとしている[10]．この結果より，PDTにより根治的治療を受けた場合には気管支鏡検査による経過観察が有効であると考えられる．

b 根治的手術後の有用性

German Respiratory Society and German Cancer Societyのガイドラインでは，スリーブ切除を受けたなど局所再発リスクの高い場合に気管支鏡検査での経過観察を推奨している．しかし，その頻度や期間などについての推奨はなされていない．

104例の前向き試験では，手術1年後に全例が気管支鏡検査により切除断端の観察を行い，3ヵ月ごとの全身CTを30ヵ月（13〜60ヵ月）行った．18例で再発が認められ，うち4例は気管支鏡検査で発見された断端再発であった．また，切除マージン1cm未満，リンパ節転移が独立した断端再発の危険因子であった．術後症例すべてで気管支鏡を推奨するには不十分だが，断端再発のリスクが高い群では術後1年目の気管支鏡検査は考慮しても良いと考えられる．

4. 手術後フォローアップ期間

ほとんどのNSCLC術後再発は5年以内に生じるが，5年生存例でも3.8〜15%の再発リスクが示されており，5年間で画一的にフォローアップを終了することは推奨されない．遅発性の再発リスクを予測する検討や，生活の質（QOL），医療コストなどから最適なフォローアップ期間をさらに検討することが必要となる．

特にdoubling timeが長い腫瘍では注意を要する．カルチノイドでは手術後10年までに8%が再発していたと報告されている．

5. フォローアップ検査の頻度を決定する因子

画像検査，バイオマーカー，気管支鏡などによるフォローアップ検査の頻度や期間は，本来再発リスクにより最適化されるべきものである．

肺癌組織で血管浸潤を認めないstage I期肺腺癌136例の検討で，手術後CEA 2.5 ng/mL以上の症例では16例中9例（56%）が再発したのに対して，2.5 ng/mL未満では120例中6例（5%）であったと報告されている．このような検討により集中的な経過観察の必要性について検討されることが望まれる．

同じ肺腺癌であってもlepidic growthを示しCT上すりガラス陰影を呈するようなタイプと充実性陰影を呈する分化度の低いタイプではdoubling timeも大きく異なり，画一的なフォローアップ戦略では不十分なことは明らかである．ドライバー遺伝子変異など癌細胞の振る舞いと遺伝子型について近年多くの知見を得られている．再発リスクに関連する肺癌の性質理解に基づく検査アルゴリズムの確立が待たれる．

Ⅱ 根治的放射線治療後の検査はどう行うか

1. stereotactic radiosurgery（SRT）施行後の治療効果判定のポイント

　手術不能 stage Ⅰ期 NSCLC に対する SRT の局所制御率は 90％以上，5 年生存率は 47％と報告されている．近年ではさらに向上した成績が報告されるようになってきている．評価すべき重要なポイントは通常の胸部放射線治療に比べて QOL が保たれることにある．2 年目の局所制御率は手術と遜色ないことから，今後手術と比較されるためにも生存期間のみならず，QOL が評価されることが望ましい．

　QOL 評価には the core European Organization for Research and Treatment of Cancer（EORTC）Quality of Life Questionnaire（EORTC GLG-C30）と lung cancer-specific module（EORTC QLQ-LC13）が多く用いられる．39 症例の stage Ⅰ，Ⅱ期 NSCLC 患者の SRT 後 QOL 調査では，治療後 emotional functioning が改善し，息切れ，咳などの呼吸器症状に有意な悪化はみられなかった．これは，173 症例の stage Ⅰ，Ⅱ期 NSCLC 手術例で再発がなくとも 2 年間は QOL 低下がみられていたという報告と対照的である．

2. 化学放射線療法施行後の検査

　限局型 SCLC に対する化学放射線療法は約 20％で 3 年生存を得る根治的治療と考えられている．NSCLC に比べて doubling time が短いため，治療後のサーベイランスは比較的頻回を要する．治療後 1〜2 年目は 3〜4 ヵ月ごと，3〜5 年目は 6 ヵ月ごと，その後は 1 年ごとに，病歴聴取，身体診察，胸部画像検査（CT）を行うことが推奨されている．必要に応じて肝機能，副腎機能検査などの血液検査を行っても良い．一方，FDG-PET/CT や頭部 MRI をルーチン検査としてフォローアップに用いることは推奨されていない．

　NSE や pro-GRP は神経内分泌系腫瘍である SCLC に比較的特異性が高く，わが国では，特に治療前に基準値を上回る場合にフォローアップ検査として行われることが多い．しかし，NSE，pro-GRP，LDH を含めて前向きに検討した結果，腫瘍マーカーは生存率予測に有効でなかったと報告されており，国内外のガイドラインでは腫瘍マーカー測定をフォローアップ検査に用いることについて記載がない．一方，RECIST 評価においては，ベースラインで正常上限を超えていた患者では，全病変が消失した場合 CR と判定されるためには，腫瘍マーカーが正常化している必要があるとされている．

Ⅲ 化学療法長期生存例の増加とフォローアップ方法への影響

1. 分子標的治療薬による長期生存例

　全身的薬物療法による進行期肺癌長期生存例におけるフォローアップの意義とはなんであろうか．根治的治療後のフォローアップと異なり，エンドポイントは生存期間延長＋QOL 改善・維持と考えられる．*EGFR* 遺伝子変異陽性肺癌がEGFR-TKI 治療を受け二次耐性となった後でも 2 年程の長期生存が得られることが知られており，適切な治療選択を行うためのフォローアップ戦略が必要である．二次耐性には T790M 変異を含めて多くの機序が関わっており，根本的な原因は癌多様性（intra-tumor heterogeneity）にあると考えられている．この heterogeneity を理解することで，腫瘍量全体の増大抑制→生存期間延長をなし，症状に関わる増悪を早期にとらえた局所療法→QOL 低下防止をなす方策が求められる．Gandara らは，EGFR-TKI の再発形態により，①全身的進行，②中枢神経進行，③少数ヵ所進行の 3 つに分類し治療方針を決めることを提案している（図1）[11]．全身的な病勢進行が見られた場合には，細胞障害性抗癌剤や免疫チェックポイント阻害薬など EGFR シグナル阻害とは全く異なる機序を持つ全身的治療への変更や併用が必要と考えられる．ここでは，全身的進行以外の中枢神経進行と少数ヵ所進行に分けてフォローアップの意義を考えてみる．

a 中枢神経進行（癌性髄膜炎・脳転移）の場合のフォローアップ

　癌性髄膜炎の発症頻度は，乳癌（2～5％），SCLC（6～25％），NSCLC（1～5％），メラノーマ（＞23％），悪性リンパ腫（7％），急性リンパ性白血病（＞24％）とされており，NSCLC ではそれほど高い頻度で認められると考えられていなかった．これは，進行期 NSCLC では癌性髄膜炎発症に至るまでの生存が得られなかった結果とも考えられる．

　TKI 治療により長期生存が得られるようになるとともに，癌性髄膜炎発症の報告が増加してきた．EGFR-TKI 治療を受けている肺癌患者では約 30％が治療途中で中枢神経転移病変を持つようになる．gefitinib 治療を受けた肺癌患者の脳脊髄液濃度は血漿濃度を検討した結果では脳脊髄液 gefitinib 濃度は血漿濃度の1.8％でしかなかった．この研究では，脳転移を有する患者で血中と脳脊髄液中の *EGFR* 遺伝子変異を比較検討しており，EGFR-TKI 二次耐性後血漿中では*EGFR* 遺伝子変異が検出できなくとも脳脊髄液中では検出されたとしている．これは，EGFR-TKI の髄液移行性の低さから脳脊髄液中で癌細胞を死滅させるのに十分な薬剤濃度が得られていないことを強く示唆している．同様に *ALK* 融合遺伝子陽性肺癌に対して crizotinib を使用した場合，その髄液移行性の低さから脳転移や癌性髄膜炎に進展することが多いと報告されている[12]．

　TKI のなかでも髄液移行性が比較的低い薬剤を用いている場合では，胸郭内病変や脳以外の転移病変が良好に制御されていても頭蓋内病変が進行する可能性がある．いったん癌性髄膜炎が完成した場合には治療が困難になり QOL が著しく損なわれる．一方，髄膜播種する前の中枢神経病変をとらえれば放射線治療に

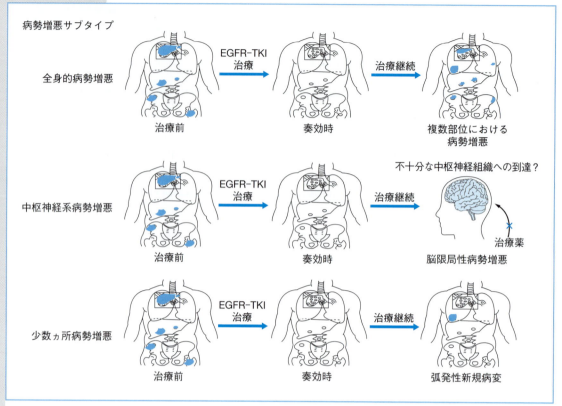

図1 病勢増悪サブタイプと治療方針

［文献11より引用］

より制御できる可能性がある．したがって，TKI 奏効が得られた場合，定期的な病歴聴取，身体診察に加えて頭部 MRI（造影）を一定の頻度で行うことが容認されると考える．

b 少数ヵ所進行の場合のフォローアップ

TKI 治療奏効例で，一部の腫瘍のみが増大することが時に認められる．頭蓋内病変のみの進行であれば，前述したように脳脊髄液中薬剤濃度に起因すると考えられるが，それ以外の病変では腫瘍の多様性に起因するものと考えられる．T790M のような付加的遺伝子変異を有するクローンの発生，*MET* 遺伝子増幅，SCLC 化，上皮間葉間転換など同一患者内であっても癌細胞はジェネティック，エピジェネティックな変化により多様性を獲得している．EGFR-TKI 耐性腫瘍として増大してくるクローンの性質を判断しなければ TKI 治療を継続するかどうか判断が難しい．T790M 変異を有するクローンが耐性の主体であれば第3世代 EGFR-TKI の奏効が期待できる．一方，全身的には良好に EGFR-TKI 治療に反応しながら，有効な治療薬がない機序による耐性クローンが5ヵ所以内で増大しているのであれば，EGFR-TKI を継続しながら SRT など局所療法で対処することも有効な治療と考えられる．EGFR-TKI の beyond PD 継続でベネフィットが得られるのは，無症状進行，腫瘍量が少ない，再燃腫瘍の増大速度が緩徐である，などの条件が必要であることが報告されている．すなわち，定期的に全身

画像検査（CT，PET/CT）を行わなければ，heterogeneity に基づいた再燃腫瘍に対する治療方針を決定することは難しい．頭部 MRI，胸腹部 CT などを定期的に行い，Gandara らが提案している，①全身的進行，②中枢神経進行，③少数ヵ所進行，の 3 つの分類に基づき治療することが QOL を保持した生存期間延長につながるかどうかの前向き試験が必要であると考えられる．

2. 免疫チェックポイント阻害薬による長期生存例

　免疫チェックポイント阻害薬が登場してからドライバー遺伝子変異陰性進行期 NSCLC においても 1 年を超える長期生存例が珍しくなくなってきた．CheckMate 017，057 の 2 年目フォローアップ解析によれば，扁平上皮癌 2 年生存率 23%，非扁平上皮癌 2 年生存率 29% とされている．さらに，奏効例では tail-plateau の特徴的な曲線を示し，さらなる長期生存が期待される．抗 PD-1 抗体がわが国で治療に用いられるようになってからまだ 1 年程であり，ほとんど研究がなされていないが，免疫チェックポイント阻害薬による長期生存例に対するフォローアップ戦略が必要であり，今後の前向き試験が待たれる．

a 治療効果判定のポイント

　長期生存効果が期待される免疫チェックポイント阻害薬であるが，2 次治療例では約半数が 3 ヵ月以内の早期に病勢増悪することが報告されている．現時点では効果発現を正確に予測するバイオマーカーがなく，病勢増悪した症例に対して速やかにほかの有効な治療に変更することが肝要である．したがって，2〜3 ヵ月で CT などによる効果判定が必要となる．unconventional response とよばれる遅発性効果に期待しすぎて，次治療の機会を逸することがあってはならない．

b メラノーマから学ぶこと

　nivolumab により全身的には良好に制御されながら少数ヵ所進行したメラノーマを exome 解析した結果，IFNγ signal pathway に重要な JAK1，JAK2 の機能喪失型変異や $β_2$ マイクログロブリン遺伝子変異による MHC class I 抗原発現の喪失が認められたと報告されている[13]．

　抗 PD-1 抗体治療で長期奏効中に少数ヵ所でエスケープするクローンが特殊な遺伝子変異を有しているのであれば，定期的に全身的画像検査を行い早期に発見し局所療法により対処することが有効な治療法である可能性がある．

c 免疫関連有害事象（irAE）

　細胞障害性抗癌剤や分子標的治療薬など腫瘍に直接影響する薬剤は，血中から消失した後に効果，有害事象が生じることはほぼない．一方，免疫チェックポイント阻害薬は T 細胞免疫を活性化することで抗腫瘍効果を得るため，nivolumab 治療により奏効を得た後に中止しても長期にわたって抗腫瘍効果が継続し得ることが報告されている．irAE の発症メカニズムは T 細胞活性化という点で抗腫瘍効果と共通であり，薬剤中止後にも発症し得ると考えられる．したがって，治療中止後であっても irAE に対する注意を怠ってはならない．特に，死亡例が報告されている間質性肺病変，肝炎，心筋炎，神経筋疾患，大腸炎などに留意すべき

である．また，CheckMate 017，057 の 2 年間のフォローアップ解析においては irAE のほとんどは投与後 3 ヵ月以内の早期に生じていたが，間質性肺疾患については発症時期が特定できず長期にわたっており，特段の注意が必要である．

■ 文 献

1) Colt HG et al：Follow-up and surveillance of the patient with lung cancer after curative-intent therapy：Diagnosis and management of lung cancer, 3rd ed：American College of Chest Physicians evidence-based clinical practice guidelines. Chest **143**：e437S-454S, 2013

2) Alberts WM：Follow up and surveillance of the patient with lung cancer：what do you do after surgery? Respirology **12**：16-21, 2007

3) Maemondo M et al：Gefitinib or chemotherapy for non-small-cell lung cancer with mutated EGFR. N Engl J Med **362**：2380-2388, 2010

4) Avrillon V et al：Alectinib for treatment of ALK-positive non-small-cell lung cancer. Future Oncol **13**：321-335, 2017

5) Reck M et al：Metastatic non-small-cell lung cancer (NSCLC)：ESMO Clinical Practice Guidelines for diagnosis, treatment and follow-up. Ann Oncol **25** Suppl 3：iii27-39, 2014

6) Nakamura R et al：Postoperative follow-up for patients with non-small cell lung cancer. Onkologie **33**：14-18, 2010

7) Monteil J et al：Randomized follow-up study of resected NSCLC patients：conventional versus ^{18}F-DG coincidence imaging. Anticancer Res **30**：3811-3816, 2010

8) Aokage K et al：Annual abdominal ultrasonographic examination after curative NSCLC resection. Lung Cancer **57**：334-338, 2007

9) Bini A, Grazia M, Stellas F et al：The role of somatostatin receptor scintigraphy (Octreoscan) during follow-up of patients after bronchial carcinoid resection. A prospective study. J Cardiovasc Surg (Torino) **46**：318-319, 2005

10) Furukawa K et al：Locally recurrent central-type early stage lung cancer ＜1.0 cm in diameter after complete remission by photodynamic therapy. Chest **128**：3269-3275, 2005

11) Gandara DR et al：Acquired resistance to targeted therapies against oncogene-driven non-small-cell lung cancer：approach to subtyping progressive disease and clinical implications. Clin Lung Cancer **15**：1-6, 2014

12) Costa DB et al：CSF concentration of the anaplastic lymphoma kinase inhibitor crizotinib. J Clin Oncol **29**：e443-445, 2011

13) Zaretsky JM et al：Mutations Associated with Acquired Resistance to PD-1 Blockade in Melanoma. N Engl J Med **375**：819-829, 2016

B 治療方針を決める診断

5 再発・転移診断のポイント —次の一手はどうするか？

　肺癌化学療法における薬剤開発により，さまざまな薬剤が承認され日常診療に導入されるようになってきている．しかし，治療に際し常に問題となってくるのが薬剤耐性であり，とりわけドライバー遺伝子異常におけるさまざまな薬剤耐性メカニズムが解明されるにつれ，耐性後の治療方針を適切に選択する必要が出てきている．その際に必要であるのが再生検による検体採取である．今後リキッドバイオプシーによる再生検も可能となってくることが予想されるが，すでに実臨床に導入された T790M 遺伝子変異検索においてもあくまでも基本は病変部位からの組織採取による再生検であるとされており，組織からの再生検の重要性は高い．本項では主に薬剤耐性と再生検ならびに再発診断の難しい部分と診断のコツにつき解説したい．

I 薬剤耐性と再生検

1. EGFR チロシンキナーゼ阻害薬（EGFR-TKI）

　T790M をはじめとする *EGFR* 遺伝子の二次変異のほか，MET 増幅，HGF 過剰発現，PTEN 欠失などによるバイパス経路の活性化や，小細胞肺癌（SCLC）への形質転換あるいは上皮間葉移行（EMT）などのような組織学的な変化などの耐性メカニズムが報告されている（表1）[1]．

　これら耐性メカニズムのうち，T790M の二次変異に対しては，すでに osimertinib による治療が 2016 年 3 月にはわが国でも承認され日常診療に導入されている．治療導入に際しての T790M 変異検索にはコバス® EGFR 変異検出キット v2.0 がコンパニオン診断として使用されるが，このコバス® EGFR 変異検出キット v2.0 における検査検体として当初組織検体のみが承認されていたが，2016 年 12 月には血漿検体も追加承認された．このことから，今後 T790M 検出のための再生検として，血漿検体によるリキッドバイオプシーが増加することが予測され

➡ Refer「Case 13」
p.222

表1　EGFR-TKI の耐性メカニズム

EGFR 二次変異	バイパス経路の活性化	形質転換
T790M	MET	SCLC
Asp761Tyr	HGF	EMT
Thr854Ala	AXL	—
Leu747Ser	IGF-1R AKT PTEN	—

る．しかしながら，osimertinib の国際共同開発治験である AURA2 や AURA3 におけるコバス®EGFR 変異検出キット v2.0 での血漿検査と FFPE 検査での T790M 遺伝子変異検出の一致率の検討では，組織検体で T790M 陽性の症例で血漿検体では陽性一致率（感度）が 58.7％（131/223 例），51％（184/362 例）であることが報告されており，リキッドバイオプシーでは，組織検査では陽性であり osimertinib の恩恵を受ける可能性のある症例が陰性となってしまうことが懸念され，注意が必要である．また，SCLC への形質転換など組織検体を採取しないと耐性メカニズムが解明されない症例もあることなどから考えても，現時点では組織検体による診断が基本であり，リキッドバイオプシーはあくまでも組織検体採取困難な場合や，リスクが高い検査が必要な際のオプションとして考えるべきであると思われる．組織生検とリキッドバイオプシーの順序についても議論されているが，一定の見解は得られていない．

→ Refer 「Ⅱ章-B-4-c」p.77

2. ALK チロシンキナーゼ阻害薬（ALK-TKI）

crizotinib や alectinib，ceritinib といった ALK-TKI も，EGFR-TKI と同様にさまざまな薬剤耐性メカニズムが報告されている（**表2**）．しかし，このうちの二次変異において，*EGFR* 二次変異は T790M が大部分を占めるのに対し，*ALK* 二次変異はゲートキーパー変異である L1196M をはじめとしてさまざまな二次変異が報告されており，その頻度や出現しやすい耐性変異の種類が ALK-TKI ごとに異なるとされている．さらに，その二次変異ごとに薬剤感受性が異なると報告されていること，また耐性メカニズムのひとつである *MET* 増幅に対して crizotinib が有効である可能性があることなどから考えると，ALK-TKI 耐性例における治療戦略を立てるうえで再生検が重要となると考えられる．しかしながら，現時点ではコマーシャルベースでの耐性メカニズムの解析はされていない．また ALK-TKI 耐性では多くの遺伝子変異検査を行う必要性があることから，ALK-TKI 耐性へのリキッドバイオプシーでの検査は T790M 検索よりハードルは高くなるものと考えられる．

表2　ALK-TKI の耐性メカニズム

ALK 二次変異	ALK 増幅	バイパス経路の活性化
L1196M C1156Y 1151Tins L1152R I1171N/S/T F1174C/L/V L1198F G1202R S1206Y G1269A	Copy number gain (CNG)	EGFR c-KIT KRAS IGF-1R

3. 免疫チェックポイント阻害薬

　非小細胞肺癌（NSCLC）に対し，nivolumab や pembrolizumab といった PD-1 阻害薬が臨床導入されてきているが，一部の症例で持続的な効果が認められる一方で，やはり多くの症例では薬剤耐性が問題となってくるものの，その耐性メカニズムに関してはまだまだ未知の部分が多い．PD-L1 の発現状態や腫瘍局所の免疫状態などが抗癌剤治療により変化しているといわれており，免疫チェックポイント阻害薬治療直前に再生検を行うか否かも議論の的になっている．

Ⅱ　再発診断の難しい部位と診断のコツ

1. 再生検の難しさ

　初回診断と比較して，再発時の診断は難しい傾向にあるが，その理由として，以下の問題点等が挙げられる．

a 再生検の部位の問題

　再生検部位に関してはこれまでにいくつかの報告がなされているが，Nosaki らの報告[2]によると，EGFR-TKI 耐性後の再生検では，初回生検時と比較して再生検時には転移巣に対する生検の頻度が増加するとされる．初回診断時は肺内の原発巣があり，同部位からの気管支鏡による組織採取を行う機会が多い．一方で特に EGFR-TKI などの高い奏効率が期待される治療後には原発巣が著明に縮小していることも多く，そのようなケースでは再生検考慮時に原発巣がさほど増大していないことも多いことから転移巣に対するアプローチが増えるものと思われる．しかしながら，転移巣は肺内転移を始め，胸膜，肝臓，副腎，骨など多岐にわたっていることから，容易に生検ができないような部位に対するアプローチを考慮せざるを得ないケースが多い．

b 治療による修飾の問題

　元来認められていた腫瘍細胞が，治療による影響により壊死・変性をきたすことにより，再生検時に明らかな腫瘍細胞と診断されないケースや，腫瘍組織の繊維化をきたすことにより十分量の検体採取困難となるケースなどが起こり得ることから考えると，治療修飾による再生検の難しさの問題もある．

2. 診断のコツ

　再発診断において重要な点として，「ターゲットの選定」，「ターゲットに対する検査方法の選択」，「採取した検体の取り扱い」などが挙げられる．先に述べたように，再生検時にはさまざまなターゲットに対するアプローチを考える必要があり（**図1**），初回診断時と比較してより一層「他科との連携」が重要になってくる．そのためには，日頃から自施設において検査可能な方法がなにかを把握しておく必要があり，自施設での「他科との連携」を構築しておくことでスムーズな

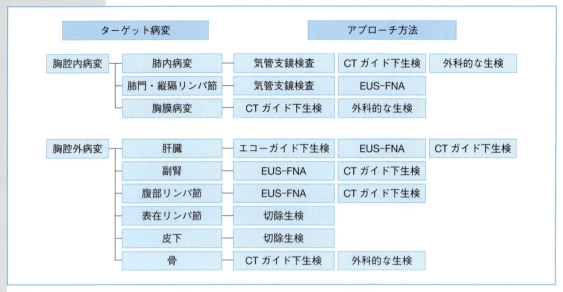

図1 再生検を考慮する際のターゲット病変に対する主なアプローチ方法

再生検が可能となる．しかし，自施設で検査困難なことも多いため，その際には近隣の施設への検査依頼も必要に応じて行うことを考慮しておくべきである．

a 再生検施行のターゲットをどこにするか

再生検施行に際し，最も重要であるのが検査施行のターゲット選定である．先に述べたように治療修飾の影響があることを考えると，腫瘍細胞の陽性率を高めるためにもできるだけ viable な細胞が多いと思われる部位を再生検のターゲットとすべきである．

至適ターゲットの選定にあたり，まず可能であれば造影 CT による評価を行いたい．造影剤使用により腫瘍が壊死性かどうかの推測が可能であると思われ，壊死性変化が強い腫瘍があり，ターゲットが複数あればより壊死性変化が強くない病変を対象とする，あるいは検体採取の回数を増やすなどによる対応が可能になるものと考える．さらに，可能であれば多断面再構成画像（MPR）も作成しておくことにより，3 次元的なアプローチの検討が可能になり検査イメージをつかみやすくなる．また，獲得耐性部位を採取するということから考えて，その時点で明らかな増大傾向が確認できる病変であるかどうかを確認することも重要であり，CT 画像を時系列で確認し，増大している病変を狙うようにすることも必要である．医療経済の面から全例というわけにはいかないが，FDG-PET/CT による評価を追加して行うことで，より viable な病変の選定に役立つのではないかと考えられる（図 2）．

MPR：multi-planar reconstruction

b ターゲットに対する検査方法の選択

①**気管支鏡検査**：肺内の原発巣，転移巣をはじめ，肺門・縦隔リンパ節などの病変に対する検査がまず考慮される．初回診断時と異なるのは，前述の治療修飾が加わっている点に注意する必要があることであり，そのため検査デバイスの選択（末梢 TBAC や TBNA の活用）や検体採取数（より多くの検体採取）など

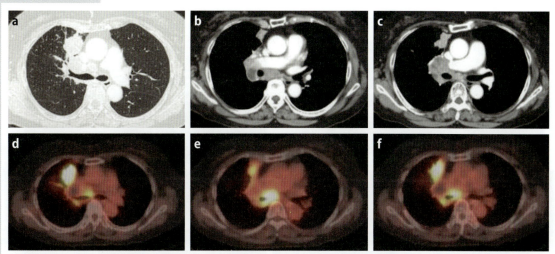

図2 ターゲットが複数ある症例におけるCT画像（a, b, c）とFDG-PET/CT画像（d, e, f）との比較
CT画像においては，右上葉（a），#7リンパ節（b），右#11sリンパ節（c）のいずれもターゲットとなり得ると考えられるが，FDG-PET/CT画像では右上葉（d）および#7リンパ節（e）にはFDG集積が認められるのに対し，右#11sリンパ節（f）にはFDG集積が認められないことから，右#11sリンパ節からの生検では診断がつかない可能性があることが事前に判断できる

につき考慮すべきである．

　治療修飾の影響などにより，再生検時に"硬い"印象で大きな検体が取れない場合には，まずTBAC針などを使用して，生検部位を刺入して"道"をつけてから，再度鉗子で生検するというような方法もアプローチ法として考えられる．さらに，鉗子による生検時には，しっかりと病変部にテンションをかけることを意識した手技が必要であることから，日頃より気管支鏡検査での生検の基本手技をしっかりと磨いておくことが，術者のみならず介助者においても肝要である．

②CTガイド下・エコーガイド下生検：肺内病変，胸膜病変や副腎転移などの体内病変を中心とし，表在リンパ節や皮下転移などの体表病変に対し考慮される．骨転移巣に対するCTガイド下生検の有用性も報告[3]されており当院でもよく行われている（図3）が，後に述べる検体処理には注意が必要である．再生検においては，できる限り多くの検体採取を目標としたいところであり，特に体表に近い表在リンパ節や皮下転移などにおいては，切除生検も考慮する必要がある．

③EUS-FNA：縦隔・腹腔内リンパ節や副腎（図4），脾臓，膵臓，胆道系，直腸周囲の腹膜播種巣（図5）などに対する検査として考慮される．アプローチ可能かどうかの判断にCT施行時にMPR画像を作成しておくとイメージがしやすい場合がある（図6）．最終的には施行医（消化器内科医が主と思われる）の判断によるが，超音波検査により可視可能であればアプローチできることが多い．検査に伴う侵襲もさほど高くないものと思われ，当院では適応症例に対しては積極的に再生検を行っている．

④切除生検：主に表在リンパ節や皮下転移などに対する比較的軽微な侵襲による再生検は，十分な腫瘍量の採取が期待できることから，適応があれば積極的に

186　Ⅲ　肺癌治療に活きる診断法・ストラテジー

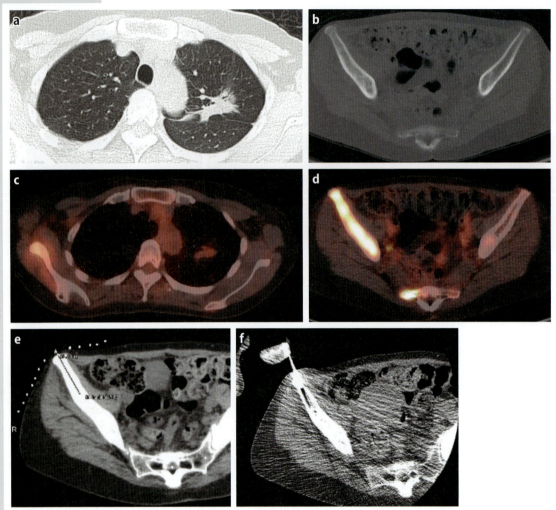

図3　症例1（EGFR-TKI耐性例）のCT（a, b），FDG-PET/CT（c, d）およびCTガイド下骨生検（e, f）の画像
　まず第一に，CT画像上ターゲットとして検討される左肺の病変（a）にはFDG-PET/CT画像においてFDGの集積が認められない（c）状況である．一方，右腸骨（b）へのFDG集積が強く（d）認められることから，再生検として右腸骨に対するCTガイド下骨生検を行うこととした．まずは穿刺部位，方向，距離を確認（e）し，実際に穿刺を施行した（f）．

　考慮してもよいと思われる．そのためには，日頃から検査を依頼することになるであろう皮膚科，乳腺外科あるいは頭頸部外科などとの連携を図っておくことが重要である．

⑤そのほか外科的な生検：気管支鏡検査やCTガイド下生検により採取困難な肺内病変ならびに胸膜病変に対する呼吸器外科にての胸腔鏡下手術（VATS）あるいは開胸生検も時に考慮される．また，脳転移に対するアプローチとしては脳神経外科による手術での切除生検一択になると思われるが，有症状時でない限りは積極的な再生検は難しいことが多い．これらのようなリスクの高い生検が必要と判断される場合には，まずはリキッドバイオプシーでの検査を先行し，陽性であればリスクの高い検査を回避するなどの選択肢が理にかなった検査方針であり，状況に応じた最善の選択肢を考慮する必要がある．

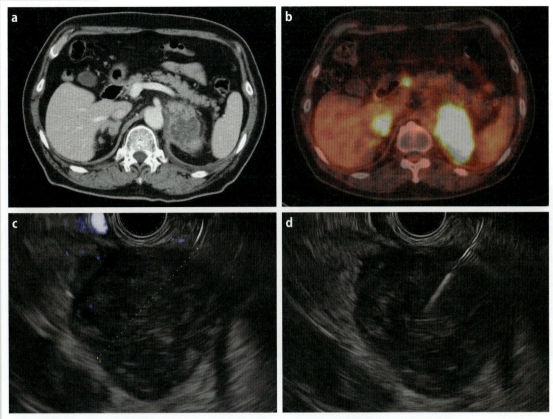

図4 症例2(ALK-TKI耐性例)のCT (a), FDG-PET/CT (b) および EUS-FNA (c, d) の画像
CT画像 (a) にて両側副腎の腫大ならびに FDG-PET/CT 画像 (b) にて FDG の集積が確認できる. 左副腎に対し EUS-FNA による再生検を施行した. まず, カラードップラー (c) にて血流の有無を確認後, 22 G 穿刺針にて穿刺を行った (d)

c 採取された検体処理

現状, 再生検の目的としては EGFR T790M 検出が目的であることが多いと思われるが, 特に遺伝子診断を目的としている場合には採取された検体の適切な処理がきわめて重要[4]である. 特にホルマリン固定については慎重に対処すべきであり, 速やかな検体採取後の10%中性緩衝ホルマリンによる固定開始, および長期間の固定回避(6時間以上48時間以内, 長くとも72時間以内) が肝要である.

また, 肺癌に多く認められる骨転移巣からの検体処理に際しても注意が必要である. 通常, 骨転移巣からの検体採取時には脱灰処理がなされることが多いと思われるが, その際の脱灰処理方法によっては遺伝子診断に支障をきたすことが予想される. このため, まずは骨転移巣のなかでも軟部腫瘤などの脱灰を要さない部位からの生検を考慮すべきである. 脱灰処理がどうしても必要な部位からの生検の場合には, 脱灰処理方法としては EDTA を用いた処理が推奨され, 強酸などにより処理は避けるべき[3,4]とされていることから, 検体採取時に病理部等への検体処理についての依頼を可能な限り行うことが重要である.

➡Refer「Ⅱ章-B-4-a」Ⅲ, p.73
➡Refer「Ⅱ章-B-4-b」Ⅱ, p.75

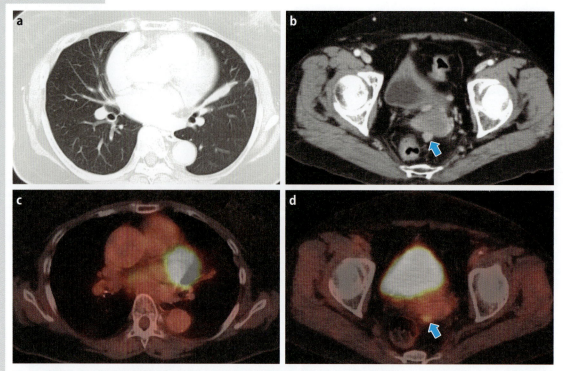

図5　症例3（EGFR-TKI耐性例）のCT（a, b）およびFDG-PET/CT（c, d）の画像
CT画像上，ターゲットとなり得る病変が左肺（a）および腹膜播種（b, 矢印）であるが，FDG-PET/CT画像にては左肺（c）にはFDGの集積が認められず，腹膜播種（d, 矢印）にのみ認められた．このため，腹膜播種に対し，経直腸的にEUS-FNAを施行した

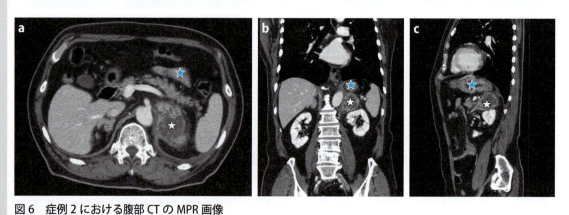

図6　症例2における腹部CTのMPR画像
通常施行している横断像（a）のみでは，胃（★）から左副腎（☆）を穿刺するイメージは持ちにくいが，冠状断（b）ならびに矢状断（c）をみると，左副腎は胃から見下ろすイメージでほぼ穿刺可能であることがわかりやすい

　再発・転移診断のポイントにつき，薬剤耐性および再生検の観点から解説した．特に，EGFR-TKI治療後の症例においては，T790M変異の有無を確認することは現状必須であると思われ，そのための再生検については初回診断時の生検よりもより慎重な検討のうえに行われる必要がある．また，初回診断時と比べさまざまな部位からの再生検を考慮することになるため，これまでとは違った視点からのアプローチを検討することにより，再生検の適応症例を増やすことにつながり，また再生検成功率の向上につながるのではないかと考える．

■■ 文　献

1) Morgillo F et al：Mechanisms of resistance to EGFR-targeted drugs：lung cancer. ESMO Open **1**：e000060, 2016
2) Nosaki K et al：Re-biopsy status among non-small cell lung cancer patients in Japan：A retrospective study. Lung Cancer **101**：1-8, 2016
3) Confavreux CB et al：Mutational profiling of bone metastases from lung adenocarcinoma：results of a prospective study (POUMOS-TEC). Bonekey Rep **3**：580, 2014
4) 肺癌における ALK テスト IASLC アトラス (https://www.iaslc.org/sites/default/files/wysiwyg-assets/alk_atlas_japanese_final_lo-res.pdf) (2018 年 4 月 10 日閲覧)

B 治療方針を決める診断

6 新遺伝子診断法
―治療に活かす考え方

　癌細胞が持つ遺伝子変異を確認することが，進行癌の治療方針決定に必須となった．肺癌発生，進展に決定的な役割を果たしているドライバー遺伝子の有無，さらには治療中にドライバー遺伝子に生じる二次変異の有無をより低侵襲で，より広範に検索する試みとして，リキッドバイオプシーと網羅的診断が臨床に導入されつつある．

　新たな分野であるためさまざまな試みがなされている．しかし，分子論を無視したような乱暴な議論が少なくないことも事実である[1]．本項では，リキッドバイオプシーと網羅的診断の理論的限界や，臨床応用時に特に注意しなければならないことをまとめた．これらの点を理解すると，両者をどのように臨床に応用すべきか，おのずと明らかになってくると思われる．

I リキッドバイオプシー―DNAの量子的振る舞いと検出限界

→ Refer「II章-B-4-c」p.77

◆memo
細胞1個あたりのゲノムDNA量は6.4 pg（ピコグラム）である．半数体あたりは3.2 pgであり，これが遺伝子検査を考えるうえでの最小単位となる．

　血漿を利用したリキッドバイオプシーでは，10 mLの採血を行い，遠心して血漿を分離，DNAを精製する．患者によって異なるが，回収されるDNAは10 ng（ナノグラム：1.0×10^{-9} g）程度で，細胞2,000個分のDNA量である．検査では再検できるように半分を保存し，半分で検査を行う．すなわち，リキッドバイオプシーは細胞1,000個分の遺伝子検査である（図1）．

　ここまでで自明だが，癌細胞由来のDNAが全体の0.1％（すなわち1/1,000）以下の場合，リキッドバイオプシーでは検索は不可能である．DNAは分子であり，1/10分子，1/100分子のように分割できないためである．では癌細胞由来のDNAが全体の0.01％，0.001％でも検出可能な条件はあるのだろうか．10倍量，100倍量のDNAを用いれば，細胞10,000個分，細胞100,000個分の検査となり，理論的に可能である．この場合，患者からリキッドバイオプシーのために100 mLまたは1 Lの採血をすることになり，臨床的に非常識な状況になる．もし通常の10 mLの採血で可能のように見える検査がある場合，その検査では検出反応中に生じた偽陽性シグナルを誤って検出していると判断せざるを得ない．

　癌細胞由来のDNAが0.1％に近くなると，サンプリングエラーが重要な問題になる．癌細胞比率0.1％の検体から細胞1,000個分程度のDNAを採取することを考えよう．検体中の癌細胞由来DNAの割合は二項分布に従い，癌細胞由来のDNAが全く入らない確率が37％にのぼる（図2）．すなわち，サンプリングの段階ですでに偽陰性が37％に達する．サンプリングエラーはDNAが分子である限り避けられない．このようなDNAの量子的振る舞いは，量子力学の議論ときわめて類似しており興味深い．

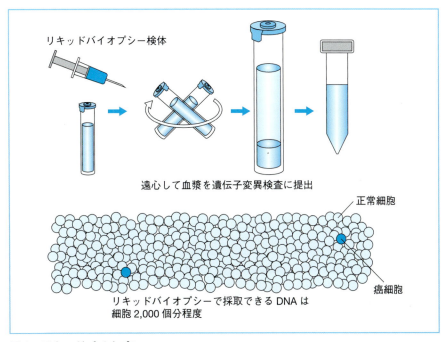

図1 リキッドバイオプシー
リキッドバイオプシーの性能は採取DNA量に大きく左右される．細胞何個分のDNAが採取できたかで検出の理論的限界が決まる

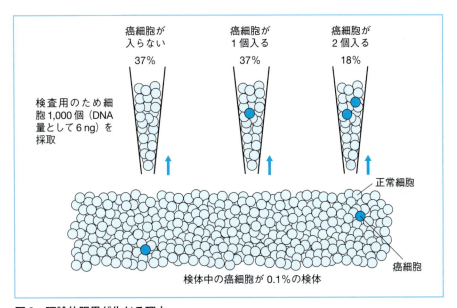

図2 理論的限界が生じる理由
遺伝子変異検査には理論的限界がある．1,000個に1個癌細胞がある検体から1,000個をとると，1個も癌細胞がない確率は，$_{1000}C_0\,(0.001)^0\,(0.999)^{1000}=0.37$．ドライバー遺伝子変異では癌細胞の2個のアレルのうち1個のみ変異しているため，DNAレベルで考えると，特定の遺伝子に関し癌細胞由来の遺伝子が入らない確率は $_{2000}C_0\,(0.0005)^0\,(0.9995)^{2000}=0.37$ と計算される．このサンプリングエラーは避けられない

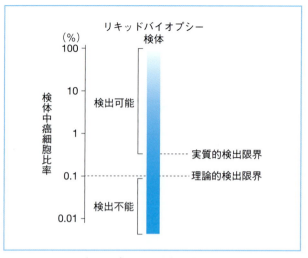

図3　リキッドバイオプシーと通常の遺伝子変異検査
リキッドバイオプシーでは検体中癌細胞比率0.1％程度が理論的検出限界である．一方で1％近くにならないと，実質的検出限界にならない

　さらに上記の議論は，1分子のDNAが検出可能とした理想的な状況での議論である．リキッドバイオプシーではポリメラーゼ連鎖反応（PCR）が使用される．PCR反応では，理論的には1分子の検出が可能だが，実際は数分子程度ないとPCR自体が進まないことが多い．すなわち，検査感度はさらに悪くなる．ここまでに記載した要素を考えて計算してみると，リキッドバイオプシーでは，癌細胞由来のDNAが1％近くないと正確な検出は困難と結論できる（図3）．
　IV期で広範な転移がある肺癌患者でも，筆者らの経験では血漿DNAの癌細胞は数％程度である．リキッドバイオプシーは分子的限界で行う検査であり，大きな偽陰性率を覚悟しなければならない緊急避難的な検査といえる．

> 以下，要点をまとめると…
> ①リキッドバイオプシーの理論的検出限界は癌細胞由来DNA比率0.1％である．
> ②リキッドバイオプシー検査にPCRを使用する手法では，癌細胞由来DNA比率1％付近が実質的検出限界と推定される．
> ③リキッドバイオプシーは，大きな偽陰性率を覚悟して行う緊急避難的な検査である．

II 遺伝子検査はなぜ間違うのか──PCRの神話と現実

Refer「III章-B-6」III, p.194

　次項にも密接に関わることなので，ここで遺伝子検査はなぜ間違うのかまとめておく．①DNAポリメラーゼ（Taq DNAポリメラーゼ，Phusion DNAポリメ

ラーゼなど）の DNA 複製エラー，②使用機種特異的な読み間違い，の 2 つが主たる原因である．

1. DNA ポリメラーゼエラー

　ほぼすべての次世代シークエンサー（NGS）は PCR 反応を用い，DNA を増幅する．この DNA 増幅酵素は DNA 合成中にしばしば間違ったヌクレオチドを使用してしまう．それが変異ホットスポットの場合，全く正常の DNA を増幅しても T790M 配列ができてしまう．高忠実度 DNA ポリメラーゼは複製エラーの少ない酵素をいうが，それを用いても複製エラーは決して少なくない．

2. 使用機種特異的な読み間違い

　NGS を例にとろう．NGS では塩基が誤って読まれる確率を phred quality score として提示する．phred quality score 30 は誤り率が 0.1％ とかなり良い品質で，NGS としては合格点の品質である．しかし，遺伝子検査では，これでも，正常 DNA の 0.1％ が T790M と読み間違えられる可能性があることを示している．それでは，癌細胞由来 DNA 比率 0.1％ の検体は検索できない．

　正常 DNA を高忠実度 DNA ポリメラーゼで増幅して NGS で検出した結果を示す．数千分子に一分子が T790M と判断されることがわかる．癌細胞由来 DNA 比率 0.05％ 程度の検体との区別は困難である（図 4）．

　DNA ポリメラーゼエラーがあるため，PCR を使用する限り，癌細胞由来 DNA 比率 0.01％ 以下の検体を正確に検索することはきわめて難しい．

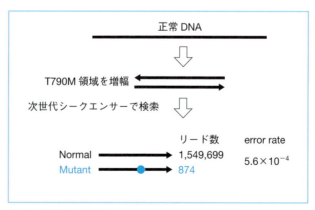

図 4　偽陽性の原因
　正常 DNA を検索しても T790M が見つかる．これは，DNA ポリメラーゼの複製エラーと機種特有の読み間違いが合わさったものである．この例では 2,000 read に 1 read が T790M と判定されてしまっている．T790M 陽性癌細胞由来の DNA が 1/2,000 であるサンプルと区別できない

以下，要点をまとめると…
①PCR反応の最中に酵素のミスで変異配列が生じる．
②NGSはしばしば塩基を読み間違う．
③両者が合わさって偽陽性が生じる．この比率は決して小さくない．

Ⅲ 網羅的診断─アポロ計画と同様の難しさ

　NGSによる多遺伝子パネルが複数使用可能になり，多遺伝子変異検査への期待が高まっている．しかし，多遺伝子変異検査には特有の問題がある．

　さまざまな多遺伝子変異検査が考案されているが，いずれも検索遺伝子が多い．数十～数百個の遺伝子を検索しても，ドライバー遺伝子以外の遺伝子では臨床的意義が確立されていないため，遺伝子情報が得られても情報として活かすのは容易ではない．

　次いで，検査精度の問題がある．単一遺伝子検査を考えてみよう．単一遺伝子検査で0.99の特異度（偽陽性率0.01）を持つ検査は優秀な検査である．では，その単一遺伝子検査と同様の特異度で100個の遺伝子を検索した場合を考えてみる．正常DNAを検索しても，各遺伝子0.01の割合で積み重なる偽陽性のため，65％の患者で偽陽性が生じ，遺伝子変異があると判定される．すなわち65％の患者に誤った分子標的治療薬が投与される危険性がある．この問題はLusserの法則（**図5**）として知られるもので[2]，月面着陸を目指したアポロ計画のときに重要視された．ロケットでは各部品が99％の確率で正確に働いてもひとつの部品が故障すると正確に飛ばない．すべての部品が働くためには，各部品が正確に働く確率として99.9999％が求められた．多遺伝子変異検査でも同様で，1個でも間違った遺伝子変異が見つかると検査としては失敗である．

　*KRAS*は多遺伝子変異検査では難しい遺伝子のひとつである．コドン12，13のどの塩基の変異でもアミノ酸変化が生じる可能性があるため「Ⅱ　遺伝子検査はなぜ間違うのか」（p.192）で記載した原因による偽陽性が生じやすく，細心の注意が必要である．多遺伝子変異検査を行って*KRAS*変異の偽陽性が生じたら，ほかの遺伝子がすべて正確に診断できていても，検査として失敗している（*KRAS*陽性腫瘍と判断されてしまう）のは容易に理解できるだろう．*KRAS*変異（偽陽性）と*EGFR*変異（正確な結果）が同時に報告されたら，「ドライバー遺伝子が2個陽性」になり，臨床医は治療選択に難渋することになる．これでは多遺伝子変異検査の意味がない．

→Refer「Ⅲ章-B-6」Ⅱ，p.192

　多遺伝子変異では，各遺伝子の検出特異度を非常に高くし，全体として正確な結果を出す必要がある．

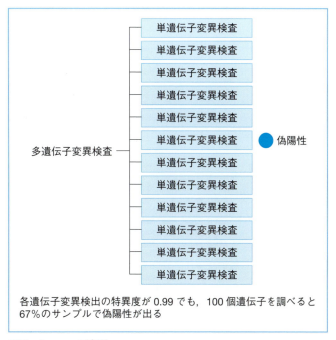

図5　Lusserの法則
　1個1個の遺伝子を特異度0.99程度の正確さで調べても，複数の遺伝子を調べるとエラーが蓄積し，システム全体としては大きなエラーとなる

以下，要点をまとめると…
①臨床で使用する網羅的診断ではLusserの法則を考慮する必要がある．
②臨床で使用する網羅的診断では特異度が重要である．

Ⅳ　網羅的診断─解決策の提示

　前記の網羅的診断で指摘した事項を解決している具体的なシステムとして，MINtSを提示する（**図6**）[3]．MINtSはNGSを用いた多遺伝子変異システムであり，癌細胞由来DNA比率1%の検体を感度0.99，特異度0.99で検出する．各遺伝子の特異度は0.999以上で，Lusserの法則を考慮しても検査全体として特異度0.99を実現している．検索遺伝子は*EGFR*，*KRAS*，*BRAF*，*ERBB2*，*ALK*融合遺伝子，*ROS1*融合遺伝子，*RET*融合遺伝子に絞ってあり，臨床上不必要な遺伝子は入れていない．そのため検索能力に余裕が生じ，同時に200検体の検索が可能である．全国から集積した臨床サンプル1,500検体以上の検索を終了している．サンプルデータ，解析ソフトはweb上で公開してある[4]．筆者らはこのようなシステムが重要な薬剤を選択するための多遺伝子変異検査として好ましいと考えている．

　リキッドバイオプシー，網羅的診断の期待が高まっているが，分子論に合わな

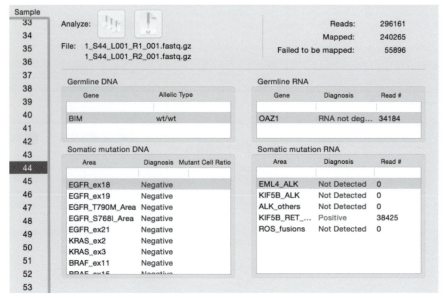

図6 MINtS システム
癌細胞由来 DNA 比率 1% の検体を感度 0.99，特異度 0.99 で検出する

い非常識な議論も多い．遺伝子変異検査も科学のひとつであり，正確な計算，考察に基づいた検査体制構築が望まれる．

文　献

1) 中村祐輔のシカゴ便り：数字に弱い研究者．(http://yusukenakamura.hatenablog.com/entry/2016/05/17/124403)（2018 年 4 月 10 日閲覧）
2) Collins R：Lusser's Law. Am Spectator, July, 2003
3) Inoue Y et al：A highly specific and sensitive massive parallel sequencer-based test for somatic mutations in non-small cell lung cancer. PLoS One **12**：e0176525, 2017
4) MINtS analyzer（http://www.hhanalysis.com）（2018 年 4 月 10 日閲覧）

B 治療方針を決める診断

7 血液検査（腫瘍マーカー）の役立つ場面

腫瘍マーカーの変動は悪性腫瘍の病期あるいは治療効果と良好に相関することが知られており，肺癌の質的診断の補助，治療効果のモニタリング，再発診断の補助として，広く用いられている．肺癌では，組織型によって陽性となる腫瘍マーカーが異なっており，それらの鑑別に役立つ．一般には腫瘍マーカーは100％の感度を示すことはなく，組み合わせることにより感度を上げることができるとされている．

一方，肺癌の検出率は一般集団を対象に感度，特異度の優れた腫瘍マーカーを検査しても向上しないことが示されている[1]．早期の肺癌では，腫瘍マーカーが血中に増加しないことも多い．このため，肺癌の早期診断の手段としては，あくまで胸部単純X線写真や胸部CTを用いることが勧められている[2]．また，腫瘍マーカーは非腫瘍性疾患でも上昇することが知られており，その解釈には注意を要する．

I 癌胎児性抗原（CEA）

CEA：carcinoembryonic antigen

CEAは，Philらによってヒト大腸癌組織において同定された細胞接着に関わる糖タンパクであり，大腸癌の遠隔転移に関与している可能性が示されている．臓器特異性は低く，消化器癌，婦人科癌，肺腺癌などの腫瘍マーカーとして用いられている．非小細胞肺癌（NSCLC）において予後や再発予測因子としての有用性が報告されている[3]．喫煙（喫煙量と相関）や耐糖能異常（糖尿病患者の約20％にCEAの上昇を認める），間質性肺炎，自己免疫性疾患などの良性疾患などで偽陽性を認める場合がある[4]が，基準値の2倍以上になることはまれである．

→ Refer「Case 18」p.240

II シアリルLex-i抗原（SLX）

SLX：sialyl Lex antigen

SLXは，Fukushimaらにより胃癌細胞を免疫原として作製されたモノクローナル抗体により，認識される糖タンパクである．SLX抗原は胎生期に多分化能性幹細胞に発現しており，着床前期の細胞の遊走や接着に関与するとされている．癌細胞でのSLX発現は血管内皮細胞上皮のE-セレクチンとの結合性を促進するとされ，癌の血行転移に関係すると考えられている．肺腺癌，卵巣癌，乳癌をはじめ各種癌細胞に発現し，近位尿細管や食道粘膜などの正常細胞にも存在するびまん性汎細気管支炎や肺線維症などの肺良性疾患でも上昇することがある[5,6]．年齢，喫煙，耐糖能異常の影響は受けにくいとされている．

Ⅲ　扁平上皮癌抗原 (SCC)

SCC：squamous cell carcionoma antigen

　SCC は，Kato らにより子宮頸部扁平上皮から同定された癌関連抗原である．正常扁平上皮および扁平上皮癌の細胞質に存在し，子宮頸部癌，肺扁平上皮癌，食道癌，頭頸部癌などの腫瘍マーカーとして用いられている．扁平上皮の存在する部位に広範な重症疾患が存在すれば血中濃度は上昇する可能性があり，肺の良性疾患や腎不全患者でも高値を示す場合がある．また，唾液や汗，皮膚表面に大量に存在するため，検体採取時の混入により偽陽性を示す可能性がある．

Ⅳ　サイトケラチン 19 フラグメント (CYFRA)

CYFRA：cytokeratin 19 fragment

　サイトケラチン 19 は，細胞骨格を形成する中間径フィラメントであり上皮細胞で特異的に発現する．CYFRA21-1 は癌細胞内の蛋白分解酵素の制御破綻により可溶化し血中へ放出されたサイトケラチン 19 の断片である．NSCLC 患者の血中に大量に検出されたことから腫瘍マーカーとして注目された[7]．主に NSCLC のマーカーとして用いられ，特に肺扁平上皮癌において SCC 抗原と比較して陽性率が高いとされている．なお，SCC 抗原とは血中への放出機序が異なり，相関性はないとされている[8]．男性は女性と比較し高値を示す傾向にあり，加齢により上昇を認める場合がある．

Ⅴ　ガストリン放出ペプチド前駆体 (ProGRP)

ProGRP：pro-gastrin releasing peptide

　ガストリン放出ペプチド前駆体 (ProGRP) は，McDonald らによりブタの胃から遊離されたホルモンであり，のちに哺乳類の神経系，消化管，気道にも認めることが発見された．Aoyagi らにより小細胞肺癌 (SCLC) 細胞から GRP が産生されることが発見され，SCLC のマーカーとしての有用性が注目された．GRP は血中半減期が短く，GRP の前駆体である ProGRP が腫瘍マーカーとして実用

NSE：neuron-specific enolase

化された．神経特異性エノラーゼ (NSE) とは相関がなく，画像による再発検出より優れていると報告されており，SCLC 治療後の経過観察に有用である[9]．腎機能低下を認める症例においては，排泄遅延により高値を示す場合があることが知られている．

Ⅵ　神経特異性エノラーゼ (NSE)

　エノラーゼは解糖系の 2-ホスホグリセリン酸がホスホエノールピルビン酸に変換される際の酵素である．NSE は神経細胞と軸索突起に特異的に存在し，グリア細胞には認められないため neuron-specific enolase とよばれている．肺内の神経内分泌上皮を前駆細胞とする SCLC で特異的に上昇することが知られており，そのほか食道や尿管原発の肺外神経内分泌癌，神経節細胞由来の神経芽細胞腫や褐色細胞腫でも高値を示す．SCLC（特に限局型）の診断においては，

ProGRP と比較して感度が低いとされているが，予後予測に関しては ProGRP と比較して優れているとの報告も存在する[10]．溶血検体や透析後には高値を示す場合がある．

■ 文　献

1) Bates SE et al：Clinical applications of serum tumor markers. Ann Intern Med **115**：623-638, 1991
2) EBM の手法による肺癌診療ガイドライン 2016 年版，第 4 版，日本肺癌学会（編），10-11 頁，金原出版，東京，2016
3) Grunnet M et al：Carcinoembryonic antigen (CEA) as tumor marker in lung cancer. Lung Cancer **76**：138-143, 2012
4) Okamura K et al：Diagnostic value of CEA and CYFRA 21-1 tumor markers in primary lung cancer. Lung Cancer **80**：45-49, 2013
5) Mukae H et al：Elevation of tumor-associated carbohydrate antigens in patients with diffuse panbronchiolitis. Am Rev Respir Dis **148**：744-751, 1993
6) Yokoyama A et al：Comparative evaluation of sialylated carbohydrate antigens, KL-6, CA19-9 and SLX as serum markers for interstitial pneumonia. Respirology **3**：199-202, 1998
7) Rastel D et al：CYFRA 21-1, a sensitive and specific new tumour marker for squamous cell lung cancer. Report of the first European multicentre evaluation. CYFRA 21-1 Multicentre Study Group. Eur J Cancer **30**A：601-606, 1994
8) Weiskopf B et al：Cyfra 21-1 as a biologic marker of non-small cell lung cancer. Evaluation of sensitivity, specificity, and prognostic role. Chest **108**：163-169, 1995
9) Stieber P et al：Pro-gastrin-releasing peptide (ProGRP)--a useful marker in small cell lung carcinomas. Anticancer Res **19**：2673-2678, 1999
10) Shibayama T et al：Complementary roles of pro-gastrin-releasing peptide (ProGRP) and neuron specific enolase (NSE) in diagnosis and prognosis of small-cell lung cancer (SCLC). Lung Cancer **32**：61-69, 2001

B　治療方針を決める診断

8　治療に影響する既存疾患診断

　肺癌に対するがん薬物療法の適応あるいは薬剤の選択・投与量の調整に際しては，全身状態，年齢等だけでなく，代謝・排泄経路である肝機能，腎機能，代謝に関わる遺伝子多型の存在などを考慮する必要がある．また，既存疾患，合併症としての間質性肺炎，B 型肝炎ウイルスキャリア・既往感染，自己免疫疾患などはがん薬物療法により病態の悪化を招き死に至る危険性もあるため，これらを有する患者に対しては迅速な診断と適切な対応が要求される．
　がん薬物療法の実施に際しては，使用する抗癌剤，分子標的治療薬の作用理論，薬物動態・薬力学，副作用，投与禁忌，慎重投与とされる既存疾患，合併症などを十分理解する必要がある．

I　抗癌剤，分子標的治療薬の薬物動態と薬力学

PK：pharmacokinetics
PD：pharmacodynamics

　全身投与された薬剤は血流から組織へ移行し作用部位に到達し，効果・副作用の反応を引き起こす．その多様性は主として，薬物投与後の血中濃度と時間との関係［薬物動態（PK）］と，［薬物の生体反応（PD）］により規定される．抗癌剤はすべての薬剤のなかで最も治療域の狭い薬剤であり，一方，分子標的治療薬は抗癌剤に比べて治療域が広いとされている．したがって，抗癌剤では，薬物動態，薬力学に関する情報がより重要と考えられている．

PS：performance status

　薬物動態とは薬物を投与してから，その薬物が生体内から消失するまでの生体内での動きで，吸収（absorption），体内分布（distribution），代謝（metabolism），排泄（excretion）の 4 つの過程から構成される[1]．薬物代謝反応は，第 I 相反応と第 II 相反応に分けられ，第 I 相反応は，酸化，還元，加水分解反応であり，シトクロム P450 システムを含んでいる．一方，第 II 相反応は，アセチル抱合，グルクロン酸抱合などの抱合反応である．これらの代謝反応は，遺伝子多型，肝機能，併用薬，年齢，全身状態（PS）などにより影響を受ける（表 1）[1]．薬物代謝酵素のいくつかには遺伝子多型の存在が確認されており，この遺伝的多様性により患者によっては毒性の増強あるいは効果の減弱が示される．UDP グルクロン酸転移酵素のひとつである UGT1A1 には遺伝子多型が存在し，UGT1A1 遺伝子多型（*UGT1A1*28* と *UGT1A1*6*）は irinotecan の代謝に関与しており，それらの遺伝子多型を有すると好中球減少などの重篤な副作用リスクが高まる[2]．肝臓で代謝された薬剤は主として尿と胆汁から排泄され，腎機能，肝機能（胆汁排泄能），併用薬，年齢，全身状態（PS）などの影響を受ける．腎臓には，糸球体濾過，尿細管分泌，尿細管再吸収の排泄過程がある．
　なお，分子標的治療薬のうち抗体薬では，IgG 抗体は生体内で低分子ペプチドやアミノ酸に分解後，尿や胆汁中にはほとんど排泄されず内因性アミノ酸として

8 治療に影響する既存疾患診断　201

表1　薬物動態・薬力学に影響を与える因子

薬物動態		薬力学
代　謝	遺伝子多型 肝合成機能 併用薬 ダイエット 喫煙 アルコール飲酒 全身状態 (PS)	前治療 骨髄移植 年齢 全身状態 (PS) 遺伝的要因 併用薬 合併症
排　泄	腎機能 胆汁排泄能 併用薬 年齢 全身状態 (PS)	
分　布	胸水・心嚢水 肥満 四肢切断	

［文献1より引用］

再利用される.

　薬力学的解析により, AUC, 最高血中濃度, 閾値濃度持続時間などの薬物動態学的指標と骨髄障害などの副作用, 抗腫瘍効果などの薬物反応の関係を明らかにすることができる.

　抗癌剤の場合, 薬力学的解析は白血球減少・好中球減少などの血液毒性を薬物反応の指標として用いている. この薬物反応は, 前治療, 年齢, 全身状態 (PS), 遺伝的要因, 合併症などにより影響を受ける (**表1**)[1].

Ⅱ　化学療法に影響を及ぼす因子

　臨床試験においては, 化学療法の効果を高い精度で判定するため生物学的に均質な集団を設定し, また被験者の安全性を確保するため選択基準と除外基準が設けられている. 市販後に抗癌剤, 分子標的治療薬を投与する場合, これらの基準を外れる対象においては安全性が確認されていないことから, 有効性, 安全性の両面から化学療法の適応について慎重に検討する必要がある.

1. 全身状態 (PS)・年齢

　多くの臨床試験では, PS 0-1 あるいは PS 2 までの症例が選択されるため, それ以上の PS 不良例では有効性, 安全性が確認されていない. 一般的に PS 不良例は化学療法の適応とならない. Ⅳ期非小細胞肺癌 (NSCLC) では PS 0-2, 進展型小細胞肺癌 (SCLC) では PS 0-3 の症例が化学療法の適応とされる[3]. 限局型小細胞癌では, PS 3-4 の症例でも化学療法による治療効果により PS の改善が得られる可能性があれば化学療法の適応があるとされ, さらに化学療法により PS の改善が得られた場合, 放射線療法の追加も推奨されている[3].

年齢も代謝・排泄あるいは薬力学に影響を与え，重篤な副作用が発現する可能性が高くなる．臨床試験では，多くの場合 75 歳未満の症例が選択されるため，それ以上の高齢者では効果，安全性が確認されていない．しかしプラチナ併用療法の比較試験における解析により，高齢者では毒性が強く現れるものの有効性に関しては非高齢者と同等であるとの成績も示されており，暦年齢だけでなく PS，臓器機能等を評価し慎重に化学療法を行うことは可能である[3]．現在，*EGFR* 遺伝子変異のうち高感受性変異（*exon19* 欠失，*L858* 変異）・*ALK* 遺伝子転座・*ROS1* 遺伝子転座陰性の高齢者Ⅳ期非扁平上皮癌あるいは PD-L1＜50％の高齢者Ⅳ期扁平上皮癌に対しては docetaxel をはじめとした第Ⅲ世代抗癌剤単剤が推奨されている[3]．

2. 主要臓器機能

a 骨髄機能障害

骨髄機能が高度に抑制されている症例では化学療法の適応はない．臨床試験では，白血球数 $4,000/\mu L$ 以上（好中球数 $2,000/\mu L$ 以上），ヘモグロビン値 10 g/dL 以上，血小板数 10 万$/\mu L$ 以上という基準が用いられることが多い．代謝，排泄などの薬物動態が正常であれば，投与量を減量することで投与は可能であるが，その効果も減弱する．

b 肝機能障害

高度な肝機能障害を有する症例は化学療法の適応はない．肝臓は肺癌で使用される多くの抗癌剤，分子標的治療薬の主要な代謝，排泄の経路であり，高度な肝機能障害がある場合は重篤な副作用が発現する危険性がある．臨床試験では，AST・ALT 施設基準値の 2 倍以下，総ビリルビン 1.5 mg/dL 以下という基準が用いられることが多い．一般的に，肝細胞傷害の指標としては AST・ALT が，胆汁排泄能の指標としてビリルビン値が用いられるが，これらに基づいた明確な投与基準はない．また，近年では肝機能の指標として Child-Pugh 分類が使用されており，添付文書等にこの分類に基づいた薬物動態パラメータを示してある薬剤もあり参考にすることができる．

c 腎機能障害

薬剤の腎排泄経路は糸球体濾過と尿細管排泄であるが，尿細管の薬物排泄能を定量的に評価する簡便な方法はないため，通常は腎機能評価には GFR が用いられる．わが国ではイヌリンクリアランスが GFR 測定の標準的方法であるが，検査が煩雑なために血清 Cr から GFR や CCr を推算して用いる（**表2**）[4]．

CKD：chronic kidney disease

腎機能障害をきたす慢性腎臓病（CKD）の主な原因疾患としては，糖尿病腎症，慢性糸球体腎炎（IgA 腎症，膜性腎症など），高血圧性腎症（腎硬化症）である．膜性腎症は腫瘍随伴症候群のことがあり注意を要する．

高度な腎機能障害を有する症例は化学療法の適応はない．腎臓は抗癌剤の主要な排泄経路であり，高度な腎機能障害がある場合，重篤な副作用が発現する危険性がある．腎臓が主要排泄経路である cisplatin，carboplatin，pemetrexed，

8 治療に影響する既存疾患診断 203

表2　がん薬物療法時の腎機能評価

日本人の推算糸球体濾過量（estimated glomerular filtration rate：eGFR）
　男性 eGFR（mL/分/1.73m^2）＝194×血清 Cr（mg/dL）$^{-1.094}$×年齢（歳）$^{-0.287}$
　女性 eGFR（mL/分/1.73m^2）＝男性 eGFR×0.739

抗癌剤使用時などの体表面積補正値
　体表面積を補正しない eGFR（mL/分）＝GFR（mL/分/1.73m^2）×患者 BSA/1.73
　BSA（m^2）＝（体重 Kg）$^{0.425}$×（身長 cm）$^{0.725}$×0.007184（DuBois 式）

内因性クレアチニンクリアランス（CCr）による成人の GFR 推算式
　男性 CCr（mL/分）＝（140−年齢）×体重÷（72×血清 Cr 濃度）
　女性 CCr（mL/分）＝男性 CCr×0.85
　＊片麻痺・四肢麻痺ではそれぞれ−20％，−40％とする．わが国で用いられている酵素法
　　では，原法で用いられている Jaffe 法での測定より 0.2 mg/dL 程度低い数値となるので
　　注意が必要．

［文献 4 より引用］

etoposide など，あるいは TS-1 の投与に際しては特に注意を要する．

　cisplatin は腎毒性を有することから，原則として CCr が 60 mL/分以上の症例が対象となるが，60 mL/分未満では減量を要する．carboplatin は，クレアチニンクリアランス値に基づき投与量が決定される[5]．pemetrexed は体内ではほとんど代謝されず主に腎臓から尿中へ排泄されるため，腎機能低下時や腎臓の血流を低下させる非ステロイド抗炎症薬との併用は注意が必要である．CCr が 45 mL/分以下の場合は安全性が確認されていない．肝機能障害があっても本剤の代謝には影響しない．etoposide は肝排泄性であるが尿中排泄率は 20～60％であるため CCr が 50 mL/mL 以下の場合には 75％投与量に減量する必要がある．

　また，TS-1 は 5-FU の異化代謝酵素阻害薬 gimeracil の腎排泄が低下するため血中 5-FU 濃度が上昇し，骨髄毒性などの副作用が強く出る可能性がある．60＞CCr≧40 では 1 段階減量，40＞CCr≧30 mL/分では 2 段階減量，CCr 30 mL/分未満では投与すべきでない．

3. 合併症

　臨床試験では，①感染症を合併している症例あるいは感染症を疑われる症例，②活動性の重複癌を有する症例，③明らかな間質性肺炎あるいは肺線維症を合併している症例，④そのほか重篤な合併症を有する症例（肝硬変症，糖尿病，気管支喘息，心疾患など），⑤ドレナージを必要とする大量の胸水・心嚢液貯留症例，⑥症状を有する脳転移症例，⑦妊婦，授乳婦および妊娠の可能性のある女性，⑧薬剤過敏症の既往のある症例，⑨そのほか，治験担当医師が不適当と判断した症例，などが試験の除外基準として設けられており，これらの基準に該当する対象における効果・安全性は確認されていない．

a 間質性肺炎

　特発性間質性肺炎（IIPs）のうち特発性肺線維症（IPF）あるいは非特異性間質性肺炎（NSIP）合併例では，抗癌剤，分子標的治療薬の投与により致死的な間質性肺炎をきたすことが知られている．肺癌に対する抗癌剤では，irinotecan,

IIPs：idiopathic interstitial pneumonias
NSIP：nonspecific interstitial pneumonia

表3　特発性間質性肺炎（IIPs）の分類

主要 IIPs
　特発性肺線維症（idiopathic pulmonary fibrosis：IPF）
　非特異性間質性肺炎（nonspecific interstitial pneumonia：NSIP）
　呼吸細気管支炎を伴う間質性肺炎（respiratory bronchiolitis-associated interstitial lung
　　　disease：RB-ILD）
　剥離性間質性肺炎（desquamative interstitial pneumonia：DIP）
　特発性器質化肺炎（cryptogenic organizing pneumonia：COP）
　急性間質性肺炎（acute interstitial pneumonia：AIP）

まれな IIPs
　リンパ球性間質性肺炎（lymphocytic interstitial pneumonia：LIP）
　上葉優位型肺線維症（pleuroparenchymal fibroelastosis：PPFE）

分類不能型 IIPs

［文献6より引用］

gemcitabine, amrubicin は投与禁忌に，抗癌剤の paclitaxel, abraxane, docetaxel, TS-1, pemetrexed および分子標的治療薬の gefitinib, erlotinib, afatinib, osimertinib, crizotinib, alectinib, ceritinib, nivolumab, pembrolizumab は慎重投与とされている．なお，gefitinib では，コホート研究により間質性肺炎の合併は薬剤性間質性肺炎発症の危険因子のひとつであることが確認されている．

　2013 年に発表された特発性間質性肺炎 改定国際集学的分類では，6 つの主要 IIPs（Major IIPs），2 つのまれな IIPs（rare IIPs），分類不能型 IIPs（unclassifiable IIPs）に分類された（**表3**）[6]．また発症様式や臨床経過により，慢性線維化（IPF，NSIP），喫煙関連（DIP，RB-ILD），急性/亜急性（COP，AIP），の 3 つのカテゴリーに分類されている．薬剤性間質性肺炎発症の危険因子として問題になるのは，慢性線維化（IPF，NSIP）に分類される間質性肺炎である．これらの間質性肺炎は時に急性増悪が認められ，抗癌剤，分子標的治療薬は誘因のひとつと認識されている[6]．病理学的には，びまん性肺胞傷害（diffuse alveolar damage）を呈し，死亡率は約 80％とされ予後不良である[6]．

　特発性間質性肺炎の診断は，「特発性間質性肺炎診断と治療の手引き」の診断アルゴリズムに基づいて行われる（**図1**）[7]．

HRCT：high-resolution computed tomography

　胸部高分解能 CT（HRCT）での UIP パターンは蜂巣肺所見が必須で，胸膜直下・肺底優位の陰影分布，網状影，牽引性気管支拡張も重要な所見である[7]．UIP パターンであれば外科的肺生検は施行せず IPF と診断することができる．HRCT が UIP パターンでない場合（possible UIP, inconsistent with UIP パターン）には，可能な限り外科的肺生検を施行し病理組織学的検討を行う．HRCT では NSIP の一部は，possible UIP パターンに包含される可能性がある．NSIP では，一般的に蜂巣肺は認められず，所見が肺全体において空間的，時間的に均一である．牽引性気管支拡張および肺葉の容積減少もよく認められる．両側性，多発性のすりガラス陰影から濃い浸潤影までが胸膜からわずかに離れた部分を中心として見られ，いわゆる subpleural curvilinear shadow も認められる[7]．

b 感染症・B 型肝炎ウイルス

　一般的に感染症を合併している症例では，白血球・好中球減少をきたす抗癌剤

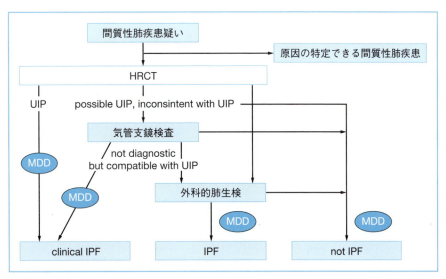

図1 IPF 診断のフローチャート
MDD：multidisciplinary discussion　　　　　　　　　　　　　　　　［文献7より許諾を得て改変して転載］

の投与にあたっては，感染症が増悪し致命的となる危険性があるため投与禁忌とされている．

また，肝炎ウイルス，特にB型肝炎ウイルスのキャリア（HBs抗原陽性）あるいは既往感染者（HBs抗原陰性，かつHBc抗体またはHBs抗体陽性）においても抗癌剤投与により再活性化が起こることがある．非活動性キャリアからの再活性化の頻度は比較的高いものの，既往感染者からの再活性化は1～3%程度とされている[8]．しかし，再活性化による肝炎は重症化しやすいだけでなく，肝炎の発症により原疾患の治療を困難にさせるため，発症そのものを阻止することが最も重要である[8]．

c そのほか

抗VEGFヒト化モノクローナル抗体 bevacizumab，ヒト型 VEGFR-2 モノクローナル抗体 ramucirumab では，その作用に起因すると考えられる通常の抗癌剤，分子標的治療薬と異なった特徴的な副作用を有する．bevacizumab では喀血の既往は禁忌とされ，腹腔内炎症，大きな手術の術創の未治癒，脳転移，出血素因や凝固系異常・抗凝固薬の使用，血栓塞栓症の既往，高血圧症，重篤な心疾患（bevacizumab），重度の肝障害（ramucirumab）等の合併症を有する患者では慎重投与とされている[9),10)]．

ヒト型抗ヒトPD-1モノクローナル抗体 nivolumab，pembrolizumab では，前述した間質性肺炎だけでなく，1型糖尿病，内分泌障害，下痢・大腸炎，重症筋無力症などの自己免疫疾患関連副作用が発現するため，自己免疫疾患の合併あるいは既往は慎重投与とされている．

大量の胸水・心嚢液貯留例，症状を有する脳転移例，疼痛コントロール不良な骨転移例，上大静脈症候群，気道閉塞例などは化学療法の適応はなく，ドレナージ，放射線治療などの緊急に病態の改善を図るための対応が取られるべきである．

そのほか，肺癌化学療法で用いられる抗癌剤の添付文書に記載されている警告，投与禁忌，慎重投与等の要件を確認のうえ，化学療法の適応を検討する必要がある．

■ 文　献

1) Ratin MJ：Chapter 19 Pharmacology of cancer chemotherapy. Cancer principles and practice of oncology, 6th ed, p.335-344, 2001
2) Ando Y et al：Polymorphisms of UDP-glucuronosyltransferase gene and irinotecan toxicity：a pharmacogenetic analysis. Cancer Res **60**：6921-6926, 2000
3) EBM の手法による肺癌診療ガイドライン 2016 年版，第 4 版，日本肺癌学会（編），金原出版，東京，2016
4) Calvert AH et al：Carboplatin dosage；prospective evaluation of a simple formula based upon renal function. J Clin Oncol **7**：1748-1756, 1989
5) 薬剤性腎障害の診療ガイドライン作成委員会：薬剤性腎障害 診療ガイドライン 2016. 日腎会誌 **58**：477-555，2016
6) Travis WD et al：An official American Thoracic Society/European Respiratory Society statement：Update of the international multidisciplinary classification of the idiopathic interstitial pneumonias. Am J Respir Crit Care **188**：733-734, 2013
7) 特発性間質性肺炎　診断と治療の手引き 改訂第 3 版. 日本呼吸器学会びまん性肺疾患診断・治療ガイドライン作成委員会（編），南江堂，東京，2016
8) B 型肝炎治療ガイドライン（第 3 版）. 日本肝臓学会肝炎診療ガイドライン作成委員会（編），2017 年 8 月（http://www.jsh.or.jp/medical/guidelines/jsh_guidlines/hepatitis_b）（2018 年 4 月 10 日閲覧）
9) 医薬品インタービューフォーム　AVASTIN　ベバシズマブ（遺伝子組み換え注），2012 年 6 月
10) 医薬品インタービューフォーム　CYRAMZA　ラムシルマブ（遺伝子組み換え注），2016 年 6 月

B 治療方針を決める診断

9 注意すべき治療関連有害事象の診断

a. 肺障害

薬剤性肺障害とは，薬剤投与に関連して発症する種々の呼吸器障害である．ただし，一般的に呼吸器感染症はこれに含まれない．原因薬剤は多く，あらゆる薬剤が肺障害を誘発する可能性があるが，代表的な薬剤は抗癌剤である．

薬剤性肺障害の病態は多彩であり，病変の部位は，肺胞・間質領域，気道，血管および胸膜に大別される（表1）[1]．主な病型は間質性肺炎であり，特に急性呼吸窮迫症候群（ARDS）あるいは急性間質性肺炎（AIP）と類似の臨床病型の場合（病理学的には diffuse alveolar damage：DAD）は予後不良であり，しばしば致死的である．一方で，器質化肺炎，好酸球性肺炎，非特異性間質性肺炎の病型の場合には，通常ステロイド治療の反応性が良好である[2]．

ARDS：acute respiratory distress syndrome
AIP：acute interstitial pneumonia

表1　薬剤性肺障害の病型

主な病変部位	臨床病型（薬剤誘起による病態であるが，非薬剤性類似病態を示す）
肺胞・間質領域病変	急性呼吸窮迫症候群（acute respiratory distress syndrome：ARDS） 特発性間質性肺炎（idiopathic interstitial pneumonia：IIPs）（総称名） 　・急性間質性肺炎（acute interstitial pneumonia：AIP） 　・特発性肺線維症（idiopathic pulmonary fibrosis：IPF） 　・非特異性間質性肺炎（non-specific interstitial pneumonia：NSIP） 　・剝離性間質性肺炎（desquamative interstitial pneumonia：DIP） 　・特発性器質化肺炎（cryptogenic organizing pneumonia：COP） 　・リンパ球性間質性肺炎（lymphocytic interstitial pneumonia：LIP） 好酸球性肺炎（eosinophilic pneumonia：EP） 過敏性肺炎（hypersensitivity pneumonia：HP） 肉芽腫性間質性肺疾患（granulomatous interstitial lung diseases） 肺水腫（pulmonary edema） capillary leak syndrome 肺胞蛋白症（pulmonary alveolar proteinosis） 肺胞出血（pulmonary alveolar hemorrhage）
気道病変	気管支喘息（bronchial asthma） 閉塞性細気管支炎症候群（bronchiolitis obliterans syndrome：BOS）
血管病変	血管炎（vasculitis） 肺高血圧症（pulmonary hypertension） 肺静脈閉塞症（pulmonary veno-occlusive disease）
胸膜病変	胸膜炎（pleuritis）

［文献1より引用］

I 肺障害の診断

肺癌では殺細胞性抗癌剤，分子標的治療薬のほか，最近では免疫チェックポイント阻害薬の登場により選択肢が増えてきている．それらの薬剤の副作用はさまざまであるが，肺障害はどの薬剤を使用していても頻度の差はあれ遭遇する可能

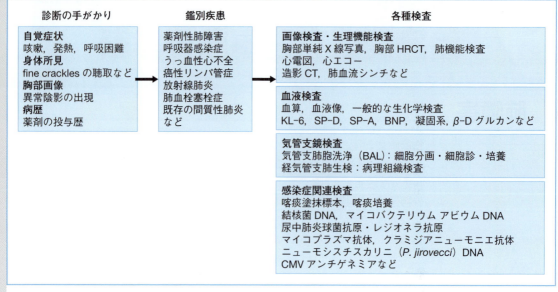

図1 肺障害の診断

性があることを念頭に置く必要がある．

　肺障害の発症は，咳嗽，呼吸困難，発熱などの自覚症状から発見されるほか，無症状であるが，胸部単純X線写真や胸部CTを撮影した際に偶然発見されることもある．自覚症状，画像所見ともに非特異的な所見であるため，診断は，まず薬剤性肺障害を念頭に置いたうえで，そのほかの疾患を除外し，薬剤投与歴と発症との時間的関連性や当該薬剤による肺障害の過去の報告などから総合的に判断し，診断される．診断のフローを図1に示す．

　診断のプロセスで重要なのは鑑別診断である．鑑別すべき疾患として，感染症，癌性リンパ管症，うっ血性心不全，放射線肺炎，肺血栓塞栓症，既存の間質性肺炎などが挙げられる．感染症は，感染徴候があり病原性微生物が検出されれば診断は容易であるが，実際には抗菌薬投与による診断的治療が行われることがしばしばある．易感染性宿主では，日和見感染症としてニューモシスチス肺炎を発症することがある．ニューモシスチス肺炎は，両側びまん性の陰影を示し，血清KL-6値が高値となることから，画像所見と血清KL-6値のみで薬剤性肺障害と区別することは困難である．ニューモシスチス肺炎の診断は，血清β-Dグルカンの測定や気管支肺胞洗浄（BAL）等による病原体の検出（鏡検，PCR法など）が有用である．放射線肺炎は，放射線照射歴と照射範囲に一致した陰影の出現などから診断する．肺血栓塞栓症は時に肺炎あるいは器質化肺炎様の浸潤影が出現することがあるが，凝固系マーカーや胸部造影CTで診断は可能である．既存の間質性肺炎は，肺癌の場合，治療前に胸部CT撮影が実施されるため診断は難しくないが，既存の間質性肺炎の自然経過としての増悪を示しているのか，薬剤投与による増悪なのかを判別することは難しい．

→Refer「Case 17」p.236

Ⅱ 診断の意義と注意点

　診断の意義は適切な治療方針の決定にある．また，肺障害の質的な診断（病型分類）は，肺障害の予後予測という点で意義がある．**表1**に提示したように，薬剤性肺障害は多彩な病型を有するが，主たるものは間質性肺炎である．間質性肺炎はさまざまな病型があるなかで，臨床的には予後不良なDADか否かを判別することが最も重要と考えられる．DADの診断は病理学的な診断に基づくべきではあるが，実臨床で詳細な病理診断をすることは困難であり，通常は胸部高分解能CT（HRCT）で診断される．薬剤性肺障害42例における胸部HRCT所見と経気管支肺生検の病理所見とを対比した結果，画像所見でOPパターンの場合は感度0.86，特異度0.88，DADパターンの場合は感度1，特異度0.93であったとの報告もある[3]．胸部HRCTでDADパターンを呈した場合にはかなり高い確率で病理学的所見と一致し，有用な検査法と考えられる．

　DADのCT所見は，びまん性のすりガラス陰影または浸潤影を主体とし，進行すれば牽引性気管支拡張，肺容積の減少を認めるようになる．これらの典型的所見がそろえばDADの画像診断は容易であるが，DADの初期では陰影が軽微で診断が難しい点を留意すべきである．

　肺癌化学療法においては，gefitinib，erlotinibなどのEGFRチロシンキナーゼ阻害薬（EGFR-TKI）による肺障害でしばしばDADを起こすことが知られている[4,5]．erlotinibの非小細胞肺癌（NSCLC）を対象とした製造販売後調査では，肺障害が4.3%に発現し，発現した症例の35.7%が死亡している．CT所見の解析結果は，DADパターンを示した症例では65.1%が転帰死亡であったとされ，非DADパターンを示した症例では32.3%が転帰死亡であった[5]．CT画像所見がDADパターンである場合にはきわめて予後不良であることが示されているが，非DADパターンであっても初期のDADである可能性があり，EGFR-TKIなどDADを起こしやすい薬剤を投与されている患者で肺障害を疑った場合には慎重な対応が望まれる．gefitinibとerlotinibの肺障害は投与開始4週間以内での発現が多いため[5,6]，治療初期の自覚症状，胸部単純X線所見など，注意深く観察する必要がある．

➡Refer「Case 17」p.236

文　献

1) 薬剤性肺障害の基礎知識．薬剤性肺障害の診断・治療の手引き，日本呼吸器学会薬剤性肺障害の診断・治療の手引き作成委員会（編），メディカルレビュー社，東京，1-11頁，2012
2) 薬剤性肺障害の治療法と予後．薬剤性肺障害の診断・治療の手引き，日本呼吸器学会薬剤性肺障害の診断・治療の手引き作成委員会（編），メディカルレビュー社，東京，36-38頁，2012
3) Piciucchi S et al：Prospective evaluation of drug-induced lung toxicity with high-resolution CT and transbronchial biopsy. Radiol Med **116**：246-263, 2011
4) Inoue A et al：Severe acute interstitial pneumonia and gefitinib. Lancet **361**：137-139, 2003
5) Gemma A et al：Final safety and efficacy of erlotinib in the phase 4 POLARSTAR surveillance study of 10 708 Japanese patients with non-small-cell lung cancer. Cancer Sci **105**：1584-1590, 2014
6) Kudoh S et al：Interstitial lung disease in Japanese patients with lung cancer：a cohort and nested case-control study. Am J Respir Crit Care Med **177**：1348-1357, 2008

b. 免疫チェックポイント阻害薬による特異的重篤有害事象

免疫チェックポイント阻害薬は，さまざまな免疫担当細胞において免疫を抑制する方向に働く負の補助刺激分子（免疫チェックポイント）を抑制することで腫瘍免疫を活性化・持続させる薬剤である．おのおのの有害事象の頻度は高くはないものの自己免疫疾患様の irAE が報告されている．

irAE：immune related adverse event

免疫チェックポイント分子は活性化 CD8 陽性 T 細胞（細胞傷害性 T 細胞）のみならず，CD4 陽性 T 細胞にも発現している．したがって，自己組織・細胞を認識するリンパ球が免疫チェックポイント阻害薬により誤って活性されることによって自己抗原に反応する T 細胞受容体を持つ CD8 陽性 T 細胞による自己の細胞・組織の破壊に加えて，CD4 陽性 T 細胞から B 細胞（→形質細胞）を介した自己抗体産生を機序とする有害事象も存在すると考えられている．自己と非自己の識別に関わるヒト白血球抗原（HLA）のうち，class I 抗原は全身の正常細胞のほぼすべてに発現している．そのため，irAE がどの部位に生じるかを事前に予測することは事実上困難であり，現時点で irAE は予防法が確立されていない．

HLA：human leuko-cyte antigen

irAE には従来の抗癌剤・分子標的治療薬とは異なる特徴を持つため，対処法も異なる．本項では，重篤な経過をたどる irAE の臨床的特徴，診断，および対処法について概説する．

I irAE の発症の形式と特徴

表1に示すように irAE は全身性に生じるものと臓器特異的に生じるものに大別される．理論上あらゆる臓器・器官に irAE は起こり得る．頻度の高い irAE として皮膚障害，胃腸障害，肝障害，内分泌障害（主に甲状腺障害）などがあり，肺臓炎，重症筋無力症，筋炎，1型糖尿病，神経障害などは頻度が低いとされる．特に下垂体機能不全，副腎不全，1型様の糖尿病，多発筋炎（まれに呼吸筋麻痺を生じる），中枢神経障害などは短期間に重篤な経過に陥ることがあるため，重篤化した場合は oncology emergency に準じた対応が必要である．重症例では障害臓器に応じて各診療科との連携する必要がある．

障害される臓器・器官によって irAE の発症時期にはある程度の傾向があると考えられている．治療開始後比較的早期に出現するのが皮膚障害や胃腸障害であり，肝障害や下垂体炎はやや遅れて発症することが多いとされる[1]．ただし，少数例では1回目の投与後，もしくは，治療終了後数ヵ月以上経過してからも irAE が出現することもあり，発症時期を事前に予測することは不可能である．

II irAE の診断

臓器特異的な症状や検査値異常がある場合には，障害臓器の推定は比較的容易

表1　全身性および臓器特異的免疫関連有害事象

irAE の発症部位		irAE の事象名	重症時のコンサル診療科
全身性	疲労，倦怠感，発熱		
	インフュージョンリアクション		
	サイトカイン放出症候群（CRS）*		ICU
臓器特異的	皮膚	皮疹（Stevens-Johnson 症候群も含む），白斑，乾癬	皮膚科
	消化器	悪心・嘔吐*，下痢，腸炎（まれに腸管穿孔）	消化器内科，消化器外科（穿孔時）
	肝胆膵	肝障害，膵酵素上昇（アミラーゼ，リパーゼ），膵炎	肝胆膵内科
	呼吸器	薬剤性肺障害（ILD）	呼吸器内科
	筋骨格系	筋肉痛，関節痛，多発筋炎（まれに呼吸筋麻痺を伴う）	神経内科
	神経系	脳炎，髄膜炎，ギランバレー症候群，重症筋無力症	神経内科
	代謝・内分泌系	甲状腺機能障害，下垂体障害（炎），副腎不全，1 型様糖尿病	代謝内分泌科，糖尿病内科
	腎・泌尿器	腎障害	腎臓内科
	血液系	血小板減少	血液内科

下線は重症化に特に注意を要するもの
*免疫チェックポイント阻害薬で生じることはきわめてまれであるが報告例あり

表2　irAE の鑑別診断

irAE の事象名	鑑別診断		
	癌自体の進行	感染症の合併	併用薬剤の副作用
肺臓炎	肺転移，癌性リンパ管症	閉塞性肺炎，細菌性肺炎，非定型肺炎，日和見感染症	他剤による薬剤性肺障害
下痢・腸炎	腸管転移	感染性下痢	緩下剤による下痢，抗菌薬による下痢（偽膜性腸炎）
肝障害	肝転移，腫瘍による胆道閉塞	ウイルス性肝炎，肝膿瘍	他剤による薬剤性肝障害

である．例えば，下痢があれば腸管が，呼吸困難や咳嗽があれば肺が，AST/ALT 上昇を認めれば肝臓が障害臓器であると推定される．

　続いて irAE と類似した病態の鑑別を行う．主に「癌自体の進行」，「感染症の合併」，「併用薬の副作用」との鑑別が必要である．例として肺臓炎，下痢・大腸炎，肝障害の鑑別を示す（**表2**）．

　一方，倦怠感・発熱・意識障害といった発症臓器の特定が難しい臓器非特異的な症状の場合は診断に苦慮する場面もあり，より広く内科診断学を基にして系統的な鑑別診断をしていく必要がある．意識障害をきたす irAE としては劇症型 1型様の糖尿病，下垂体不全，副腎不全，脳炎，髄膜炎，肺臓炎による低酸素血症，腎不全などがあるため注意を要する．この場合も，主に「癌自体の進行」，「感染症の合併」，「併用薬の副作用」との鑑別が必要である．固形癌患者の経過で意識障害をきたし得る病態との鑑別例を示す（**表3**）．

表 3　意識障害をきたし得る irAE の鑑別診断の例

	項　目	irAE	癌自体の進行	感染症の合併	併用薬の副作用
A	Alchohol				
I	Insulin	1 型糖尿病，副腎不全による低血糖			
U	Uremia	腎不全			
E	Encephalopathy	脳炎，髄膜炎			
	Endocrinopathy	副腎不全，甲状腺機能障害	SIADH（低 Na 血症），高 Ca 血症		利尿薬（低 Na 血症），BMA（低 Ca 血症）
	Electrolytes	低 Na 血症			
O	Opiate				
	Overdose				opioid の過量投与
	O₂/CO₂	低酸素血症（肺臓炎，CRS）	低酸素血症（癌性リンパ管症，肺塞栓），CO₂ ナルコーシス	低酸素血症（細菌性肺炎，日和見肺炎）	
T	Trauma				
	Temperature				
	Tumor		脳転移，癌性髄膜炎		
I	Infection			髄膜炎，敗血症	
P	Psychologenc		終末期せん妄		薬剤性せん妄
	Porphyria				
S	Seizure				
	Stroke		脳梗塞（Trousseau 症候群）		
	SAH				

SIADH：抗利尿ホルモン不適合分泌症候群，BMA：bone modifying agent，SAH：くも膜下出血

Ⅲ　irAE への対処法

　推奨される irAE の治療は重症度によって異なる．重症度は Common Terminology Criteria for Adverse Events（CTCAE）を用いてグレード 1〜4 までで評価することが一般的である[2]．

　原則として irAE の治療は，重症度を評価しそれに応じて全身ステロイドを中心とした管理を行う．**図 1** に示すように，グレード 2 以上の irAE が出現すれば，投与を中止し全身ステロイド投与を検討する．再燃を防ぐため，原則ステロイドのテーパリングは週単位で行い，ステロイド投与は 4 週間以上かけて行う．

　免疫チェックポイント阻害薬によって生じた医原性の 1 型様の糖尿病については，ステロイドによる治療は行わず，速やかに血糖のコントロールに努めることが日本糖尿病学会から推奨されている．例外的なものとして腸炎が重篤化し，腸穿孔を生じた場合は腹膜炎，敗血症を増悪し得るステロイドはできる限り用いるべきではない．またステロイドは irAE の経過に合わせて漸減していくが，その使用が長期間に及ぶ場合にはステロイド糖尿病や日和見感染の合併などにも注意する．

　しかしながら，各種有害事象によって対処法が異なる部分もあるため，詳細は

≧グレード2のirAE出現：
　治療中止（延期）して，全身ステロイド投与を検討
　（例）メチルプレドニゾロン 0.5〜1.0 mg/kg/日）を行う.

≧グレード3のirAE出現：治療中止，ステロイド増量（1.0〜2.0 mg/kg/日）

再燃を防ぐため，原則ステロイドのテーパリングは週単位で行い，ステロイド投与は4週間以上かけて行うことが推奨されている.

✓多くの症例でirAEは治療中に発症するが，少数例では治療終了後数週から数ヵ月後に発症することもある.

✓ベースラインと各回投与前に，バイタルサイン，血液検査〔肝機能，血糖値（尿糖値），甲状腺機能等〕，胸部X線等が推奨される.

✓内分泌障害（甲状腺機能低下，副腎不全，下垂体炎，1型様糖尿病）は症状が，「倦怠感」，「頭痛（頭重感）」，「発熱（微熱）」など漠然としていることが多いため注意が必要！
　また，不可逆になりホルモン補充療法から離脱できないことが多い.

（劇症1型）糖尿病の時はステロイドは投与しないこと！

図1　irAEの対処法の原則[*]
[*]各種有害事象によって対処法が異なる部分もあるため，詳細は文献3を参照すること

「がん免疫療法ガイドライン」を参照されたい[3]．例として，irAEとしての甲状腺機能障害（**表4**）[4]，下垂体機能障害（**表5**）[5]，副腎機能障害（**表6**）[6]の対処法について示す.

　irAEの診断は，癌自体の進行や感染症の合併，併用薬の副作用などを系統的に鑑別したうえで，頻度の高いirAE，頻度は低いが重篤なirAEに注意しながら行う．患者の全身状態が不良である場合には十分な診断がつかないままに対応を迫られることもあり得る.

　例えば，実地臨床では免疫関連肺臓炎か感染症かの鑑別がただちにつかない場合は必要部位の培養検査を提出のうえ，ステロイドと抗菌薬を同時に投与して治療を開始し後日返却される検査結果や治療経過に応じて治療方法を変更していくことは許容されよう．障害臓器・病態が多様であるため，あらかじめこれらの副作用対策として各医療スタッフ・各診療科を横断する形のチーム体制を構築して診療に臨む必要があろう（**図2**）.

➡ Refer「Case 15」
　p.229

表4 免疫関連甲状腺機能障害の管理

CTCAE グレード	投与の可否	対処方法
グレード1 症状がない, 臨床所見または検査所見のみ, 治療を要さない	投与を継続	✓モニタリングを継続する. ✓TSH が施設正常値下限の 0.5 倍未満または上限の 2 倍超,もしくは連続した 2 回の検査で正常値から逸脱していた場合,臨床的に必要であれば,次回測定時に FT₄ の検査を含める. ✓内分泌科専門医との協議を検討する.
グレード2 症状がある,甲状腺ホルモンの補充療法を要する,身の回り以外の日常生活動作の制限	投与を中止 症状が改善した場合(ホルモン補充療法の有無は問わない),投与を再開	✓内分泌機能の評価を行う. ✓内分泌科専門医と協議を検討する. ✓甲状腺ホルモン療法を行う. ✓1〜3 週間ごとの臨床検査を継続する.
グレード3 高度の症状がある,身の回りの日常生活動作の制限,入院を要する	投与を中止 症状が改善した場合(ホルモン補充療法の有無は問わない,投与を再開	✓内分泌機能の評価を行う. ✓内分泌科専門医と協議を検討する. ✓甲状腺ホルモン療法を行う. ✓1〜3 週間ごとの臨床検査を継続する.

［文献 4 より許諾を得て転載］

- 無症候性の甲状腺機能障害を合併している患者に甲状腺機能障害生じやすい傾向が報告されているので,治療前スクリーニングが有用かもしれない. Osorio JC et al:Ann Oncol 28:583-589, 2017
- 「甲状腺機能・副腎機能がともに障害されている場合」は甲状腺ホルモンの補充のみを行うとかえって副腎不全が悪化するおそれがあるため,「副腎皮質ホルモンの補充を先行」させる

表5 免疫関連下垂体機能障害の管理

重症度	投与の可否	対処方法
無症状ないしは軽症	投与を中止	✓内分泌科専門医と協議する. ✓慎重な経過観察,もしくは,ステロイド 0.5 mg/kg/日(4 週間以上かけて漸減) ✓ホルモン補充療法の必要性を評価
重症	投与を中止	✓内分泌科専門医と協議する. ✓ステロイド 1 mg/kg/日(4 週間以上かけて漸減) ✓ホルモン補充療法の必要性を評価

- ステロイドやホルモン補充療法にて安定した場合,免疫チェックポイント阻害薬の慎重な再開を検討する

［文献 5 より許諾を得て転載］

- 「甲状腺機能・副腎機能がともに障害されている場合」は甲状腺ホルモンの補充のみを行うとかえって副腎不全が悪化するおそれがあるため,「副腎皮質ホルモンの補充を先行」させる

表6 免疫関連副腎機能障害・副腎不全の管理

CTCAE グレード	投与の可否	対処方法
グレード1 症状がない,臨床所見または検査所見のみ,治療を要さない	投与を継続	✓モニタリングを継続する. ✓内分泌科専門医と協議する.
グレード2 中等度の症状がある,内科的治療を要する	副腎機能不全と確定診断されたら投与を中止 症状が改善した後(ホルモン補充療法の有無は問わない),投与を再開	✓内分泌科専門医と協議する. ✓早朝血中 ACTH,コルチゾールで低下症が疑われたら負荷テスト施行. ✓診断確定の場合,hydrocortisone を 10〜20 mg/日経口投与する. ✓(続発性疑いの場合)臨床検査値および頭部 MRI による下垂体撮影で異常は認めないが,症状が持続する場合 1〜3 週間ごとの臨床検査または 4 週間ごとの頭部 MRI を継続する.
グレード3 高度の症状がある,入院を要する		
グレード4 副腎クリーゼ疑い(重度の脱水,低血圧,ショックなど)	投与を中止	✓敗血症を除外し,全身管理を行う. ✓内分泌科専門医と協議する. ✓100〜200 mg/日の hydrocortisone を持続静注あるいは 4 分割し 6 時間ごとに投与する. ✓心機能監視下に生理食塩液を 1,000 mL/時で点滴静注する(年齢・病態に応じて適宜増減). ✓クリーゼを脱したのちは,経口ステロイドに切り替え 4 週間以上かけて漸減する. ✓副腎クリーゼが除外された場合は症候性の内分泌障害の対処法で治療する.

［文献 6 より許諾を得て転載］

- 副腎不全後の免疫チェックポイント阻害薬投与再開は,ステロイドの補充の有無は問わない

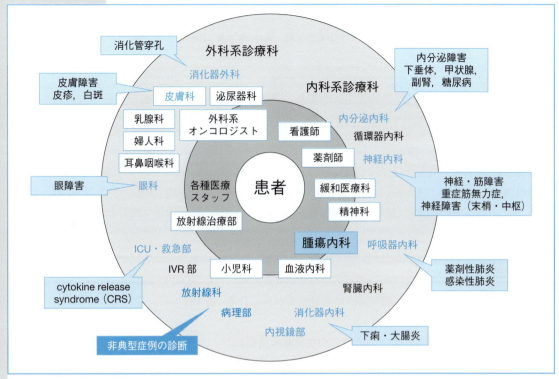

図2　癌免疫療法の時代に求められるチーム医療—副作用管理

文　献

1) Weber JS et al：Management of immune-related adverse events and kinetics of response with ipilimumab. J Clin Oncol **30**：2691-2697, 2012
2) Common Terminology Criteria for Adverse Events（CTCAE）（http://www.jcog.jp/doctor/tool/CTCAEv4J_20160310.pdf）（2018年4月10日閲覧）
3) がん免疫療法ガイドライン，日本臨床腫瘍学会（編），金原出版，東京，2016
4) 甲状腺機能障害．がん免疫療法ガイドライン，日本臨床腫瘍学会（編），金原出版，東京，55頁，2016
5) 下垂体機能障害．がん免疫療法ガイドライン，日本臨床腫瘍学会（編），金原出版，東京，49頁，2016
6) 副腎機能障害・副腎不全．がん免疫療法ガイドライン，日本臨床腫瘍学会（編），金原出版，東京，51頁，2016

C ケースで鍛える！ 分子標的治療に活かす肺癌現場診断力

Case 11　EGFR検索で希少変異が！

[現病歴]　73歳，女性．PS 1．主訴は咳嗽．X-7年 肺癌で左肺下葉（S9）切除．pT2aN1M0 腺癌．X年に咳嗽が出現，胸部CTにて多発肺結節を指摘された．
[既往歴・家族歴]　特記すべきことなし
[嗜好歴]　喫煙歴なし
[アレルギー]　なし
[入院時身体所見]　身長 155.8 cm，体重 50.6 kg，血圧 106/58 mmHg，脈拍 92回/分，体温 36.4℃，SpO_2 98%（室内気），表在リンパ節は触知せず．胸部聴診で異常なし．

診断と経過

画像検査
- 胸部CT：両側肺内に多発結節がみられる（図1a）．

血液学的検査
- 腫瘍マーカー含め明らかな異常所見なし．

臨床経過
- 再発後の治療方針決定のため，切除検体でEGFR検索（コバス®EGFR変異検出キット v2.0）したところ，*exon18 G719X* および *exon20 S768I* の両者が陽性であった．X年2月よりcarboplatin・pemetrexed併用療法開始．4コース終了後多発肺結節が増大（図1b）．X年6月よりafatinibに変更したところ，病変は縮小（図1c），20ヵ月にわたり多発肺結節は縮小を維持した．

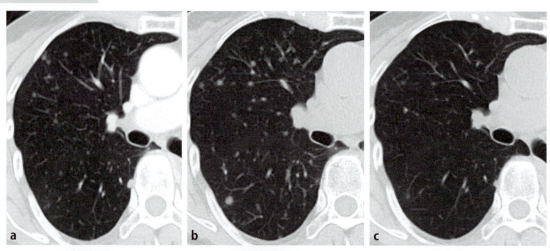

図1　コバス®EGFR変異検出キット v2.0にて測定ターゲットとなる変異（一部）
a：術後再発時　b：carboplatin・pemetrexed治療後　c：afatinib開始4ヵ月目

解　説

- 上皮成長因子受容体（*EGFR*）遺伝子変異は，日本人肺腺癌患者の3〜5割に見られ，EGFRチロシンキナーゼ阻害薬（EGFR-TKI）の感受性に関わる因子である．*EGFR* 遺伝子変異のうち90％を占める *exon19* 欠失と *exon21* の *L858R* 変異（common mutation）のほかに，*G719X*, *L861Q*, *S768I*, *T790M*, *exon-19ins*, *exon20ins* などがわずかずつ認められ，総称して uncommon mutation とよばれる．コバス®EGFR変異検出キットv2.0 において検出できる *EGFR* 遺伝子変異を図2[1]に示した．

- uncommon mutation のみを対象とした前向き試験はなく，大規模試験のサブセットあるいは統合解析が報告されている．gefitinib を用いた NEJ002 試験の *G719X*, *L861Q* 症例（n=10）のサブセット解析では ORR 20％，PFS 中央値 2.2 ヵ月と common mutation よりも効果が弱い傾向が見られた[2]．afatinib を用いた3試験の統合解析では，*G719X*, *L861Q*, *S768I* 症例（n=38）で，afatinib の奏効率は71％，PFS 中央値は 10.7 ヵ月と common mutation に近い良好な結果であった[3]．いずれも少数例の解析であることから，「肺癌診療ガイドライン」[4]では推奨度2Cに留まり，標準治療は奏効率が30％のプラチナ併用療法とされる．*exon20* 挿入変異の報告はさらに少ないが，奏効例が限定されており EGFR-TKI を初回治療として使うことは推奨されない．

➡ Refer「Ⅱ章-B-4-a」p.71
➡ Refer「Ⅱ章-B-4-c」p.77
➡ Refer「Ⅲ章-B-2」p.158

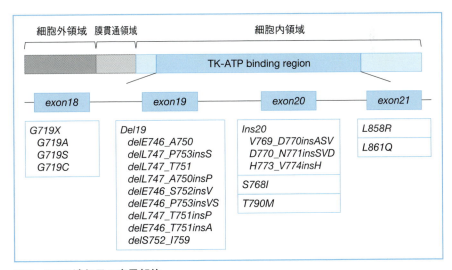

図2　*EGFR* 遺伝子の変異部位

［文献1を参考に筆者作成］

鍛えよう！診断のポイント

▶ EGFR 変異のうち *exon19* 欠失と *exon21 L858R* からなる common mutation が全体の 90％を占める．それ以外の uncommon mutation のうち代表的なものが，*G719X*，*L861Q*，*S768I* である．

▶ EGFR uncommon mutation 陽性患者に対する標準治療は細胞障害性抗癌剤が推奨される．*G719X*，*L861G*，*S768I* に対しては afatinib も効果が期待できる．

▶ 耐性遺伝子とされる *T790M*，あるいは *exon20* 挿入変異に対してはいずれの EGFR-TKI も有効でない．

文　献

1) 肺癌患者における EGFR 遺伝子変異検査の手引き．第 3.05 版，日本肺癌学会（編），2016（https://www.haigan.gr.jp/uploads/photos/1329.pdf）（2018 年 4 月 10 日閲覧）

2) Maemondo M et al：Gefitinib or chemotherapy for non-small-cell lung cancer with mutated EGFR. New Engl J Med **362**：2380-2388，2010

3) Yang JC et al：Clinical activity of afatinib in patients with advanced non-small-cell lung cancer harbouring uncommon EGFR mutations：a combined post-hoc analysis of LUX-Lung 2, LUX-Lung 3, and LUX-Lung 6. Lancet Oncol **16**：830-838, 2015

4) 肺癌診療ガイドライン 2017 年版　IV 期非小細胞肺癌薬物療法，日本肺癌学会（編），金原出版，東京，2017

C ケースで鍛える！ 分子標的治療に活かす肺癌現場診断力

Case 12 高齢の進行 NSCLC 患者,念頭に置くべきことは…

[現病歴]　82 歳, 女性. 主訴は右背部違和感. 入院 2 ヵ月前に右背部違和感を主訴に近医を受診し, 胸部単純 X 線で右中肺野の結節影を指摘された. CT, 気管支鏡検査を施行され, 肺腺癌 cT1bN0M1a（胸膜転移）IV B 期・EGFR 遺伝子変異（exon 21 L858R 変異）陽性と診断された. gefitinib 導入目的で入院となる.

[既往歴・家族歴]　肺結核・高脂血症

[嗜好歴]　喫煙　15～30 歳, 5～10 本/日

[アレルギー]　なし

[入院時身体所見]　ECOG-PS 0, 身長 158.6 cm, 体重 49.0 kg, 血圧 160/87 mmHg, 脈拍 76 回/分, 呼吸数 20 回/分, 体温 36.5℃, SpO$_2$ 95％（室内気）. 表在リンパ節は触知せず. 頭頸部に異常なし. 呼吸音は左右差や減弱なく, ラ音は聴取せず.

診断と経過

画像検査
- 胸部単純 X 線：右中肺野に 15 mm 大の結節影を認めた（図 1a）.
- 胸部 CT：右肺 S4 の背側葉間胸膜に接して 20×13 mm 大の結節影を認め, 葉間胸膜に数個の小結節を認めた. 肺門・縦隔リンパ節の腫脹や遠隔転移は認めなかった（図 1b）.

病理検査
- 気管支壁内に, クロマチンの増量した腫大核と好酸性細胞質を有する類円形の腫瘍細胞が浸潤していた. 免疫染色の結果, 陽性：CAM5.2, TTF-1, Napsin A, CK5/6. 陰性：p40.

遺伝子検査
- 遺伝子検査では, EGFR 遺伝子変異（exon 21 L858R 変異）を認めた. ALK 遺伝子転座は認めなかった.

臨床経過
- gefitinib 投与開始後 6 日目の胸部単純 X 線では右中肺野の結節影は縮小を認めた（図 1c）. Grade 1 の口腔粘膜炎を認めた以外に, 明らかな有害事象は認めなかった. 入院後 15 日目に退院した. gefitinib 投与開始 3 ヵ月後に Grade 3 の皮疹を, 48 ヵ月後には Grade 1 の下痢が出現し, 3 日に 1 回の投与に変更した. 現在, gefitinib 投与開始後, 51 ヵ月が経過しているが, 腫瘍縮小維持ができており（図 1d）, 外来での経過観察を継続している.

解　説

- 高齢化により, 進行非小細胞肺癌（NSCLC）患者のうち, 高齢者が約 40％と多くを占めるようになり[1], より有効性および安全性の高い治療法に対する需

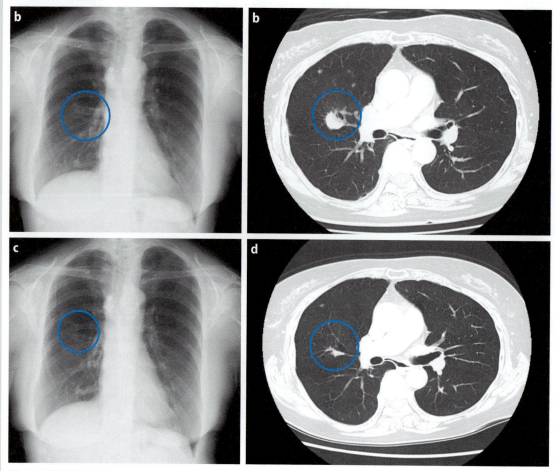

図1 画像所見
a：胸部単純X線　b：胸部CT　c：gefitinib投与6日目の胸部単純X線　d：gefitinib投与51ヵ月後の胸部CT

→ Refer「Ⅲ章-B-8」Ⅱ-1, p.201

要が高まっている．高齢進行NSCLCに対する細胞傷害性化学療法としては，わが国ではdocetaxel単剤が標準治療とされている[2]．

・また，高齢・PS不良例においても，EGFR遺伝子変異を認める場合には，EGFRチロシンキナーゼ阻害薬（EGFR-TKI）の使用が考慮される．「肺癌診療ガイドライン」では，PS 2〜4もしくは75歳以上の遺伝子変異陽性例に対する最適な1次治療としてそれぞれの遺伝子を標的とするキナーゼ阻害薬が推奨されている[3]〜[5]．EGFR遺伝子変異のうちuncommon mutation（*exon19*の欠失または*exon21 L858R*変異以外）陽性例については，多くの臨床試験で除外されており，高齢者での有効性および安全性については現時点では不明である[5]．afatinib単剤療法については，75歳以上の高齢者においては安全性の検討は十分でないとされている[6],[7]．

→ Refer「Ⅲ章-B-1」Ⅱ-3, p.153

・高齢者非小細胞肺癌EGFR陽性例を対象としたEGFR-TKIの安全性と有効性に関しては不明な点が多い．高齢者を対象としたafatinib単剤（40 mg/日）[8]，低用量afatinib単剤（30 mg/日[9]，20 mg/日[10]）やgefitinib/carboplatin/pemetrexed併用療法[11]など，いくつか第Ⅱ相試験試験がわが国で進行中である．

- EGFR-TKI の副作用として頻度の高いものとしては，ざ瘡様皮疹，下痢，爪囲炎，肝機能障害が知られている．おのおのの薬剤で毒性の頻度は異なることが報告されているが，休薬や減量を行うことで長期間の服用が可能であることが示されている．一方，高齢者は間質性肺炎発症の危険因子とされており[12]，注意が必要である．

鍛えよう！診断のポイント

▶ 進行 NSCLC 患者では，高齢者においてもドライバー遺伝子変異の検索は不可欠である．

▶ 高齢者進行 NSCLC における各 EGFR-TKI の有効性および安全性については不明な点が多く，いくつかの第II相試験が進行中である．

▶ 若年者よりも副作用（特に間質性肺炎）が重篤化することを懸念し，休薬や減量も念頭に置いた慎重な経過観察が必要である．

文　献

1) National Cancer Institute：Non-Small Cell Lung Cancer Treatment（PDQ®）-Health Professional Version, Stage IV NSCLC Treatment［updated 2016 December 21；cited 2017 January 15］.（https://www.cancer.gov/types/lung/hp/non-small-cell-lung-treatment-pdq#section/_48406）（2018 年 4 月 10 日閲覧）
2) Kudoh S et al：Phase III study of docetaxel compared with vinorelbine in elderly patients with advanced non-small-cell lung cancer：results of the West Japan Thoracic Oncology Group Trial（WJTOG 9904）. J Clin Oncol 24：3657-3663, 2006
3) Maemondo M et al：First-line gefitinib in patients aged 75 or older with advanced non-small cell lung cancer harboring epidermal growth factor receptor mutations：NEJ 003 study. J Thorac Oncol 7：1417-1422, 2012
4) Goto K et al：A prospective, phase II, open-label study（JO22903）of first-line erlotinib in Japanese patients with epidermal growth factor receptor（EGFR）mutation-positive advanced non-small-cell lung cancer（NSCLC）. Lung Cancer 82：109-114, 2013
5) 肺癌診療ガイドライン 2017 年版　IV期非小細胞肺癌薬物療法，日本肺癌学会（編），金原出版，東京，12-13 頁，2017
6) Wu YL et al：Afatinib versus cisplatin plus gemcitabine for first-line treatment of Asian patients with advanced non-small-cell lung cancer harbouring EGFR mutations（LUX-Lung 6）：an open-label, randomised phase 3 trial. Lancet Oncol 15：213-222, 2014
7) Sequist et al：Phase III study of afatinib or cisplatin plus pemetrexed in patients with metastatic lung adenocarcinoma with EGFR mutations. J Clin Oncol 31：3327-3334, 2013
8) *EGFR* 遺伝子変異陽性 75 歳以上未治療進行非扁平上皮小細胞肺癌に対する afatinib の第II相臨床試験（UMIN000017877）
9) 高齢者（75 歳以上）*EGFR* 遺伝子変異陽性再発・進行非小細胞肺癌患者に対する afatinib の有効性と安全性の検討―薬物動態および毒性と遺伝子多型の多施設共同研究―（UMIN000017050）
10) 高齢者 *EGFR* 遺伝子変異陽性の非小細胞肺癌患者に対する低用量 afatinib の第II相試験（TDM に基づく）（UMIN000022252）
11) *EGFR* 遺伝子変異を有する高齢者未治療進行非小細胞肺癌に対する gefitinib/carboplatin/pemetrexed 併用療法の第II相試験（UMIN000016391）
12) Kudoh S et al：Interstitial lung disease in Japanese patients with lung cancer：a cohort and nested case-control study. Am J Respir Crit Care Med 177：1348-1357, 2008

C　ケースで鍛える！　分子標的治療に活かす肺癌現場診断力

Case 13　TKI 耐性，さてどうする？

[現病歴]　68 歳，男性．主訴は倦怠感．右胸水精査目的に X 年 7 月前医受診．胸水細胞診検査にて腺癌細胞を検出し，遺伝子検査で *EGFR* 遺伝子 *exon19* 欠失が確認され当院紹介となった．右上葉原発腺癌 cT2aN2M1a stage Ⅳ と診断され，同年 8 月より初回治療 gefitinib の投与が開始された．最良効果は PR であったが，X＋1 年 11 月施行の CT で原発巣の増大を認め PD と判断された．その後 2～4 次治療でプラチナ併用療法を含む細胞障害性抗癌剤を使用されたが，いずれも無効となった．X＋5 年 2 月より 5 次治療で erlotinib の投与が開始され，最良効果は SD であったが，同年 9 月施行の CT で原発巣の増大を認め PD と判断された．気管支鏡検査による再生検が施行され，T790M 耐性変異が確認された．同年 10 月より 6 次治療で osimertinib の投与が開始された．

[既往歴]　虫垂炎・副鼻腔炎

[嗜好歴]　喫煙歴　なし

[投与開始時身体所見]　身長 166.2 cm，体重 59.0 kg，血圧 110/77 mmHg，脈拍 80 回/分・整，体温 36.4℃，SpO$_2$ 97％（室内気）．表在リンパ節は触知せず，呼吸音に異常を認めず．

診断と経過

画像検査

- 胸部単純 X 線：右側に胸水貯留を認め，右上肺野縦隔側に原発巣と考える腫瘤影を認めた．また，両側全肺野に多発肺内転移を考える粒状影を認めた（図 1a）．
- 胸部造影 CT：右上葉に内部に一部石灰化を伴う長径 45 mm の原発巣を認め（図 1b），右側に局在性の被包化胸水を認めた．肺野条件で両側全肺野に多発肺内転移を考える粒状影を認めた（図 1c）．

臨床経過

- osimertinib による特筆すべき有害事象は認めなかった．投与開始 2 ヵ月後に画像評価を行い，胸部単純 X 線写真では，右側胸水は著変を認めないが，原発巣の縮小を認めた（図 2a）．また，胸部造影 CT で右上葉の原発巣は 30 mm に縮小（33％縮小）を認め（図 2b）が，胸水および多発肺内転移は著変を認めなかった（図 2c）．PR と考え現在も投与継続中である．

解　説

➡ Refer「Ⅲ章-B-5」Ⅰ-1, p.181

- 第 1 世代，第 2 世代 EGFR チロシンキナーゼ阻害薬（EGFR-TKI）使用に伴う獲得耐性機序はさまざまな原因が考えられるが，T790M 耐性遺伝子が約半数を占めるとされている．第 3 世代 EGFE-TKI である osimertinib は，*EGFR* 遺伝子変異陽性局所進行または転移性非小細胞肺癌（NSCLC）で第 1 世代，第

Case 13 TKI耐性，さてどうする？ 223

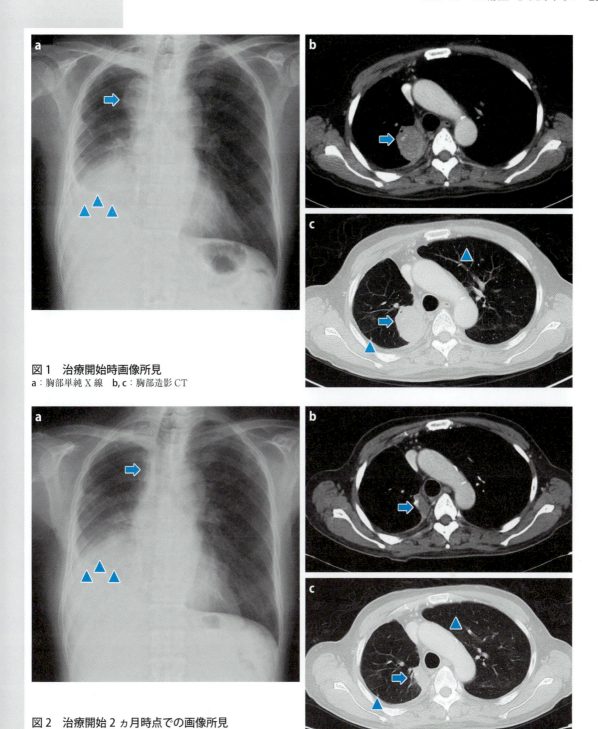

図1 治療開始時画像所見
a：胸部単純X線　b, c：胸部造影CT

図2 治療開始2ヵ月時点での画像所見
a：胸部単純X線　b, c：胸部造影CT

2世代EGFR-TKI治療が無効となり，再生検によりT790M陽性が確認された PS 0-1の患者に対してプラチナ製剤＋PEM併用療法と比較する第Ⅲ相試験（AURA3試験）の結果が報告されている[1]．本試験では主要評価項目である無増悪生存期間がosimertinib群で10.1ヵ月（95％CI：8.3-12.3）であるのに対

し化学療法群で 4.4 ヵ月（95％CI：4.2-5.6）であり HR＝0.30（95％CI：0.23-0.41）と有意差をもって osimertinib が良好であったと報告されている．また，副次評価項目である奏効率と病勢コントロール率も osimertinib 群でそれぞれ 71％と 93％であるのに対し化学療法群ではそれぞれ 31％と 74％であり有意差をもって osimertinib 群が良好であったと報告されている．主な有害事象は，これまでの EGFR-TKI と同様に下痢，発疹，皮膚爪囲炎であり，重篤な有害事象である間質性肺炎の発現は 4％程度だった．これらの結果をもってわが国の「肺癌診療ガイドライン」[3]では，1 次治療 EGFR-TKI 耐性または増悪後の T790M 変異陽性例に対する osimertinib による治療を行うようグレード 1B で推奨となっている．

→ Refer「Ⅲ章-A」
Ⅲ-1, p.148

鍛えよう！ 診断のポイント

▶ osimertinib は，T790M 耐性遺伝子が陽性の患者に対し有効性が示されており，適応を決定するための *EGFR* 遺伝子検査の施行はわが国のガイドラインにおいても Grade A で推奨されている．

▶ 再生検の重要性が高いが，腫瘍部位などで再生検ができないときは血漿検体により T790M を確認することが可能である[2]．一方，組織検体との陽性一致率が 6 割程度と完全に組織検体に置き換わるものではないことも認識する必要がある．

▶ 組織学的検査においても腫瘍検体が限られている場合には，腫瘍内多様性についても念頭に置く必要がある．

→ Refer「Ⅲ章-B-5」Ⅰ-1, p.181

文　献

1) Mok TS et al：Osimertinib or platinum-pemetrexed in EGFR T790M-positive lung cancer. N Engl J Med **376**：629-640, 2017

2) Oxnard GR et al：Association between plasma genotyping and outcomes of treatment with osimertinib（AZD9291）in advanced non-small-cell lung cancer. J Clin Oncol **34**：3375-3382, 2016

3) 肺癌診療ガイドライン 2017 年版　Ⅳ期非小細胞肺癌薬物療法，日本肺癌学会（編），金原出版，東京，2017

C ケースで鍛える！ 分子標的治療に活かす肺癌現場診断力

Case 14 変異検査で血漿と組織の検査結果が一致しない!?

[現病歴] 28歳，女性．主訴は乾性咳嗽．1ヵ月前から乾性咳嗽が出現していた．近医にて感冒と診断されたが，徐々に症状が増悪したため来院した．胸部単純X線にて左上肺に腫瘤影および胸膜肥厚像を認めたため精査目的で当科入院となった．

[既往歴] 虫垂炎

[家族歴] 母：乳癌

[嗜好歴] 喫煙　なし

[入院時身体所見] 意識清明，身長158 cm，体重54 kg，血圧130/80 mmHg，脈拍67回/分　整，呼吸数18回/分，体温36.9℃，左鎖骨上窩リンパ節を触知，胸部聴診上異常なし，腹部所見異常なし．

診断と経過

画像検査
- 胸部単純X線：左上肺に腫瘤影（矢頭）および胸膜肥厚像（矢印）を認めた（図1a）．
- 胸部CT：右S3に4 cm大の腫瘤影（矢頭）を認め，胸膜播種（矢印）と思われる胸膜肥厚を認める（図1b）．

血液学的検査
- WBC 5,900/μL (neutrophil 4,376/μL, lymphocyte 709/μL), RBC 433万/mm³, Hb 11.8 g/dL, Ht 36.2/%, PLT 24.6/mm³
- TP 7.9 g/dL, Alb 3.1 g/dL, CRP 1.52 mg/dL, CEA 23.2 ng/mL (＜5 ng/mL), CYFRA 38.3 ng/mL (＜3.5 ng/mL)

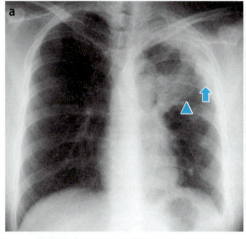 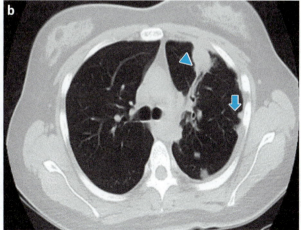

図1　胸部単純X線および胸部CT（初診時）

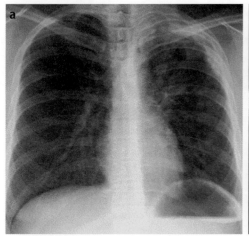

図2 胸部単純X線（縮小時）

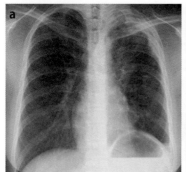
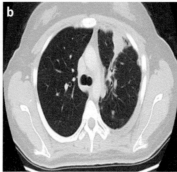
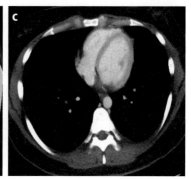

図3 胸部単純X線（gefitinib 投与後増悪時：osimertinib 投与前）

病理検査
- 気管支鏡検査（免疫組織学的検査）：腺癌（TTF-1 陽性　CK7 陽性　CK20 陰性）

遺伝子検査
- *EGFR* 遺伝子検査：exon21 L858R 陽性（PNA-LNA PCR clamp 法）
- ほかの遺伝子検査：*ALK*，*ROS1* および *RET* 融合遺伝子陰性，PD-L1 タンパク陰性（TPS＜1％），*KRAS* 遺伝子変異陰性

臨床経過
- 精査の結果，左 S3 原発肺腺癌　cT4N3M1c（T：肺内転移　N：鎖骨上リンパ節　M：頸部リンパ節）および *EGFR* 遺伝子変異陽性と診断した．gefitinib（Iressa®）250 mg 内服開始した．一時原発巣および胸膜播種病変の縮小を認めた（図2）．内服 210 日後原発巣，胸膜播種の増悪を認めた（図3）．CT ガイド下再生検施行したが，T790M 陰性（コバス® EGFR 変異検出キット v2.0）であった．しかしながら血漿 T790M 陽性（コバス® EGFR 変異検出キット v2.0）であったため osimertinib（Tagrisso®）80 mg 内服開始した．しかしながら内服開始後わずか 80 日で原発巣，胸膜播種の悪化および心膜転移の増大を認めた（図4）．

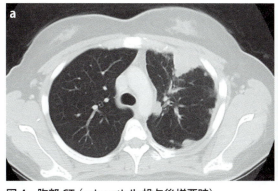
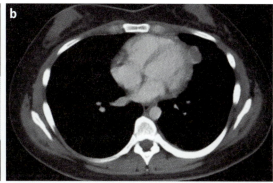

図4 胸部CT（osimertinib投与後増悪時）

解 説

> Refer「Ⅱ章-B-4-a」p.71
> Refer「Ⅲ章-B-2」p.158

- 本症例は1次治療としてgefitinib投与し，耐性化した段階で再生検（rebiopsy）を行った．本症例はコバス®EGFR変異検出キットv2.0により，組織検体（FFPET）では陰性であったが，血漿検体では陽性であった．本キットでは血漿検査と組織検査の一致率は陽性一致率58.7％，陰性一致率80.2％であった（表1）．BEAMing法を用いて血漿検査と組織検査の一致率は陽性一致率70.3％，陰性一致率69.1％であった．治療効果においては，組織検体陽性例は有意に組織陰性に比べ無増悪生存期間が延長していた（図5a）．しかしながら血漿検体陽性例では血漿陰性例に比べ有意には無増悪生存期間が延長していなかった（図5b）．血漿検体陰性例のうち組織陽性例は組織陰性例に比べ，有意に無増悪生存期間が延長していた（図5c）．さらに血漿検体陽性例のうち組織陰性例は組織陽性例に比べ有意に無増悪生存期間が短縮されていた（図5d）．
- 本症例は図5dにあたり血漿検体陽性組織検体陰性であり，osimertinibを投与したが80日で増大してしまった．問題点としては組織血漿検体結果の相違，つまりheterogeneityによることが原因であろう．図5より血漿検体の結果にかかわらず，組織検体陽性は奏効性が期待できそうである．

表1 血漿検体，FFPET検体を用いたT790M変異における一致率

T790M変異		FFPET検体（リアルタイムPCR法）コバス®EGFR変異検出キットv2.0	
		陽性	陰性
血漿検体 コバス®EGFR変異検出キットv2.0	陽性	131 陽性一致率：58.7％ （131/223）	22
	陰性	92	89 陽性一致率：80.2％ （89/111）

［コバス®EGFR変異検出キットv2.0添付文書より筆者作成］

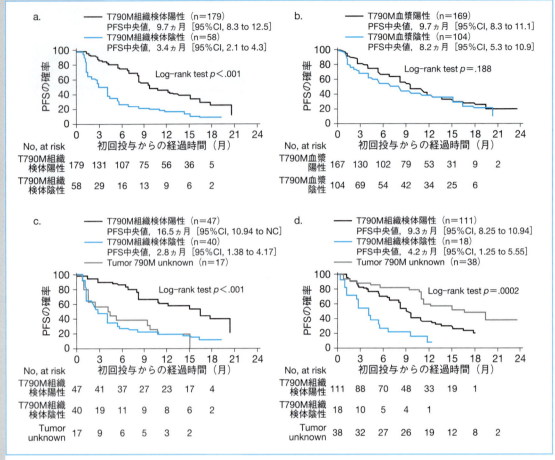

図5 血漿および組織検査における T790M 陽性例の無増悪生存期間の解析
a：PFS（無増悪生存期間）と T790M 組織検体陽性・陰性
b：PFS と T790M 血漿陽性・陰性
c：PFS と T790M 血漿陰性例における組織陽性・陰性
d：PFS と T790M 血漿陰性例における組織陽性・陰性

［文献1より引用］

鍛えよう！診断のポイント

▶「肺癌診療ガイドライン」に則って，細胞診，病理組織確認後 *EGFR* 遺伝子変異を検査する．

▶ EGFR チロシンキナーゼ阻害薬（EGFR-TKI）耐性後，再生検を行い T790M 遺伝子変異を検査する．

▶ 血漿，組織において T790M 遺伝子変異陽性であれば，osimertinib（Tagrisso®）を投与する．

▶ 血漿のみ T790M 遺伝子変異陽性の際は，効果が乏しい場合があるので留意する．

文　献

1) Oxnard GR et al：Association between plasma genotyping and outcomes of treatment with osimertinib（AZD9291）in advanced non-small-cell lung cancer. J Clin Oncol **34**：3375-3382, 2016

C ケースで鍛える！ 分子標的治療に活かす肺癌現場診断力

Case 15　PD-L1 陽性，さてどうする？

[現病歴]　65歳，男性．主訴は発熱・体重減少．X年4月より体重減少を認め，同年6月に前医受診し胸部CTにて肺癌を疑われた．超音波ガイド下肺生検を施行され大細胞癌の診断に至り，免疫染色検査においてPD-L1 22C3陽性（TPS ≥50%）が確認された．全身検索の結果，左下葉原発性大細胞肺癌 cT4N3M1b（肺内転移・右副腎転移）の診断．加療目的に同年7月当院紹介され，pembrolizumabの投与が開始された．

[既往歴]　虫垂炎・前立腺炎・高血圧症
[嗜好歴]　喫煙　20歳〜現在，40本/日
[投与開始時身体所見]　血圧 155/74 mmHg，脈拍 90回/分・整，体温 37.2℃，SpO₂ 97%（室内気）．表在リンパ節は触知せず，呼吸音に異常を認めず．

診断と経過

画像検査
- 胸部単純X線：左中肺野に原発巣と考える腫瘤影を認めた（図1a）．
- 胸部造影CT：左下葉に周囲に2次性変化と思われる網上影を伴う長径77 mmの腫瘤影を認めた（図1b）．右上葉に肺内転移を考える7 mmの結節を認めた．縦隔リンパ節は，右下部気管傍リンパ節，気管分岐部リンパ節，左食道傍リン

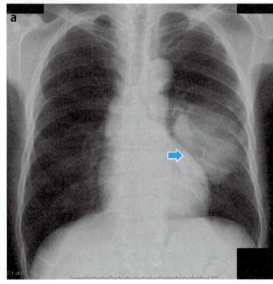
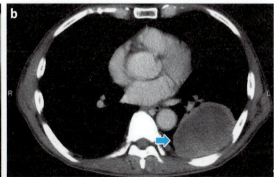
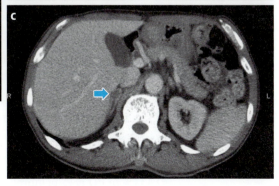

図1　治療開始時画像所見
a：胸部単純X線　b, c：胸腹部造影CT

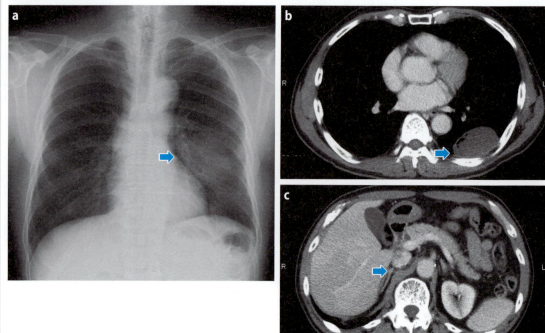

図2 治療開始4ヵ月時点での画像所見
a：胸部単純X線　b,c：胸腹部造影CT

パ節が有意腫大を認めた．右副腎は16 mm程度に腫大を認めた（図1c）．

臨床経過
- pembrolizumabによる特筆すべき有害事象は認めなかった．3サイクル投与後に施行されたCTでのRECIST評価にて34％縮小を認めPRの判断となり投与継続された．6サイクル投与後に施行された画像評価においても胸部単純X線写真で原発巣の著明な縮小を認めた（図2a）．また，CTで原発巣は65 mmに縮小を認め（図2b），縦隔リンパ節も縮小を認めた．左副腎転移は消失した（図2c）．RECIST評価にて39％縮小を認めPRを維持しており現在も投与継続中である．

解 説

- IHC 22C3におけるPD-L1の発現は，TPS≧50％が2～3割，TPS≧1％が6～7割と考えられる．
- pembrolizumabは化学療法未治療の*EGFR*遺伝子変異陰性，*ALK*融合遺伝子陰性のTPS≧50％の進行再発非小細胞肺癌（NSCLC）患者に対してプラチナ併用療法と比較する第Ⅲ相試験（KEYNOTE-024試験）において主要評価項目である無増悪生存期間がpembrolizumab群で10.3ヵ月，化学療法群で6.0ヵ月でありHR=0.50（95％CI：0.37-0.68）と有意差をもってpembrolizumabが良好であったと報告された．注目すべきはデータカットオフ時点で化学療法群の43.7％がPD後にpembrolizumabを使用されたなかで副次評価項目である

全生存期間が HR＝0.60（95％CI：0.41-0.89）と有意差をもって pembrolizumab が良好であっと報告された点である[1]．

> **Refer** 「Ⅲ章-A-1」 Ⅲ-2，p.148

- pembrolizumab はプラチナ併用療法後の TPS≧1％の進行再発非小細胞肺癌（NSCLC）患者に対して docetaxel 単剤療法と比較する第Ⅲ相試験（KEYNOTE-010 試験）において主要評価項目である全生存期間が TPS≧1％，TPS≧50両者で有意差をもって pembrolizumab が良好であったと報告された．また，サブグループ解析で TPS 1〜49％において全生存期間が有意差をもって pembrolizumab が良好であったと報告された[2]．

鍛えよう！ 診断のポイント

▶ 既知のドライバー遺伝子変異陰性の PD-L1 TPS≧50％の症例に対しては初回治療で pembrolizumab の投与が推奨され，TPS 1〜49％の症例に対してはプラチナ併用療法無効後に pembrolizumab や nivolumab の投与が推奨される．このため，初回診断時に積極的に PD-L1 の発現を確認する必要がある．

▶ 重篤な免疫関連の有害事象は 10％程度と報告をされているが，甲状腺機能低下症，副腎機能障害，ギランバレー症候群，1 型糖尿病といった従来の抗癌剤で経験をしない有害事象の発現が報告されており，特異的な症状を出さないものもある．そのためこれらの有害事象を念頭に置きながら診療を進める必要がある．

▶ 免疫関連の有害事象を疑った場合は他診療科との連携をとって対応する必要がある．

> **Refer** 「Ⅲ章-B-9-b」p.210
>
> **Refer** 「Ⅲ章-B-9-b」図2，p.215

■■ 文 献

1) Reck M et al：Pembrolizumab versus Chemotherapy for PD-L1-Positive Non-Small-Cell Lung Cancer. N Engl J Med **375**：1823-1833, 2016
2) Herbst RS et al：Pembrolizumab versus docetaxel for previously treated, PD-L1-positive, advanced non-small-cell lung cancer（KEYNOTE-010）：a randomised controlled trial. Lancet **387**：1540-1550, 2016

C ケースで鍛える！ 分子標的治療に活かす肺癌現場診断力

Case 16 急速に進行する腫瘍

[現病歴] 36歳，男性．主訴は咳嗽，発熱，血痰．入院1ヵ月前に感冒症状が出現し39℃の発熱と咳嗽，血痰を自覚する．近医で肺炎と診断され抗菌薬を投与されるが，改善に乏しく，精査加療目的で入院となる．

[既往歴・家族歴] 特記事項なし

[嗜好歴] 喫煙 20歳～現在，20本/日，飲酒なし

[アレルギー] なし

[入院時身体所見] 身長170.5 cm，体重52.4 kg，血圧120/78 mmHg，脈拍102回/分・整，呼吸数20回/分，体温37.7℃，SpO₂ 96％（室内気）．表在リンパ節は触知せず．頭頸部に異常なし．右下肺野の呼吸音の減弱と左上肺野に呼気終末に弱い湿性ラ音を聴取．右肩肩甲骨，胸骨，右臀部正中部に疼痛を認める．両側陰嚢の腫脹なし．

[入院時検査所見（表1）] 白血球の上昇と核の左方移動，CRPの上昇，LDH 1,906 IU/L，AFP 200.9 ng/mLと高値，NSEの軽度の上昇を認めた．

診断と経過

画像検査
- 胸部単純X線：右下肺野に透過性の低下を認める（図1a）
- FDG-PET/CT：右主気管支内に突出する辺縁不整の腫瘤と右下肺に肺門部，縦隔と一塊となった119×100 mm大の腫瘤を認める（図1b）．FDG高集積（SUVmax 8.87）を認めた．多発骨転移と右胸膜への転移を認めた．腹部リンパ節の腫脹なし．

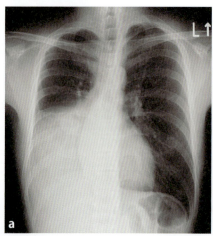 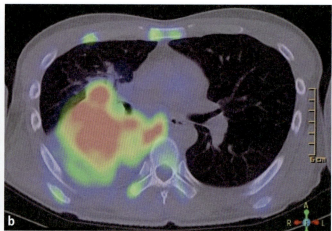

図1 画像所見
a：入院時胸部単純X線　b：FDG-PET/CT

表1 入院時腫瘍マーカー

sIL-2R (122-496)	538 U/mL
CEA (5 以下)	1.4 ng/mL
CYFRA	1.6 IU/mL
SCC 抗原 (0-1.5)	3.6 ng/mL
NSE (16.3 以下)	26.8 ng/mL
ProGRP (81.0 未満)	33 pg/mL
AFP (9.0 以下)	200.9 ng/mL
迅速 HCGβ (5.0 未満)	<1.2 mIU/mL

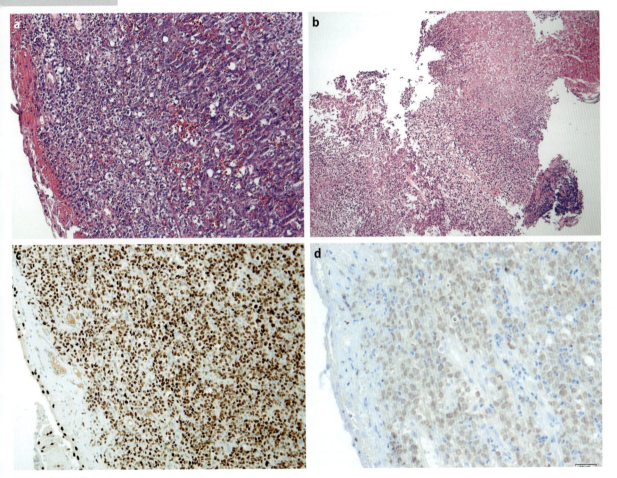

図2 病理所見

臨床経過
- 入院1週間後にはLDH 6,695 IU/Lと著増し（表1），胸部CTでも腫瘍や右胸膜の転移巣も急速に増大した．高悪性度の腫瘍を疑い気管支鏡検査を行った．
- 気管支鏡所見では，右主気管支にポリープ状の病変と中間幹には軟らかい腫瘤を認めた．

病理検査
- 気管支粘膜下に，核小体を持つ中型から大型の類円形の細胞を密に認める部分（図2a）と壊死と共に比較的小型で細胞質に乏しい細胞を密に認める部分（図2b）が採取された．免疫染色の結果，陽性 AE1/AE3（少数の細胞），p63

234　Ⅲ　肺癌治療に活きる診断法・ストラテジー

（図 2c），TTF-1，CD45，CD99，AFP（少数の細胞）．陰性：胚細胞腫瘍マーカー（CD30，CD117，PLAP，HCG），CD56．NUT 抗体で核に陽性像を示し，NUT carcinoma と診断した（図 2d）．

解　説

- 臨床的には AFP の上昇から，非精上皮腫胚細胞腫瘍が疑われた．精巣に触診・超音波検査上に異常がなく，片側肺で，後腹膜リンパ節の腫脹を伴わず，転移性［精巣原発腫瘍が消退した burned-out tumor（燃え尽き腫瘍）］より縦隔原発が考えられた．
- 組織学的には，若年成人に発生する縦隔腫瘍のなかで，small round blue cell tumor と large round cell tumor の鑑別を免疫組織学的に進めた．鑑別すべき腫瘍の特徴的免疫組織化学・分子生物学的特徴を表 2 にまとめた[1]．なかでも

表 2　鑑別診断表

項　目		免疫組織化学	分子生物学的特徴
NUT carcinoma		p63，NUT	約 70% t（15；19）（q14；13.1）BRD4-NUT，約 6% t（15；9）（q14；34.2）BRD3-NUT
small round blue cell tumor			
肺小細胞癌		CD56, chromogranin A, synaptophysin, TTF-1（約 90%）	
骨外性 Ewing 肉腫		CD99, NSE, synaptophysin, chromogranin A	約 80% t（11；22）（q24；q12）EWS-FLI1，15% t（21；22）（q22；q12）EWS-ERG
胎児型横紋筋肉腫		desmin, myogenin, MyoD1	
線維形成性小細胞腫瘍		cyokeratin, EMA, vimentin, desmin, NSE, WT1, (CD99)	t（11；22）（q13；q12）EWS-WT1
T 細胞性リンパ芽球型リンパ腫		CD2, CD7, TdT, CD99	
large round cell tumor			
胚細胞腫瘍	精上皮腫	SALL4, OCT4, PLAP, c-kit, D2-40	
	非精上皮腫		
	奇形腫		
	卵黄囊腫瘍	SALL4, AFP, glypican	
	絨毛癌	SALL4, β-HCG	
	胎児癌	SALL4, OCT4, CD30	
	混合性胚細胞腫瘍		
	体細胞型腫瘍		
Hodgkin リンパ腫		CD30, CD15, PAX-5	
縦隔原発大細胞型 B 細胞性リンパ腫		CD20, CD79a, CD23, CD30（時に）	
ALK 陽性未分化大細胞リンパ腫		CD30, ALK, EMA, granzyme B, TIA-1	84% t（2；5）（p23；q35），13% t（1；2）（q25；p23）

NUT carcinoma[2]，骨外性 Ewing 肉腫[3]は肺原発例の報告がある.

- 免疫染色を行うと，AE1/AE3 の陽性細胞は少数ながら，p63，TTF-1 が強陽性を示し，胚細胞腫瘍，肉腫，リンパ腫は否定的であった.

- NUT carcinoma は，15 番染色体に存在する *NUT*（*nuclear protein in testis*）遺伝子の転座を伴う腫瘍と定義され，急速な臨床経過をとり，生存期間中央値が 7 ヵ月と予後不良な腫瘍である[4]．細胞起源が不明な腫瘍で小児，若年成人の頭頸部，縦隔の正中線上に発生するのが典型的であるが，TTF-1 が陽性の肺原発[2]とする報告もある．組織学的には，未分化な腫瘍細胞が特定の配列なくシート状に密に認める．また唐突に扁平上皮への分化を示す胞巣が出現する（abrupt foci of keratinization）が特徴とされるが，ない症例もある[5]．免疫組織学的特徴をまとめた報告はないが，p63 がほぼすべての症例で陽性である[5]．NUT 抗体が開発され，診断が可能となった[6]．*NUT* 遺伝子の転座は，NUT Split FISH Probe を用いた FISH 法や腫瘍から抽出した RNA を用いた RT-PCR で検出可能である[6].

鍛えよう！診断のポイント

▶ 若年成人の縦隔・肺に巨大結節を形成する腫瘍は，胚細胞腫瘍のほか，癌，肉腫，悪性リンパ腫と多岐にわたることを認識しておく．特に希少腫瘍の存在も念頭に置くべきである.

▶ 治療および治療反応性も異なる腫瘍が似たような細胞形態をとり，細胞診では，鑑別が不十分となりやすい．正確な診断には組織を採取し，免疫組織化学さらには分子生物学的な診断を行う必要がある.

▶ 特に急速に進行する腫瘍では NUT carcinoma を考慮し，NUT 抗体の免疫染色を勧める.

■■■ 文 献

1) WHO Classification of Tumours of the Lung, Pleura, Thymus and Herat, 4th ed, Travis WD et al (Eds), International Agency for Research on Cancer, Lyon, p.244-298, 2015
2) Tanaka M et al：NUT midline carcinoma：report of 2 cases suggestive of pulmonary origin. Am J Surg Pathol **36**：381-388, 2012
3) Catalan RL et al：Primary primitive neuroectodermal tumor of the lung. AJR Am J Roentgenol **169**：1201-1202, 1997
4) Bauer DE et al：Clinicopathologic features and long-term outcomes of NUT midline carcinoma. Clin Cancer Res **18**：5773-5779, 2012
5) French CA et al：WHO Classification of Tumours of the Lung, Pleura, Thymus and Herat, 4th ed, Travis WD et al (Eds), International Agency for Research on Cancer, Lyon, p.229-231, 2015
6) Haack H et al：Diagnosis of NUT midline carcinoma using a NUT-specific monoclonal antibody. Am J Surg Pathol **33**：984-991, 2009

C ケースで鍛える！ 分子標的治療に活かす肺癌現場診断力

Case 17 薬剤性肺障害か再発か？

[現病歴] 　74歳，女性．主訴は咳嗽，労作時呼吸困難．X−9年に肺腺癌の診断で右下葉切除を実施，Stage ⅡB（pT3N0M0：同一肺葉内転移）の診断であり，*EGFR*遺伝子 *exon19* 欠失変異陽性であった．術後補助化学療法として carboplatin＋paclitaxel 療法が実施された．

　X−7年に右中葉に多発小結節影が出現，肺転移再発の診断で化学療法目的に当科紹介となり，gefitinib 治療を開始した．肺転移は速やかに縮小，消失し，約5年間にわたり再発は認められなかった．X−2年に中葉末梢に浸潤影が出現，その半年後，中葉にすりガラス陰影が出現したため，薬剤性肺障害を疑いgefitinib は2ヵ月間中断した．陰影の変化が認められないため，gefitinib 再開した．その後，右中葉のすりガラス陰影は緩徐に拡大，gefitinib の薬剤性肺障害とは経過が一致せず，陰影の拡大に伴い労作時呼吸困難，咳嗽も出現したため，gefitinib の薬剤性肺障害と肺癌再発の鑑別のため，精査目的にて入院となった．

[合併症] 　高血圧，脂質異常症
[嗜好歴] 　喫煙歴　なし
[吸入歴] 　なし
[入院時身体所見] 　体温 36.5℃，酸素飽和度（SpO2）97％．胸部聴診では右中下肺野の呼吸音減弱．下腿浮腫，頸動脈怒張なし．表在リンパ節触知せず．

診断と経過

画像検査
- 胸部単純X線：正面像（**図1a**）では，右上中肺野末梢優位に広範囲な透過性低下を認める．
- 胸部 CT：中葉広範囲にすりガラス陰影が拡がり，一部，小葉間隔壁肥厚を伴うモザイク状の汎小葉性濃度上昇を呈している（**図1b**）．さらに末梢肺底部には気管支透亮像を伴う浸潤影を認める（**図1c**）．対側肺野にも不整形小結節の散在を認める．有意なリンパ節腫大は認めない．

血液学的検査
- WBC 4,400×10^2/μL，RBC 496×10^4/μL，HGB 13.0 g/dL，CRP 0.51 mg/dL，HbA1c 8.1%（JDS），KL-6 240.0 U/mL，BNP 12.7pg/mL，CA19-9 600.9 U/mL，β-D グルカン 5.0 pg/mL 未満

病理検査
- 気管支鏡検査：中葉 S5 よりランダムに肺生検を実施，組織診にて肺胞上皮置換性増殖を示す肺腺癌（lepidic predominant adenocarcinoma）の診断を得た（**図2**）．

Case 17 薬剤性肺障害か再発か？ 237

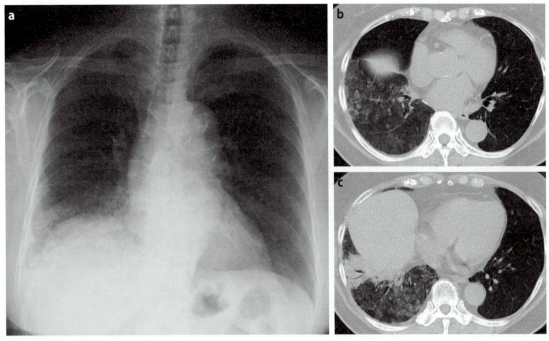

図1 入院時画像所見
a：胸部単純X線．右下肺野の容積減少と透過性低下
b：胸部CT．中葉広範囲にすりガラス陰影，一部，crazy-paving pattern を呈する
c：胸部CT．肺底部では気管支透亮像を伴う浸潤影を認める

遺伝子検査	・*EGFR* 遺伝子変異再検索：*exon19* 欠失変異および *exon20* T790M 変異を検出
臨床経過	治療として以下を行った． ・術後補助化学療法：carboplatin＋paclitaxel 計3サイクル ・再発1次治療：gefitinib 250 mg／日内服　最良効果 完全奏効 ・2次治療：osimertinib

解　説

→Refer「Ⅲ章-B-9-a」Ⅰ, p.207

- 本症例は肺癌の再発と gefitinib による薬剤性肺障害の鑑別が画像上，困難であった．
- 術後肺転移再発時は境界明瞭，辺縁整の多発小結節影（**図3a**）であり，すりガラス陰影は伴っていなかった．gefitinib 治療後再発当初は中葉末梢肺底部の浸潤影（**図3b**）であり，術後再発とは形態が異なり，生理的にも虚脱を生じやすい部位のため，CT上，ただちに肺癌再発とは判断できない．その後，浸潤影周囲にすりガラス陰影が出現し，緩徐に拡大した（**図3c, d**）．本症例の組織診断である肺胞上皮置換優位型腺癌では，純粋な置換型部位は既存の肺胞腔は保たれているため，CT所見上，すりガラス陰影を呈し，進行すると虚脱部，浸潤部（線維芽細胞増生）は浸潤影を呈する．これは，本症例のCT所見とも合致する．一方，gefitinib による薬剤性肺障害の病理像は，びまん性肺胞傷害

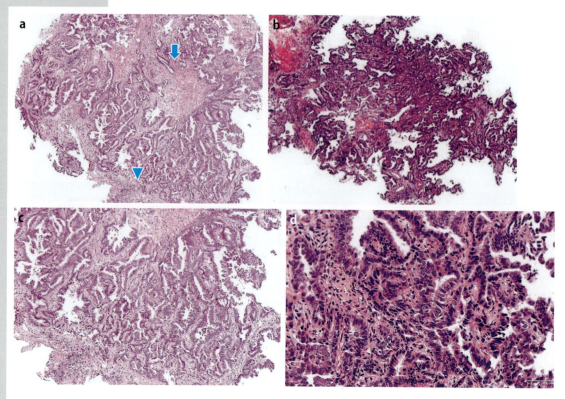

図2　経気管支肺生検組織像
a：弱拡大では限局的な線維芽細胞増生（矢印）および小葉間隔壁肥厚（矢頭）を伴い周囲に肺胞隔壁と上皮肥厚がみられる
b：生検による修飾で虚脱しているが全体に細胞上皮の増殖が顕著である
c,d：強拡大では肺胞上皮置換性に立方から円柱上の腫瘍細胞の増殖を認める

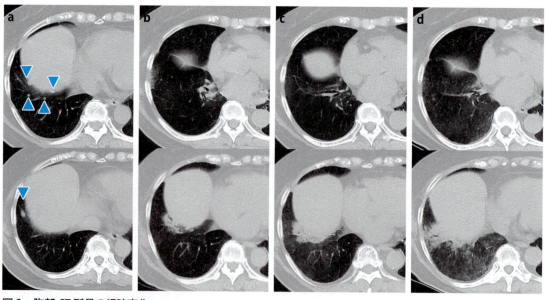

図3　胸部CT所見の経時変化
a：術後再発時：右肺底部に多発小結節影（矢頭）
b：中葉末梢肺底部に汎小葉性すりガラス陰影および横隔膜直上に浸潤影
c：胸膜直下のすりガラス陰影は不明瞭化，気管支周囲に新たにすりガラス陰影，肺底部では浸潤影周囲にすりガラス陰影出現
d：すりガラス陰影はさらに広範囲，浸潤影も拡大，小葉間隔壁肥厚あり

DAD：diffuse alveolar damage

（DAD），器質化肺炎であり，CT 所見上，すりガラス陰影や浸潤影あるいは混在した多彩な陰影を呈する．その点で本症例の CT 所見は薬剤性肺障害としても矛盾しない所見である．

- gefitinib による薬剤性肺障害との相違点のひとつは，発症時期が通常，投与開始 4 週間以内が多いのに対して，投与開始から 5 年以上経過していること，さらに陰影の進展が非常に緩徐であった点である．また，CT 所見の経過では，浸潤影が先んじて生じて，その周囲にすりガラス陰影が徐々に出現している点も非典型的といえる．一般に肺傷害の場合，典型的には，狭義の間質である肺胞隔壁の炎症を反映してすりガラス陰影が先行し，炎症が進行すると肺胞内の浸潤物や肺胞の虚脱により浸潤影が形成される．癌性リンパ管症の特徴のひとつである小葉間隔壁肥厚は，DAD でも炎症が広義の間質に及ぶことで観察される．癌性リンパ管症でみられる気管支血管束肥厚は目立っていない．

→ Refer「Ⅲ章-B-9-a」Ⅱ, p.209

- 本症例では，確かに画像所見から肺癌再発と薬剤性肺障害を鑑別することは難しいが，臨床および画像経過を追うことで薬剤性肺障害よりも肺癌の再発を疑うことは可能である．実際，すりガラス陰影出現後も gefitinib の投与は継続されている．肺病変の進行に伴い自覚症状が出現したこと，*EGFR* 遺伝子 T790M 2 次変異に対する治療薬として osimertinib が承認されたことから，再発の確定診断および T790M 変異検索のため，再生検を実施した．

鍛えよう！診断のポイント

▶ 肺癌の再発形式として，肺胞上皮置換型増殖の場合は浸潤影やすりガラス陰影を呈することがある．

▶ 薬剤性肺障害との鑑別には，気管支鏡による生検が確実であり，適応を積極的に検討する．

▶ EGFR チロシンキナーゼ阻害薬（EGFR-TKI）使用後に再発が疑われる場合，再発診断目的の生検は T790M 耐性遺伝子変異の検索の意味でも重要である．

C ケースで鍛える！ 分子標的治療に活かす肺癌現場診断力

Case 18 「腫瘍増大＝悪化」か？

[現病歴] 71歳，女性．主訴は労作時呼吸困難．1ヵ月前から労作時呼吸困難が出現し，近医を受診したところ胸部単純X線で右胸水を指摘された．胸水穿刺で腺癌が検出され，当院に紹介入院となる．
[既往歴] 高血圧
[嗜好歴] 喫煙歴なし

診断と経過

臨床経過

- 精査の結果，右中葉原発の肺腺癌（*EGFR* 遺伝子変異陽性 exon 18 G719X），cT4N2M1a stage Ⅳと診断された．
- PS 1と良好で，初回治療として cisplatin, pemetrexed, bevacizumab 併用療法を4コース施行後 pemetrexed, bevacizumab 維持療法を20コース施行した（最良効果PR）．病巣増大後，2次治療として erlotinib（最良効果PR），3次治療として docetaxel, resminostat（治験薬）併用療法を6コース（最良効果PR），4次治療としてS-1（最良効果SD），5次治療として afatinib による治療を行った（最良効果PR）．原発巣増大による病状増悪後（図1a），6次治療としてPD-1阻害薬の nivolumab を投与したところ，4コース投与後に原発巣の増大を認めた（図1b）．しかし，CEAが nivolumab 投与前の 16 ng/mL から 6 ng/mL へ低下したため投与を継続したところ 6コース後に腫瘍が縮小した（図1c）．

PD-1：programmed cell death 1

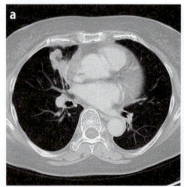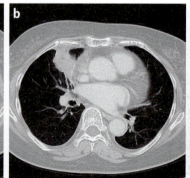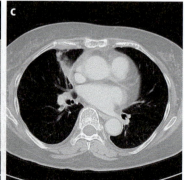

図1 nivolumab 投与前後
a：投与前　b：4コース投与後　c：6コース投与後

Case 18 「腫瘍増大＝悪化」か？ 241

解　説

- 本症例は，nivolumab 4 コース投与後に原発巣の増大を認めたが，CEA が低下したため pseudoprogression（偽増悪）と考え投与を継続したところ腫瘍が縮小し，適確に pseudoprogression を判定した症例である．

- 進行非小細胞肺癌（NSCLC）に対し，免疫チェックポイント阻害薬である PD-1 阻害薬の nivolumab，pembrolizumab の有効性が報告[1,2]され，「肺癌診療ガイドライン 2016 年度版」では，PD-L1 陽性細胞 50％以上の症例においては初回治療として pembrolizumab が推奨され，PD-L1 陽性細胞 50％未満の症例においても 2 次治療として PD-1 阻害薬が推奨されている[3]．

- 免疫療法薬では，腫瘍が悪化していないのに既存の病変が一過性に増大あるいは新病変が出現し，投与を継続すると縮小することがあり，これを pseudoprogression とよぶ[4]．免疫チェックポイント阻害薬は，CD8 陽性 T 細胞などのエフェクター細胞を活性化し抗腫瘍効果を発揮するが，腫瘍周囲への一過性の CD8 陽性 T 細胞などの免疫細胞の浸潤，浮腫，腫瘍細胞の壊死などによって pseudoprogression が起こる．免疫チェックポイント阻害薬投与後に増大した病変の切除標本において，T 細胞の浸潤と壊死組織のみで，腫瘍細胞を認めなかったとの報告[5]がある．pseudoprogression の頻度は，NSCLC を対象とした nivolumab の臨床試験では 2〜7％，悪性黒色腫を対象とした pembrolizumab の臨床試験では 7％と報告[1,6]され，発現時期は，投与後早期でも 12 週以降の後期でも起こり得る[6]．

- pseudoprogression と真の増悪との判断を誤ると，免疫チェックポイント阻害薬が有効にもかかわらず中止になる可能性がある一方，増悪している場合にはほかの有効な薬剤を使用する機会を失う可能性があり正確な鑑別が重要である．

- 免疫療法薬の効果判定には，RECIST criteria よりも immune-related response criteria の方が有用性が高く，PD と判定するには 4 週以降の再確認が必要との報告[5]がある．また，本症例のように腫瘍マーカーの推移を参考にすることは有用で，腫瘍マーカーが低下している場合には pseudoprogression の可能性がある．ほかに PET での集積の有無，鑑別に苦慮する場合には組織検査の施行などを考慮する必要がある．

➡ Refer 「Ⅲ章-B-7」Ⅰ，p.197

鍛えよう！ 診断のポイント

▶ 免疫療法薬では pseudoprogression（偽増悪）を起こすことがある．

▶ pseudoprogression と真の増悪との鑑別が重要で，腫瘍マーカーの推移は診断に有用である．

■■■ 文　献

1) Brahmer J et al：Nivolumab versus docetaxel in advanced squamous-cell non-small-cell lung cancer. N Engl J Med **373**：123-135, 2015

2) Reck M et al：Pembrolizumab versus chemotherapy for PD-L1-positive non'-small-cell lung cancer. N Engl J Med **375**：1823-1833, 2016

3) 肺癌診療ガイドライン 2017 年版　Ⅳ期非小細胞肺癌薬物療法，日本肺癌学会（編），金原出版，東京，2017

4) Chiou VL et al：Pseudoprogression and immune-related response in solid tumors. J Clin Oncol **33**：3541-3543, 2015

5) Wolchok JD et al：Guidelines for the evaluation of immune therapy activity in solid tumors：immune-related response criteria. Clin Cancer Res **15**：7412-7420, 2009

6) Hodi FS et al：Evaluation of immune-related response criteria and RECIST v1.1 in patients with advanced melanoma treated with pembrolizumab. J Clin Oncol **34**：1510-1517, 2016

索 引

和 文

あ行

悪性胸水　96
悪性腫瘍　140
悪性心嚢水　96
悪性リンパ腫　143
異型腺腫様過形成（AAH）　27
異常影　20
遺伝子検査　71
医薬品医療機器総合機構（PMDA）　158
横隔膜浸潤　95

か行

咳嗽　126
　乾性——　126
化学放射線療法　151, 176
化学療法　140
喀痰細胞診　35, 42
確定診断　58
ガストリン放出ペプチド前駆体（ProGRP）　198
仮想気管支鏡ナビゲーション（VBN）　48, 68
画像診断　53
活動指標（PS）　90
過敏性肺炎　86
カポジ肉腫　143
がん検診の有効性評価　36
間質性肺炎　86, 203, 207
　——合併肺癌　117
間質性肺疾患　133
間質性肺病変　116
癌性髄膜症　10, 99, 177
癌性リンパ管症　239
感染症　82
癌胎児性抗原（CEA）　197
気管支鏡ナビゲーション　68
気管支鏡リアルタイムナビゲーション（ENB）　68
気管支血管束肥厚　239
気管支洗浄　45
気管支内生検（EBB）　45
気胸　54
器質化肺炎　237
希少腫瘍　235
偽増悪　241

基底細胞マーカー

基底細胞マーカー　2
急性間質性肺炎（AIP）　207
急性呼吸窮迫症候群（ARDS）　207
急性増悪　132
吸入性因子　4
キュレット擦過　45
胸腔鏡手術　61
胸腺癌　112
胸部単純X線　35
　——無所見肺癌　35
胸壁浸潤　95
胸膜生検　62
胸膜播種　95
均一なすりガラス陰影（Pure GGN）　24
空気塞栓　54
経気管支（肺）生検（TBB/TBLB）　45, 47
経食道的超音波内視鏡ガイド下針生検（EUS-FNA）　46
経皮針生検　53
頸部リンパ節結核　134
外科的肺生検　58
結核　134
　頸部リンパ節——　134
牽引性気管支拡張　114
検査感度　79
抗PD-1抗体　172
光線力学的治療（PDT）　51
高分解能CT　8, 93
高齢者総合機能評価（CGA）　153
小型肺腫瘤　24
骨シンチグラフィー　10, 97, 101
コバス® EGFR変異検出キット v2.0　159, 216
コンソリデーション陰影　22
コンベックス走査式超音波気管支鏡（CP-EBUS）　45

さ行

再活性化　205
再生検　88, 183, 227
サイトケラチン19フラグメント（CYFRA）　198
再発診断　183
細胞検体　72
細胞傷害性化学療法　220
殺細胞性抗癌剤　207
シアリルLex-i抗原（SLX）　197
次世代シークエンサー（NGS）　74, 193
術後補助化学療法　147

術前補助療法　151
受動喫煙　14
腫瘍散布　55
腫瘍随伴症候群　14
腫瘍マーカー　138, 156, 174, 197
小細胞肺癌（SCLC）　151
上大静脈症候群　15
上皮内腺癌（AIS）　27
小葉間隔壁肥厚　239
初期治療方針　151
神経特異性エノラーゼ（NSE）　198
浸潤影　127, 239
浸潤径　4
浸潤性粘液性腺癌　86, 127
新鮮凍結検体　73
髄膜癌腫症　99
すりガラス陰影（GGN）　25, 59, 119, 130, 236
　均一な──（Pure GGN）　24
　軟部組織の吸収値を呈する部分を伴う──（PSN）　24
すりガラス型結節　53
生検　61
　気管支内──（EBB）　45
　胸膜──　62
　経食道的超音波内視鏡ガイド下針──（EUS-FNA）　46
　経皮針──　53
　外科的肺──　58
　超音波気管支鏡ガイド下針──（EBUS-TBN）　45, 69, 155
　直視下──　45
セルブロック検体　73
線維芽細胞増生　237
全エクソン塩基配列解析　74
全ゲノム解析　74
腺上皮のマーカー　3
全身 MRI　10
組織型分類　2

た行

体外診断用医薬品　77, 158
多検出器型 CT（MDCT）　93
多発結節影　141
単孔式胸腔鏡下手術（uniportal VATS）　59
チーム医療　215
中枢気道　42
中枢神経進行　177
超音波気管支鏡　133
超音波気管支鏡ガイド下針生検（EBUS-TBN）　45, 69, 155
長期生存例　179

直視下生検　45
低線量 CT　7, 36
読影　17
　──手順　19
特発性間質性肺炎（IIPs）　203
特発性肺線維症（IPF）　115, 131, 203
ドライバー遺伝子　4, 88, 151, 172, 181
　──変異　26, 90
トランスクリプトーム解析　74

な行

軟部組織の吸収値を呈する部分を伴うすりガラス陰影（PSN）　24
肉芽腫　130
日本 CT 検診学会　32
脳 MRI　10
脳転移　97, 98
野口分類　24

は行

バイオマーカー診断　155
肺がん検診　35, 42
肺生検　62
肺腺癌　127
肺内転移　95
肺胞上皮置換優位型腺癌　237
肺門・縦隔リンパ節　130
肺門リンパ節　130
薄切 CT　24
発癌因子　4
非小細胞肺癌（NSCLC）　38, 114, 146, 151, 172
　高齢進行──　220
微小浸潤腺癌（MIA）　27
ヒストファイン ALK iAEP® IHC キット　161
ビデオ下胸腔鏡手術　8
びまん性肺疾患　86
びまん性肺胞傷害（DAD）　207, 237
病期診断　90, 155
病勢増悪　178
病理所見　57
病理診断　38
貧血　140
腹部 CT　108
フックワイヤー　59
ブラシ擦過　45
プラチナ併用療法　147, 148, 164
分子標的治療薬　177, 207
米国食品医薬品局（FDA）　158
ベンタナ Opti View ALK（D5F3）　161

扁平上皮癌　112

　　——抗原（SCC）　198

蜂巣肺　114

ポリメラーゼ連鎖反応（PCR）　192

ホルマリン固定　72

　　——パラフィン包埋（FFPE）　71, 75

ま行

マルチスライス CT　93

メラノーマ　179

免疫関連有害事象（irAE）　179, 210

免疫染色　2

免疫組織学検査　144

免疫チェックポイント阻害薬　88, 172, 179, 207, 210

免疫不全宿主　83

燃え尽き腫瘍　234

や行

薬剤性間質性肺炎　86

薬剤性肺障害　207, 237

薬物動態　200

薬物療法　146, 151

薬力学　201

ら行

ランバート・イートン症候群　16

リキッドバイオプシー　73, 77, 88, 160, 190

両側肺門リンパ節腫脹　133

リンパ節転移　96

欧　文

ACE　130

acute interstitial pneumonia：AIP　207

acute respiratory distress syndrome：ARDS　207

adenocarcinoma *in situ*：AIS　27

ALK チロシンキナーゼ阻害薬（ALK-TKI）　164, 182

ALK 融合遺伝子　38, 72, 164

American College of Chest Physicians：ACCP　173

atypical adenomatous hyperplasia：AAH　27

BALT リンパ腫　140

beautiful bone scan　102

bevacizumab　99

bronchus-associated lymphoid tissue：BALT　140

burned-out tumor　234

C/T 置換　72

carcinoembryonic antigen：CEA　197

common mutation　217

Common Terminology Criteria for Adverse Events：
　CTCAE　212

comprehensive geriatric assessment：CGA　153

convex probe-endobronchial ultrasound：CP-EBUS
　45

crazy-paving pattern　237

CT ガイド下マーキング　122

CT 検診　36

cytokeratin 19 fragment：CYFRA　198

diffuse alveolar damage：DAD　207, 237

DirectPath®　48

DNA　74

EBUS-Guide Sheath　120

EBUS-TBNA　45, 47, 69, 155

EGFR 遺伝子　147

　　——変異　26, 38, 71, 219

　　——変異陽性　226

EGFR チロシンキナーゼ阻害薬（EGFR-TKI）
　148, 181, 220, 228, 239

EML4-ALK 融合遺伝子　26

exon 21 L858R 変異　219

exon18 G719X　216

exon20 S768I　216

elastography　70

electromagnetic navigation bronchoscopy：ENB　68

endobronchial biopsy：EBB　45

endoscopic ultrasound-guided fine needle aspiration：
　EUS-FNA　46

European Society of Medical Oncology：ESMO　173

FDG-PET　104

FDG-PET/CT　8, 75, 92, 96, 104, 109, 122, 155

Flare 現象　102

Fleischner Society　32

Food and Drug Administration：FDA　158

formalin-fixed paraffin embedded：FFPE　71

　　——組織検体　72

gefitinib　237

histiocytic sarcoma　142

HIV 陽性　143

HNF4α　2

Horner 症候群　15

idiopathic interstitial pneumonias：IIPs　203

idiopathic pulmonary fibrosis：IPF　115, 132, 203

immune related adverse event：irAE　179, 210

invasive mucinous adenocarcinoma　127

JECS Study　37

KL-6　130

large round cell tumor　234

Lusser の法則　194

minimally invasive adenocarcinoma：MIA　27

MINtS　195

mixed GGN　120

multi-detector CT：MDCT　93

multi-slice CT　93

National Comprehensive Chancer Network：NCCN　173

National Institute for Health and Clinical Excellence：NICE　173

NELSON　36

neuron-specific enolase：NSE　198

nivolumab　231

NLST　36

non-small cell lung cancer：NSCLC　38, 114, 146, 151, 172

NUT carcinoma　235

oncologic emergency　6, 210

osimertinib　222, 226

Papanicolaou 染色　42

part-solid nodule：PSN　24

PD-1 阻害薬　241

PD-L1　38

　――陽性　229

pembrolizumab　148, 229

pemetrexed　172

PERCIST　106

performance status：PS　90

Pharmaceuticals and Medical Devices Agency：PMDA　158

photodynamic therapy：PDT　51

pirfenidone 治療　115

precision medicine　88

PROFILE1014　164

pro-gastrin releasing peptide：ProGRP　198

pseudoprogression　241

pure ground-glass opacity nodules：Pure GGN　24

radial-endobronchial ultrasound：R-EBUS　68

RECIST　106

RNA　74

ROS1 融合遺伝子　38, 72

sialyl Lex antigen：SLX　197

small cell lung cancer：SCLC　151

small round blue cell tumor　234

Solid Nodule　30

squamous cell carcinoma　112

squamous cell carcionoma antigen：SCC　198

stereotactic radiosurgery：SRT　176

SUV　104, 124

T790M 遺伝子変異　181, 239

T790M 耐性変異　222

T790M 変異検査　77

Tagrisso®　226

tail-plateau　172

Tc-99m　101

therascreen® EGFR RGQ PCR Kit　159

thin-section computed tomography：TS-CT　24

TNM 分類（第 8 版）　90, 94, 155

transbronchial (lung) biopsy：TBB/TBLB　45, 47

TTF-1 陽性肺癌　2

UGT1A1 遺伝子多型　200

uncommon mutation　217, 220

uniportal video-assisted thoracoscopic surgery：uniportal VATS　59

VENTANA ALK IHC (D5F3)　160

VENTANA ALK (D5F3) CDx assay　165

video-assisted thoracic surgery：VATS　8

virtual bronchoscopic navigation：VBN　48, 68

Vysis® ALK Break Apart FISH　160, 165

WHO 分類 (2015)　27, 154

X 線解剖　17

分子標的治療・テクノロジー新時代のあたらしい肺癌現場診断学

2018年6月5日　発行	編集者　弦間昭彦
	発行者　小立鉦彦
	発行所　株式会社 南 江 堂
	〒113-8410　東京都文京区本郷三丁目42番6号
	☎(出版)03-3811-7236（営業)03-3811-7239
	ホームページ　http://www.nankodo.co.jp/
	印刷・製本 永和印刷
	装丁 花村 広

Novel Diagnosis of Lung Cancer in the Clinic；Molecular Targeted Therapy and
the New Age of Technology
© Nankodo Co., Ltd., 2018

定価はカバーに表示してあります.　　　　　　　　　Printed and Bound in Japan
落丁・乱丁の場合はお取り替えいたします.　　　　　ISBN978-4-524-25583-2
ご意見・お問い合わせはホームページまでお寄せください.

本書の無断複写を禁じます.

JCOPY　〈(社)出版者著作権管理機構 委託出版物〉
本書の無断複写は, 著作権法上での例外を除き, 禁じられています. 複写される場合は, そのつど事前に,
(社)出版者著作権管理機構(TEL 03-3513-6969, FAX 03-3513-6979, e-mail: info@jcopy.or.jp)の
許諾を得てください.

本書をスキャン, デジタルデータ化するなどの複製を無許諾で行う行為は, 著作権法上での限られた例外
(「私的使用のための複製」など) を除き禁じられています. 大学, 病院, 企業などにおいて, 内部的に業
務上使用する目的で上記の行為を行うことは私的使用には該当せず違法です. また私的使用のためであっ
ても, 代行業者等の第三者に依頼して上記の行為を行うことは違法です.

〈関連図書のご案内〉 ＊詳細は弊社ホームページをご覧下さい《www.nankodo.co.jp》

検査ができない!?専門医がいない!? 現場で役立つ呼吸器診療レシピ
長尾大志 著 A5判・216頁 定価(本体3,500円＋税) 2018.3.

呼吸器内科実践NAVI "近中"の極意
林 清二 監修 B6変型判・404頁 定価(本体4,500円＋税) 2018.5.

～臨床・画像・病理を通して理解できる!～ 呼吸器疾患:Clinical-Radiological-Pathologicalアプローチ
藤田次郎・大朏祐治 編 B5判・280頁 定価(本体10,000円＋税) 2017.4.

結核診療ガイド
日本結核病学会 編 B5判・152頁 定価(本体3,000円＋税) 2018.6.

特発性肺線維症の治療ガイドライン2017
日本呼吸器学会 監修 A4変型判・92頁 定価(本体2,800円＋税) 2017.2.

難治性びまん性肺疾患 診療の手引き
日本呼吸器学会 監修 A4変型判・112頁 定価(本体2,800円＋税) 2017.10.

間質性肺炎合併肺癌に関するステートメント
日本呼吸器学会腫瘍学術部会・びまん性肺疾患学術部会 編 A4変型判・126頁 定価(本体3,000円＋税) 2017.10.

特発性間質性肺炎診断と治療の手引き(改訂第3版)
日本呼吸器学会びまん性肺疾患 診断・治療ガイドライン作成委員会 編 A4変型判・166頁 定価(本体3,800円＋税) 2016.12.

抗酸菌検査ガイド2016
日本結核病学会 抗酸菌検査法検討委員会 編 A4判・122頁 定価(本体3,200円＋税) 2016.4.

実地医家のための結核診療の手引き
日本結核病学会 編 A5判・120頁 定価(本体2,000円＋税) 2016.6.

NPPV(非侵襲的陽圧換気療法)ガイドライン(改訂第2版)
日本呼吸器学会NPPVガイドライン作成委員会 編 A4変型判・170頁 定価(本体3,300円＋税) 2015.2.

呼吸器疾患最新の治療2016-2018 オンラインアクセス権付
杉山幸比古・門田淳一・弦間昭彦 編 B5判・494頁 定価(本体10,000円＋税) 2016.3.

むかしの頭で診ていませんか? 呼吸器診療をスッキリまとめました
滝澤 始 編 A5判・230頁 定価(本体3,800円＋税) 2017.11.

プライマリ・ケアの現場でもう困らない! 止まらない"せき"の診かた
田中裕士 著 A5判・180頁 定価(本体3,000円＋税) 2016.9.

速習!肺がん免疫療法 基本理解と適切使用のために
瀧川奈義夫 編著 A5判・98頁 定価(本体2,800円＋税) 2016.12.

新 呼吸器専門医テキスト オンラインアクセス権付
日本呼吸器学会 編 B5判・614頁 定価(本体14,000円＋税) 2015.4.

間質性肺疾患診療マニュアル(改訂第2版)
久保惠嗣・藤田次郎 編 B5判・420頁 定価(本体9,500円＋税) 2014.5.

胸部外科2018年4月号 特集: 肺癌の集学的治療の現況
B5判・80頁 定価(本体2,800円＋税) 2018.4.

本日の内科外来
村川裕二 編 A5判・336頁 定価(本体4,600円＋税) 2018.3.

続・あなたのプレゼン 誰も聞いてませんよ! とことんシンプルに作り込むスライドテクニック
渡部欣忍 著 A5判・184頁 定価(本体2,800円＋税) 2017.10.

今日の治療薬2018 解説と便覧(年刊)
浦部晶夫・島田和幸・川合眞一 編 B6判・1,472頁 定価(本体4,600円＋税) 2018.1.

定価は消費税率の変更によって変動いたします。消費税は別途加算されます。